대동작기능평가 2판

Gross Motor Function Measure
(GMFM-66 & GMFM-88)
User's Manual 2nd Edition

Gross Motor Function Measure
(GMFM-66 and GMFM-88) User's Manual, 2nd Edition
by Dianne J. Russell, Peter L. Rosenbaum, Marilyn Wright, Lisa M. Avery

Editor: Hilary M Hart
Managing Director: Ann-Marie Halligan
Production Manager: Udoka Ohuonu
Project Manager: Ushadevi Medapati

First edition published 2002.
Reprinted 2011.

British Library Cataloguing-in-Publication Data
A catalogue record for this book is available from the British Library

ISBN 978-1-908316-88-2

Typeset by Datamatics Global Services Limited
Printed by Latimer Trend and Company, Plymouth, Devon, UK

Mac Keith Press is supported by Scope

대동작기능평가 2판

Gross Motor Function Measure (GMFM-66 & GMFM-88) User's Manual 2nd Edition

2021년 1월 20일 1판 1쇄 발행
2021년 1월 30일 1판 1쇄 발행

지은이 | Dianne J Russell · Peter L Rosenbaum · Marilyn Wright · Lisa M Avery
옮긴이 | 대한소아재활발달의학회 · 고주연 · 김민영 · 오명화 외
펴낸이 | 김진환
펴낸곳 | 학지사메디컬
04031 서울특별시 마포구 양화로 15길 20 마인드월드빌딩
대표전화_ 02-330-5188 팩스_ 02-326-0338
등 록 | 2010년 2월 8일 제313-2010-36호
메 일 | hakjisamd@hakjisamd.co.kr
홈페이지 | http://www.hakjisamd.co.kr

ISBN 978-89-6069-912-0 93510

가 격 | 30,000원

2판

대동작기능평가

Gross Motor Function Measure (GMFM-66 & GMFM-88) User's Manual 2nd Edition

Dianne J Russell · Peter L Rosenbaum · Marilyn Wright · Lisa M Avery 저

대한소아재활발달의학회 · 고주연 · 김민영 · 오명화 외 공역

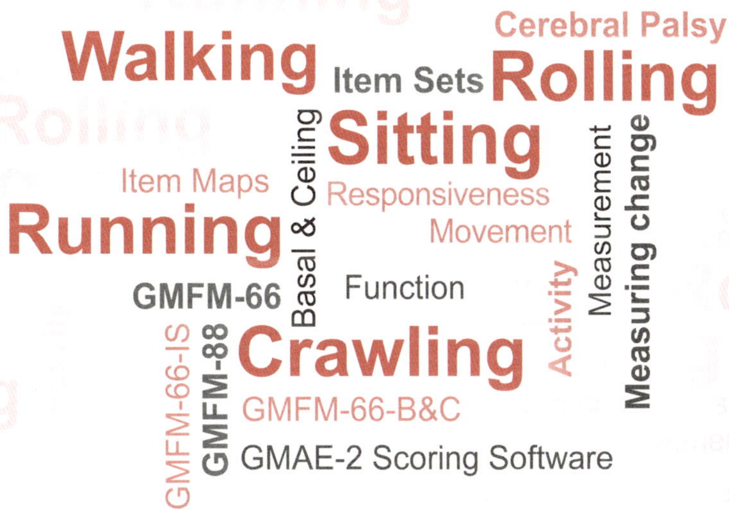

학지사메디컬
HAKJISA MEDICAL

저자 소개

Dianne J. Russell

캐나다 맥매스터 대학교 재활보건과학대학 임상 부교수

CanChild 아동기 장애 연구센터 고문

Peter L. Rosenbaum

캐나다 맥매스터 대학교 소아과 교수

CanChild 아동기 장애 연구센터 공동설립자

아동기 장애 연구부문 CRC (Canada Research Chair)

Marylin Wright

캐나다 맥매스터 대학교 임상 조교수

맥매스터 소아병원 물리치료사

Lisa M. Avery

캐나다 아베리 정보시스템 통계학 고문

참여자

Niina Kolehmalnen

영국 에버딘 대학교 보건 서비스 연구소 MRC 인구 보건 과학자

Doreen Bartlett

캐나다 웨스턴 대학교 물리치료학 교수

CanChild 아동기 장애 연구센터 과학자

Laura Brunton

캐나다 웨스턴 대학교 보건 재활과학 대학원

CanChild 아동기 장애 연구센터 소속

Mary Lane

캐나다 온타리오 킹스턴, 아동물리치료사(퇴직)

역자 소개

대한소아재활발달의학회

고주연 대구보건대학교 물리치료과 교수

김민영 차의과학대학교 분당차병원 재활의학과 교수

오명화 동신대학교 작업치료학과 교수

대한소아재활발달의학회 역자 명단

강시현 중앙대학교 의과대학 재활의학과 교수

권범선 동국대학교 일산동국대병원 재활의학과 교수

권정이 성균관대학교 의과대학 삼성의료원 재활의학과 교수

김민영 차의과학대학교 분당차병원 재활의학과 교수

박주현 가톨릭의대 서울성모병원 재활의학과 교수

서미리 차의과학대학교 분당차병원 재활의학과 교수

신용범 부산대학교 의과대학 부산대병원 재활의학과 교수

양신승 충남대학교 의과대학 충남대병원 재활의학과 교수

이소영 계명대학교 의과대학 재활의학과 교수

이지인 파티마병원 재활의학과 과장

홍보영 가톨릭의대 성빈센트병원 재활의학과 교수

홍지연 넥슨 푸르메병원 부원장

역자의 글

대동작기능평가(Gross Motor Function Measure, GMFM)는 우리나라는 물론 전 세계적으로 20년 이상 뇌성마비 아동의 대동작을 평가하는 방법의 절대적 기준으로서 활용되고 있다. 2013년 학지사에서 '한국판 대동작기능평가'가 출간된 이후, 기준 역서로 널리 사용되어 왔으며, 이 평가의 신뢰도가 보고된 바 있다. 즉, 뇌성마비 아동을 대상으로 한 임상적 적용과 연구 진행 시 정확한 평가도구로서의 요건들을 갖추었다고 볼 수 있다.

GMFM은 처음 운동조절 평가(Motor Control Assessment)로 알려진 접근법을 근간으로 하여 1990년 첫 판이 인쇄되었고, 이후 이를 개선한 제2판이 1993년에 인쇄된 후 본 역서의 원본인 제3판(GMFM-66 & GMFM-88의 제1판)이 2002년 발간되었다. 이전 역서는 이전 판을 번역한 것이고, 이번 역서는 2013년 McMaster 대학에서 이전 판의 제2판이 발간된 것에 대한 번역본이다.

원저자들은 기존의 제3판에서부터 GMFM-88과 함께 GMFM-66을 개발하여 Gross Motor Abililty Estimator (GMAE)로써 새로운 측정 방법을 제시하였다. GMFM-88은 각 기능항목들에서 구간별 점수 차이가 고르지 않은 서열화된 점수를 얻는 구조인 반면, GMFM-66은 GMFM-88을 바탕으로 하여 GMFM 점수 변화를 정량화함으로써 시간의 경과에 따른 점수 차의 의미를 찾고자 하는 시스템이다. 이번 판에서는 GMFM-66 & GMFM-88의 제1판에서 여러 경험들을 통하여 업데이트한 내용으로 이루어졌으며, GMFM-66을 더 빨리 측정할 수 있는 접근법이 포함되었다. 이와 관련하여 GMAE-2가 생성되었고, 이전보다 더 쉽게 활용될 수 있다고 보고 있으며, 계속 널리 사용될 것이다.

이번 판에서는 원본의 변화를 모두 반영했을 뿐 아니라, 기존의 역서보다 정확한 의미 전달이 되도록 노력하였다. 이번 역본은 우리나라 소아재활의학을 이끌어 가는 대한소아재활발달의학회의 많은 임원진과 이전 판의 역자들이 협동한 결과물로서, 본 한국판 대동작기능평가 제2판(K-GMFM 2nd Edition)을 통하여 우리나라 뇌성마비 아동에게 유효한 임상 진료 지침이 되고, 보다 원활하고 정확한 임상연구가 가능하기를 바란다.

대한소아재활발달의학회 외 역자 일동

제 2판의 서언

대동작기능평가(Gross Motor Function Measure, GMFM) 사용자 매뉴얼(Russell et al., 2002) 제1판은 그 서언에서 기록하였듯이(제1판 감사의 글에서 이름을 언급한 바 있음) 여러 사람의 노력의 결과로 이루어졌다. 이는 제2판에서도 마찬가지이다. 우리와 GMFM에 대해 논의를 거쳐온 해박한 동료들과 지지적인 친구들, 고매한 비평가들과 전 세계의 사용자들에게 감사하는 바이다. 우리가 지난 십여 년간 GMFM이 임상과 연구 분야에 두루 사용될 수 있도록 개선하는데 지대한 공헌을 한 것도, 그동안 GMFM을 사용하면서 질문을 던져온 그들의(당신의!) 덕분이다.

이번에 개정된 사용자 매뉴얼은 본 기관 자체에서 발전을 시켜온 부분도 있지만, 전 세계의 동료들이 이 평가도구를 활용한 경험들을 나누어준 결과가 함께 반영되어 있다. 예를 들면, Russell의 Item Set 접근법(2010)이나 Brunton과 Bartlett의 Basal & Ceiling 접근법(2011) 같이 빨리 측정하고 채점할 수 있는 GMFM-66 평가 방법들이 보고된 바 있다. Avery은 GMFM-66 전체 평가 도구와 이 단축 버전과의 차이를 비교하여 Developmental Medicine and Child Neurology (2013)에 기고하였는데, Mac Keith Press의 허락하에 본 책의 제5장에 그 결과를 실었다.

우리는 질문을 받으면 가능한 우리의 견해와 경험들을 나누고자 하였고, 많은 사람들이 오랜 기간에 걸친 우리의 경험들로부터 도움을 받기를 바랬다. 평가도구에 조금이라도 변화가 필요할 때면 반드시 신중히 고려하였고, 충분한 신뢰도 및 타당도 평가를 거치도록 하였다. 우리는 문헌들을 통해 GMFM-88과 GMFM-66의 직접적인 활용과 관련되어 알게 된 내용들을 간략하게 추가하였다. 그러나 연구 결과들이 계속해서 새로이 제시되고 있으므로, 우리는 독자들이 개별적인 연구들을 통해 비평해 주기를 바란다.

우리가 생각하는 가장 큰 개정 중 하나는 데이터를 관리하고 점수를 산정하는 프로그램인 GMAE-2(Gross Motor Ability Estimator-2)를 만든 것이다. 원래의 GMAE-88이나 GMAE-66 어느 것이든 GMFM을 사용하는 사람들이 손쉽게 자료를 입력하고 점수를 산정할 수 있도록 하기 위해 개발되었다. 매뉴얼이 출간되고 나서 초기 몇 년간은 잘 활용이 되었으나, 점차적으로 컴퓨터 소프트웨어가 복잡해지고 업데이트되면서 새로운 시스템에서 예전 GMAE를 읽어낼 수 없는 경우가 발생하였다. 프로그램의 일부만을 수정하는 작업이 쉽지는 않았고, 우리는 그것이 소모적인 일이라는 사실을 곧 깨닫게 되었다.

그래서 우리가 도달한 결론은 오래 사용할 수 있는 완전히 새로운 GMAE-2 프로그램을 개발하는 것이었다. 이렇게 하는 편이 프로그램에 일부 수정을 하기에 훨씬 쉽고, 컴퓨터 소프트웨어 개정에 맞추기도 용이하여 향후 프로그램을 사용할 사람들이 불편을 덜 겪을 수 있으리라 생각되었다. GMAE-2는 사용자들이 (1) GMFM-88, GMFM-66, GMFM-66 항목세트[GMFM-66-IS (Item Set)]와 GMFM-66 기저 & 상한[GMFM-66-B & C (Basal & Ceiling)]의 점수표를 다운로드 할 수 있도록 하며; (2) GMFM-66-IS나 GMFM-66-B & C의 여러 가지 형식을 활용하여 GMFM-88과 GMFM-66의 점수를 입력할 수 있도록 하고; (3) 원래의 GMAE 프로그램에서 데이터를 불러올 수 있도록 하며; (4) 아동에게 맞는 GMFCS-E & R 단계에 따른 백분위 표에 아동의 GMFM-66 점수가 표시될 수 있도록 해준다. 하지만 어떤 버전의 GMFM을 사용할 것인지를 알고 어떻게 사용하며, 점수를 매기고 결과를 해석하는지를 아는 것이 중요하기 때문에 소프트웨어 외에 별도로 매뉴얼을 참고하는 것이 중요하다.

이번에 출간된 제2판은 개정하는 데까지 오랜 시간이 걸렸다. 우리는 이번 개정판이 모든 독자들에게 흥미로운 정보를 제공하기를 희망하며, 오랜 기간 동안 활용될 수 있기를 바란다. GMFM을 처음 접하는 사람들에게도 이 책의 내용이 쉽게 접근 가능하며, 활용하기 좋을 것이라 사료된다. 항상 그래왔듯이, 본 저자들은 책에 대한 새로운 의견이나 질문들을 환영한다.

온라인 제공 정보

GMAE-2는 CanChild 웹사이트(http://motorgrowth.canchild.ca/en/GMFM/gmae.asp)에서 다운로드 가능하다. GMFM-88, GMFM-66, GMFM-66-IS (item set), GMFM-66-B & C (Basal & Ceiling)의 점수표는 http://motorgrowth.canchild.ca/en/GMFM/gmfmscorecheets.asp에서 다운로드 가능하다.

제 1판의 서언

여러 사람들의 많은 노력의 결과로 GMFM의 유효성에 관한 논문을 1989년 6월 Developmental Medicine and Child Neurology에 실을 수 있었다. 이 책의 초판은 1990년에 발행되었고, 이후에 평가법을 개선하여 1993년에 개정되었다. 제2판의 개정 시점에서 저자들은 GMFM의 유용성을 높이기 위해 라쉬 분석이라고 하는 비교적 새로운 도구를 적용하기 위한 목표를 미래 과업으로 책정하였다. 가정이 적합하다면, 라쉬 분석은 GMFM을 척도화하고 해석하는 데 많은 장점이 있다.

이 새로운 매뉴얼은 GMFM의 88개 항목을 보다 발전시키려는 데 목적이 있으므로 제목 역시 GMFM−88로 하였다. 이러한 목표를 위하여 (1) 항목의 수를 66개로 줄였고; (2) 명목화된 단위를 척도의 성질을 갖는 단위로 표현하고; (3) 항목지도를 통해 각 항목의 난이도를 구분함으로써 계층화된 항목의 구조를 결정하고; (4) GMFM−66이라는 컴퓨터 프로그램을 개발하였다.

GMFM에 라쉬 방법론을 적용함에 있어 많은 결정이 필요하였다. 여기에는 임상적 유용성과 엄격한 방법론을 절충하는 문제도 포함되어 있었다. GMFM이 많은 치료적 시도에서 결과측정을 위하여 사용됨에 따라, 연구 목적으로 사용되는 엄격한 측정법이 되도록 하려면 전에도 그랬듯 GMFM에 큰 변화의 결단이 필요하다고 느꼈다. 이에 따라 손으로 직접 평가지에 작성하는 방법 대신 컴퓨터를 이용한 더욱 정확한 점수 측정 시스템을 적용하기로 하였다. 저자들은 이것이 어떤 사람들에게는 GMFM−66의 임상적용을 제한할 수 있다 하더라도, 궁극적으로는 뇌성마비 아동의 대동작에서 발생하는 변화에 대한 정확한 정보를 제공하고자 하였다. 이러한 결정을 함에 있어 저자들은 임상적 유용성을 높이고자 최대로 노력하였고, 채점 프로그램을 사용하기 어려운 이들이나 이를 선호하는 이들을 위하여 원래의 88개 항목의 버전도 남겨 두었다.

제 1판에 대한 감사의 글

이 GMFM 매뉴얼은 1980년대 말에 관련 프로젝트가 시작된 이후 세 번째 판이다. 매뉴얼의 초판은 1990년에, 제2판은 1993년에 인쇄되었다. 초판과 제2판에서도 GMFM 도구 개발에 기여하였던 이들에게 감사를 전한 바 있다. 물론 제3판의 개정 작업에도 GMFM 초기 저자(Carolyn Gowland, Susan Hardy, Nancy Plews, Heather McGavin, David Cadman 과 Sheila Jarvis)들이 포함되어 있다. 저자들은 운동조절평가(Motor Control Assessment)를 통해 GMFM이 시작될 수 있는 계기를 마련해 준 Kate O'Connor Steel에게도 감사를 전한다.

McMaster 대학교의 많은 교직원들은 GMFM의 초기 개념을 잡는 데 개념적 · 기술적 도움을 주었다. 대표적으로는 Drs. Charlie Goldsmith, Gordon Guyatt, David Streiner, Christal Woodward이며, 이들 모두 임상 역학이나 도구 개발의 전문가들이다. 이들은 1980년대 중반에 많은 역할을 해주었다. 가장 최근 라쉬 분석은 Drs. Stephan Walter와 Parminder Raina의 도움이 없었으면 불가능하였을 것이다. 그 밖에도 Drs. Steve Hanna 와 Bob Palisano이 이 작업의 많은 부분에 걸쳐 조언과 피드백을 아끼지 않았다.

임상적인 평가도구를 만들고 유효화하는 프로젝트에는 수많은 임상 관련 동료들이 제공한 임상적 관찰자료가 필요했다. 이들은 주로 OACRS (Ontario Association of Children's Rehabilitation Services)의 임상 물리치료사들로 1996년부터 Ontario Motor Growth Curve 연구에 참여하였다. 이들은 그때부터 무려 3,000번이 넘는 GMFM 평가를 진행하였고, 이 작업이 이 책의 기초 자료가 되었다! 그들은 GMFM 훈련 프로그램에 참여하였고 신뢰도를 위해 인내와 열정으로 반복 측정을 해 주었다. 저자들은 이들에 대한 고마움을 전하고 싶다.

CanChild 센터는 1989년부터 Research Branch of the Ontario Ministry of Health and Long-Term Care의 Health System-Linked Research Units에 의하여 지원을 받기 시작하였다. 이러한 지원체계가 없었다면, 이 매뉴얼의 많은 임상 결과보고는 불가능하였을 것이다. 또한 Medical Research Council of Canada(현재, Canadian Institutes of Health Research)와 NIH 산하의 National Institute for Medical Rehabilitation Research 에서 제공한 연구비 지원(R01-HD-34947)에 감사한다. 또한 다기관 5년 연구를 조율해

온 Barbara Galuppi 역시 이 작업에 지대한 공헌을 하였다. 그리고 본 저술에 기여한 많은 뇌성마비 아동들과 그 가족들이 질문에 답해주고 동영상 촬영을 허락해 준 것에 대하여 감사를 전한다.

전 세계의 동료 의사 및 물리치료사들이 GMFM 워크샵에 참여하여 그들의 임상 경험과 연구들을 바탕으로 한 다양한 제안과 질문을 통해 이 작업에 기여하였다. 우리는 여기서 특별히 Children's Hospital and Regional Medical Centre, Seattle and Marjolijn Ketelaar at Utrecht University의 Kristie Bjornson와 초기 단계에서 Chicago 소재 Illinois 대학교의 Dr. Suzann Campbell과 Boston 대학교의 Dr. Steve Haley의 도움이 컸음을 말하고 싶다.

GMFM-66의 점수를 산정할 수 있는 프로그램인 GMAE를 개발함에 있어 우리는 이 프로그램이 연구적인 목적 외에 임상에서도 치료사들에 의해 널리 활용되었으면 한다. 우리는 프로그램 운용을 가능하도록 하기 위해 수많은 버전의 pilot test들을 수행하여 준 OACRS 프로그램 소속의 많은 치료사들에게 감사를 전한다. 우리가 이 프로그램을 발전시키는 데 있어 결정적인 조언을 해주고 도움을 준 Drs. Doreen Barlett, Lisa Rivard, Marilyn Wright, Virginia Wright에게 특히 감사를 표하고 싶다. 또한 GMFM을 사용할 때 self-training이 가능하도록 GMFM 연습 비디오를 GMFM CD-ROM 교육 형태로 만들어 준 Eric Bosch와 Graham Passmore에게도 감사를 전한다.

마지막으로 늘 용기를 북돋워주고 많은 도움을 주는 CanChild의 동료들에게 감사를 표한다! 특히 Motor Measure Group의 비공식적인 구성원으로써 뒤에서 묵묵히 역할을 다해준 Betsy Spencer, Pat Abernathy, Kamal Mangat에게 감사한다.

제 2판에 대한 감사의 글

이번 제2판 매뉴얼에서는 우선 초판에서 본 도구의 평가 방법과 점수 채점의 초기 가이드라인을 제시하였고, 지속적으로 우리에게 조언과 도움을 아끼지 않은 Mary Lane에게 감사를 전한다. 그리고 새로운 GMAE 프로그램을 개발하는 데 자원한 소프트웨어 엔지니어인 Justin Turco-Gwozdowski에게도 매 단계에서 그가 보여준 인내심에 감사를 표한다.

또한 Justin과 저자들을 도와 여러 차례에 걸친 GMAE-2 pilot test에 참여하고 피드백을 아끼지 않은 수많은 치료사들에게 감사를 전한다.

제8장에 제시된 훌륭한 첨언을 해준 Bob Palisano와 Virginia Wright에게도 감사를 전하며, 마지막으로 CanChild의 우리 동료들에게도 감사 인사를 전하는 바이다.

고지사항

GMFM은 뇌성마비 아동들의 발달해가는 운동기능을 평가하기 위해 고안된 임상 평가 도구이다. 본 대동작기능평가 제2판[Gross Motor Function Measure (GMFM-66 & GMFM-88) User's Manual 2nd Edition]에서 제공되는 자료들과 점수 채점 프로그램을 포함한 모든 내용들은 어떤 형태의 보증도 없이 있는 그대로 제공된다. McMaster 대학과 출판사는 본 책의 내용이나 자료들이 오류로부터 자유롭다거나, 어떤 상품적인 표준에 부합하였다거나, 특정한 적용을 위해 만들어졌다고 보증할 수는 없다. 본 책의 저자들과 출판사는 이 책을 활용함으로 인해 발생할 수 있는 직접적 · 우연적인 모든 중대한 피해에 대해서는 일체의 법적인 책임이 없음을 고지하는 바이다.

위와 같은 내용은 원서와 본 역서에 공통적으로 적용된다.

차례

차례

차례

차례

CHAPTER

1

대동작기능평가의 개요

OVERVIEW OF THE GROSS MOTOR FUNCTION MEASURE (GMFM)

대동작기능평가(GMFM)란 무엇인가?

- 대동작기능평가(Gross Motor Function Measure, GMFM)는 뇌성마비 아동의 대동작 기능 변화를 평가하기 위해 고안되고 검증된 임상 측정도구이다.
- GMFM은 처음 개발된 88개 항목의 GMFM-88과 이후에 소개된 66개 항목의 GMFM-66의 두 가지 버전이 있다. 이 항목들은 동일한 방식으로 시행되며, 두 버전 사이의 차이점은 GMFM-66이 전체 88개 항목 안에 포함되어 있다.
- GMFM을 적용하여 GMFM-66 점수를 획득하는 방법은 세 가지가 있다. 세 가지 방법 모두 항목 데이터를 GMFM-66 점수로 변환하기 위해서는 대동작능력 산정기(Gross Motor Ability Estimator-2, GMAE-2) 소프트웨어가 필요하며, 적용 방법은 다음과 같다. (1) GMFM-66: 모든 66개 항목 시행; (2) GMFM-66 항목 세트(GM-FM-66-Item set, GMFM-66-IS): 시행할 항목의 부분집합을 찾기 위해 점수 알고리즘을 사용; (3) GMFM-66 기저 & 상한(GMFM-66-Basal & Ceiling, GMFM-66-B & C): 기저 & 상한 접근법을 사용하여 항목의 부분집합을 찾을 수 있다.

GMFM-88 항목은 세계보건기구(WHO)의 기능, 장애 및 건강의 국제분류에서 대동작활동이 눕기와 뒤집기에서 걷기, 달리기 그리고 점프와 같이 총체적인 '활동'이라고 언급하는 것을 포괄하고 있다. GMFM-66은 일차적으로 밝혀진 88개 항목의 부분집합으로 구성된다.

어떤 버전의 GMFM을 사용해야 하는가?

- 평가의 목적과 대상에 따라 버전의 선택을 달리할 수 있다. GMFM-88은 더 많은 항목이 유용할 수 있는 아동의 현재 운동 능력에 대한 상세한 설명을 원할 때 사용할 수 있다. 이 버전은 매우 어리거나(주로 엎드린 자세와 누운 자세 기능을 보이는) 또는 Gross Motor Function Classification System (GMFCS) 5단계인 뇌성마비 아동을 위한 최선의 선택일 수 있다. 대상 아동이 이동보조도구로 신발이나 보조기를 사용하는 경우에는 반드시 GMFM-88을 사용해야 한다. 이것은 다른 장애(예: 다운증후군 및 후천성 뇌손상)로 인한 운동장애가 있는 아동에게도 가장 적합한 버전이다.
- GMFM-66은 적은 수의 항목을 사용해 뇌성마비 아동에게 GMFM 점수를 제공한다. 이는 뇌성마비에서 관찰되는 운동발달 양상에 기반을 두었으며, 항목들이 난이도에 따라 가중되기 때문에(GMFM-66의 간격 특성에 따라), 뇌성마비 아동의 시간 경과에 따른 변화를 평가하는데 좀 더 유용하다. 항목 가중 정도가 대상에 따라 다를 수 있으므로 뇌성마비 아동 이외에는 추천하지 않는다.
- 만약 GMFM-66 점수를 얻기 위한 더욱 간단한 방법이 필요하다면, GMFM-66-IS 또는 GMFM-66-B & C 중 하나를 사용할 수 있다. 편측성 뇌성마비 아동의 변화를 평가할 때에는 GMFM-66-IS가 GMFM-66-B & C보다 더 선호된다. 이와 관련된 방법에 대해서는 5장에 자세히 기술되었다.
- 어떤 버전을 선택하든지, 아동에게는 동일한 특정 버전이 지속적으로 적용되어야 한다. 버전을 번갈아 사용하지 않아야 하는 이유는 점수 변동이 증가하고, '실제' 변화를 감지하기가 더 어려워질 수 있기 때문이다.

GMFM은 어떻게 시행하는가?

- 6장의 GMFM 시행과 점수 측정 지침에 명시된 대로, 아동이 다양한 대동작 능력을 발휘해 주어야 한다.

- GMFM을 시행하기 전에 어떤 평가방법을 시용할지 파악하고, 해당하는 점수 측정 시트 용지, 평가시행법과 점수 측정 지침 및 사용할 수 있는 장비를 확인하는 것이 중요하다.

GMFM의 적용 대상은 누구인가?

- 이 측정법은 뇌성마비 아동을 대상으로 고안되고 검증되었지만, GMFM-88 버전의 측정법은 다운증후군 및 후천성 뇌손상 아동에게도 유효하다고 알려져 있다.
- GMFM은 정상적인 발달시기의 전형적인 운동 능력을 표본으로 하기 때문에 검증된 대상 이외의 다른 아동의 운동 활동을 평가할 때 유용할 수 있다. 그러나 GMFM의 상세한 측정의 특성은 뇌성마비, 다운증후군 또는 후천성 뇌손상을 가진 아동에서만 확립되었기 때문에 다른 아동 집단에 대해서는 사용하기 전에 그 집단에 대한 GMFM-88의 신뢰성과 유효성이 확립되어야 한다.
- GMFM 시작 버전은 5개월부터 16세 아동의 표본을 포함하여 유효성 평가가 이루어졌다. 이 GMFM은 운동장애가 없는 경우, 만 5세 이하의 운동기술을 측정하는데 적합할 것이다.

GMFM의 점수 측정은 어떻게 하는가?

- GMFM 각 항목들은 4점 점수 체계로 구성되어 있다. 각 항목에 대한 구체적인 설명은 GMFM-66 및 GMFM-88(제6장 참조)의 시행과 점수 측정 지침에 자세히 기술되어 있으며, 항목별 점수 측정은 GMFM-88과 GMFM-66에서 동일하다. 개별 항목에서의 점수 변화는 총점만큼 신뢰할 수 없기 때문에 보고하지 않는 것을 권한다.
- GMFM-88 항목별 점수를 합산하여 5개 영역별 점수와 총점에 대하여 원점수와 백분율 점수를 산출할 수 있다. 5개 영역은 A: 눕기와 뒤집기(Lying & Rolling), B: 앉기(Sitting), C: 네발기기와 무릎서기(Crawling & Kneeling), D: 서기(Standing), E: 걷기, 달리기 그리고 점프(Walking, Running & Jumping)이다. 목표 총점은 목표 영역을 결정하기 위하여 사용되어 왔고, GMFM-66이 적절하지 않은 경우(예: 보조기구/보조기를 사용하여 아동을 평가하는 경우)에 유용할 수 있다. 그러나 GMFM-66의 개발에 따라 맨발 상태로 평가받는 뇌성마비 아동에서 더 이상 목표 영역이 필요하지 않게 되었다.

GMFM−66은 사용자 친화적인 컴퓨터 프로그램(GMAE)을 필요로 하며, 개별 항목 점수를 입력하면, 이를 구간−단계 총점으로 변환한다. 원래 GMAE 프로그램은 Can-Child 웹 사이트(www.motorgrowth.canchild.ca/en/GMFM/gmae.asp)에서 다운로드 할 수 있는 GMAE−2 채점 소프트웨어로 2013년에 개정되었다. 또한 이 URL은 사용자에게 모든 필수 점수표, GMFCS 및 GMFCS 확장 및 개정 버전에 대한 접근 권한을 부여한다.

- GMAE−2의 새로운 기능을 통해 사용자는 원래의 GMAE 소프트웨어에서 데이터를 가져오고, 점수표를 다운로드하고, GMFM−88, GMFM−66, GMFM−66−IS 및 GMFM−66−B & C에 대한 점수를 입력 및 계산할 수 있다. GMFM−66 점수를 GMFCS 단계별로 백분위수 곡선에 표시하고, 데이터를 csv 파일로 내보낼 수도 있다.

GMFM 시행에 시간이 얼마나 걸리는가?

- GMFM에 익숙한 평가자의 경우, GMFM−88을 시행하는데 약 45~60분 정도 소요되는데, 이는 평가자의 숙련도, 대상 아동의 기능수준 그리고 협조와 이해도에 따라 달라진다.
- GMFM−66은 항목 수가 적기 때문에 평가 시간이 단축된다. GMFM−66−IS와 GMFM−66−B & C는 평균 20~30분 정도 소요된다.

GMFM은 어디에서 측정해야 하는가?

- GMFM의 수행 장소는 아동이 편안해 하는 곳이어야 하며, 필요한 장비를 모두 갖추고 아동이 자유롭게 움직일 수 있을 만큼 넓어야 한다(예: 아동이 4.5m를 달리고 되돌아와야 하는 항목도 있다). 바닥은 편평하고 견고해야 한다.
- GMFM은 시간의 경과에 따른 운동발달의 변화를 측정하기 위해 고안된 것이므로 동일한 아동에 대한 각각의 연속적인 평가 시마다 일관된 환경과 조건을 유지해야 한다.

GMFM 시행에 필요한 장비들은 어떤 것인가?

- 필요한 장비는 제6장에 상세히 기술되어 있다. 필요한 장비의 대부분은 물리치료실에 구비되어 있는 것(예: 매트, 벤치, 장난감)으로, 계단(최소 5계단)도 필요하다.

GMFM 시행과 점수 측정을 위하여 어떠한 자격이 필요한가?

- GMFM은 아동의 운동기능을 평가하는데 익숙한 소아치료자들이 사용할 수 있도록 고안되었다.
- 사용자들은 아동의 평가에 앞서 GMFM 시행 지침과 점수표 사용에 익숙해져야 한다. GMFM을 임상평가의 목적으로 사용하기 전에 여러 명의 운동장애 아동과 정상 아동을 대상으로 연습해 보는 것이 실제 평가에 도움이 된다.
- GMFM을 사용하기에 앞서 평가자의 신뢰도를 측정하는 것이 바람직하다.

CHAPTER

2

개념적 배경

CONCEPTUAL BACKGROUND

뇌성마비

뇌성마비(cerebral palsy)는 150여년 전, 의학 문헌에서 처음으로 소개되었다(Morris, 2007). 2004년 미국 베데스다에서 개최된 국제 회의를 기반으로 뇌성마비에 대한 업데이트된 정의가 고안 및 토론되었고, 이후 2007년에 발표되었다. 뇌성마비는 발달 중인 태아기 또는 영아기의 뇌에 비진행성 장애가 발생하여 운동과 자세의 발달에 영구적인 이상이 발생함에 따라 활동이 제한된 경우를 통칭한다. 뇌성마비의 운동장애는 종종 감각, 인지, 의사소통과 행동의 장애 및 간질과 2차 근골격 문제들을 동반한다(Rosenbaum et al., 2007a).

위의 정의에서 분명히 알 수 있듯이 뇌성마비는 신경학적 발달과 기능 발달에 매우 다양한 영향을 미치고, 기능 손상이나 활동 제한에도 영향을 미친다. WHO의 기능, 장애 및 건강에 관한 국제분류(ICF)에서는 활동을 "한 개인 수준에서 기능의 성질과 범위"로 기술하고 있다(WHO, 2001). 활동 제한이란, 연령 및 발달 단계를 고려해 정상으로 간주되는 방식이나 범위를 기준으로 하여 활동이 제한되거나 수행능력이 부족한 것을 말한다(WHO, 2001). 뇌성마비로 인한 활동 제한은 주로 운동기능 영역에서 발생하며 인지, 사회 및 의사표현 영역에서도 문제가 생길 수 있다(Kennes et al., 2002; Saigal et al., 2005; Rosenbaum et al., 2007b). 대동작 및 미세동작기능평가란, 신체장애의 정도를 양적으로 평가하는 것을 말한다. 뇌성마비의 정의에 대하여 더 알고 싶다면, Baxter (2007), Rosenbaum와 Rosenbloom (2012)의 논문을 참고하기 바란다.

대동작기능의 평가

뇌성마비 아동이나 다른 신경 발달장애 아동에 대한 대동작기능평가는 복잡한 과정이다. 뇌성마비 아동의 운동기능이 어느 정도 성숙될 수는 있지만, 운동발달과 운동기술의 획득은 지연되고 비정상적이기 마련이다. 운동발달은 단기간 혹은 장기간 동안 정체된 상태에 머무를 수 있고, 동작은 비정상적일 수 있으며, 어떤 상황에서는 운동발달 이정표의 퇴행이 올 수도 있다(Hanna et al., 2009). 전형적인 대동작발달 이정표는 문헌에 잘 명시되어 있으며, 이를 토대로 GMFM 5개 영역의 각 항목들이 구성되었다. 이 항목들은 엎드린 자세나 바로 누운 자세와 같은 눕기(lying), 뒤집기(rolling)로 진행하기, 앉기(sitting), 무릎서기(kneeling), 네발기기와 서기(crawling & standing) 그리고 최종적으로는 걷기, 달리기와 점프(walking, running & jumping) 영역에서의 활동을 포함한다. 그리고 각 영역은 뇌성마비 아동의 특이한 문제점을 반영하는 활동으로 구성되어 있다.

뇌성마비 아동의 운동기능 문제를 해결하기 위한 다양한 치료 접근법들이 나와 있으나(Campbell et al., 2012; Mayston, 2012a, 2012b), 일부 예외적인 경우를 제외하고, 이러한 기술들의 가치는 계속되는 연구를 통해 분명히 입증되어야 할 것으로 보인다. Rosenbaum (1990)은 뇌성마비 아동을 대상으로 수행된 대부분의 연구들이 정상 기준 척도를 사용함으로써 변화를 파악할 수 없었으므로, 당시에 사용할 수 있었던 평가도구들의 한계가 있음을 강조하였다. 그 이후로 유아 평가에 적합한 여러 가지 평가도구가 개발되었고 타당도가 조사되었다. Test of Infant Motor Performance (TIMP; Campbell et al., 1993), the Alberta Infant Motor Scale (AIMS; Piper et al., 1994), the Harris Infant Neuromotor Test (HINT; Harris and Daniels, 2001), Bayley Scales of Infant Development (BSID-III; Bayley, 2005) 그리고 Peabody Developmental Motor Scales (PDMS; Folio and Fewell, 2000)이 그 예이다. 발달장애 아동 평가도구

로는 Pediatric Evaluation of Disability Inventory (PEDI; Haley et al., 1992)와 PEDI–Computer Adaptive Test (Haley et al., 2006)가 있다. 장애 아동과 관련된 더 광범위한 평가에 대한 내용은 Majnemer (2012)의 문헌을 참고하기 바란다.

평가에서의 일반적인 이슈

평가도구는 궁극적인 목적에 맞도록 구성되고 타당도를 가져야 한다. 또한 기본 개념 구성부터 도구의 개발과 평가까지 방법적으로 엄격한 과정을 거쳐 이루어져야 한다.

평가의 목적

Guyatt (1992)은 건강 측정에 대한 방법적인 틀을 제공하였는데, 평가도구들은 한 가지 이상의 목적을 위해 사용될 수 있다고 하였다. '변별적 평가도구(discriminative measure)'는 특별한 특성 또는 기능을 가지고 있는 개인과 그렇지 않은 개인을 구분해준다. 예를 들어, PDMS (Folio and Fewell, 2000)는 아동을 백분위수 순위 점수, 표준 점수 또는 연령 점수로 분류한다. '예측적 평가도구(predictive measure)'는 예후 또는 앞으로의 상태를 추정한다. GMFCS (Palisano et al., 1997, 2008)는 2세 이후의 뇌성마비 아동에서 대동작기능을 예측하는데 사용된다(Rosenbaum et al., 2002). 시간 경과 또는 치료 전 · 후의 기능 변화 정도를 측정하려면 실제 변화가 일어났을 때, 이를 평가할 수 있는 방법(evaluative measure)이 필요하다. 이는 GMFM (Russell et al., 1989)의 개발 목적으로, 후속 버전의 유효성 평가에서 매우 중요한 부분이 된다.

일반적으로 평가도구는 앞에서 기술한 기능 중 하나를 목적으로 특별히 개발되고, 타당도 조사가 시행된다. 어떤 특정한 평가도구든지 그 본래의 목적 이외의 용도로 사용하거나, 개발 및 타당도 조사가 이루어진 인구 집단이 아닌 집단에 사용해서는 안 된다. 예를 들어, 뇌성마비 아동에서 후기 대동작기능을 평가하는 Bleck's predictive measure (1975)는 변별적인 측정도구로는 충분치 않다. Bleck의 평가도구는 7가지 자세 및 반사 항목의 양성 및 음성 반응에 따라 향후 이동능력을 예측하기 위해 개발되었으므로, 해당 항목을 보는데 있어서는 매우 훌륭한 도구이다(민감도 = 0.98; 특이도 = 0.84). 하지만 7개 항목들은 뇌성마비 아동을 구별 짓거나 변별하는 데에는 적합하지 못하다. 왜냐하면 전체 뇌성마비 아동의 운동능력 범위를 세밀하게 분류하는 데는 한계가 있기 때문이다. 또한 Bleck scale은 시간의 경과 및 치료효과에 따른 운동기능의 변화에 반응할 만큼 측정항목의 수가 많지 않고, 그 결과가 양성/음성으로 이분화되어 있어 운동기능의 향상된 정도를 측정하는 데는 제한적이다.

평가적 도구의 특성

뇌성마비 아동의 운동기능에 대한 치료효과를 평가하기 위해서는 특정한 구성의 '평가적 측정도구'가 요구된다.

1. 측정 항목들은 임상적으로 사용하기에 적당하면서도 변화를 반영할 수 있어야 한다. 예를 들어, 어떤 치료사가 5세 아동의 물리치료 프로그램 중재 후에 독립적으로 서 있는 시간이 어떻게 변할지는 예측할 수 있겠으나, 같은 아동의 비대칭성 경반사(Asymmetric Tonic Neck Reflex, ATNR)가 변할 것이라고 예측할 수 있을 가능성은 별로 없다. 서 있는 시간과 ATNR 모두 운동 행동에 중요한 요소이지만, 서 있는 시간을 측정하는 것은 적합한 반면, ATNR을 측정하는 것은 적절하지 않다. 왜냐하면 시간의 변화에 따른 ATNR의 변화는 기대하기 어려우므로 이 항목을 측정하는 것으로는 운동기능 변화를 확인하는 데 별 도움이 되지 않기 때문이다. 비록 서술하기 위한 목적으로는 ATNR을 확인하는 것이 중요할 수도 있겠지만, 평가도구 항목으로 ATNR은 아무런 소용이 없고, 오히려 도구의 측정 오차를 높일 수도 있다.
   a. 평가도구는 평가 시간 및 점수 부여, 환자의 수용성 그리고 비용 측면에서 실행 가능해야 한다. 상세한 설명과 표준화된 지시사항이 필수적이고, 중복적인 부분이 없으면서도 누락된 항목이 없어야 하고, 명백한 점수 측정체계가 수립되어야 한다.
   b. 평가도구는 신뢰성이 있어야 한다. 즉, 동일한 평가자가 시간의 경과에 따라 반복 측정하였을 때(intra-rater reliability), 여러 훈련된 평가자가 '변화가 없는' 대상자를 평가하거나(test-retest reliability), 두 명 이상의 평가자가 동시에 평가했을 때(inter-rater reliability), 일관된 결과 또는 점수가 나와야 한다.
   c. 평가도구는 타당도가 있어야 한다. 타당도란 실제 변화(호전 혹은 기능 소실)를 반영할 수 있고, 변화가 없을 때는 수치가 안정되는 것을 말한다. 평가도구의 타당도 평가에서 중요한 요소는 변화에 대한 민감도를 수립하는 것이다.

요약하자면, 평가도구는 항목의 구성이 적합해야 하고, 대상자에게 적용이 가능해야 하며, 시행이 가능해야 하고, 신뢰도와 타당도가 있어야 한다. 타당도가 높다는 것은 시간의 경과에 따라 나타나는 임상적으로 중요한 변화를 민감하게 보여줄 수 있는 능력을 말한다.

규준참조 평가 대 절대기준 평가

대개의 임상 측정도구는 '규준참조 평가' 또는 '절대기준 평가' 도구이다. 규준참조 평가도구는 그 도구가 사용될 인구집단을 대상으로 한 자료를 이용하여 구축된다. 이런 종류의 평가도구는 정규분포를 가정하며, 개개인의 특징(예: 키 또는 몸무게)을 '표준치'와 비교한다. 이와 같은 비교는 백분위수(centiles), 사분위수(quartiles) 또는 범주형 수치(categorical quantification)로 표현된다. 특정 인구집단을 대상으로 규준참조 평가도구를 만들어 선별 및 예측을 할 수 있는데, 다운증후군 아동의 성장패턴에 대한 도표(plot chart; Cronk et al., 1988) 또는 뇌성마비 아동 및 청소년에서 '운동 성장 곡선(Rosenbaum et al., 2002)'이 예이다. 선별을 목적으로 고안된 평가도구는 거의 대부분 규준참조 평가도구이다. 아동운동 평가도구 중, 규준참조 평가도구로는 PDMS (Folio and Fewell, 2000), TIMP (Campbell et al., 1993), AIMS (Piper et al., 1994), BSID-III (Bayley, 2005)이 있다.

절대기준 평가도구는 관심 영역에 적합한 항목들을 선택한 다음, 평가자가 어떤 특성이나 기능적 속성이 나타나는지에 대한 기준을 명시함으로써 혹은 명백히 기술되어 있는 단계적 차이나 어떤 것의 유무 정도를 가지고 평가하도록 개발된다. 이때 비교를 위한 기준(frame of reference)은 보고자 하는 것의 특성 또는 특정 기능적 활동의 유무이며, 정상 인구에 대한 비교는 이루어지지 않는다. 절대기준 평가도구로는 PEDI, Bruininks-Oseretsky Test of Motor Proficiency (Bruininks and Bruininks, 2005), Functional Mobility Scale (Harvey et al., 2007) 등이 있다.

측정단위의 수준: 서열척도 또는 구간척도

평가도구는 순서적으로 표현하는 서열척도 또는 구간별 차이를 표현하는 구간척도를 사용하게 된다. Streiner와 Norman (2008)은 이 두 가지 형태의 점수 체계 간의 차이와 각각에 적합한 기술통계에 대해 다루었다. 서열척도는 보고자 하는 특성에 대한 수행능력의 순위로서, 몇 번째인가로 표시하게 한다. 그리고 범주 간의 상대적 거리가 서로 같다고 가정하지는 않는다. 대동작기능분류체계(GMFCS, Palisano et al., 1997; 2008), 손기능분류체계(MACS, Manual Ability Classification System; Eliasson et al., 2006) 그리고 의사소통기능분류체계(CFCS, Communication Function Classification System; Hidecker et al., 2011)는 서열척도 방식의 예이다. 서열척도로 된 자료는 비모수적 통계방법을 쓰는 것이 좋다.

구간척도는 범주 간 간격이 일정하다. 예를 들어, 아동의 신장은 미터 자(meter stick)로 측정한다. 미터 자는 전체 길이에 걸쳐 1cm 간격으로 표시되어 있으며, 이를 국제적으로 인정하고 있다. 구간척도로 된 자료에 대해서는 모수적 통계방법을 쓰는 것이 좋다.

라쉬 분석: 서열척도를 구간척도로 변환

서열척도는 구간척도로의 변환이 가능하다. 문항반응 이론(item response theory)으로 알려진 통계 영역 중, 특히 라쉬 분석은 이를 목표로 한다. 라쉬 분석은 경험적 자료를 이용하여 항목들을 난이도의 연속선 상에 그리고 대상자를 능력의 연속선 상에 배치시킨다. 이것은 기존의 GMFM-88(서열척도)을 GMFM-66(구간척도)으로 변환하는 데 사용된 접근 방식이다(Russell et al., 2000; Avery et al., 2003).

난이도에 따른 평가 항목의 배치는 평가 항목의 계층적 구조를 나타내므로 임상의가 보다 쉽게 아동의 현재 기능적 범위를 설정할 수 있다(이와 관련한 더 자세한 내용은 4장을 참조한다). 또한 이 접근법은 평가 항목의 상대적 난이도뿐만 아니라, 각 항목 안에서의 단계별(반응의 선택) 상대적 난이도까지 제공하는데, 이는 표준서열 척도체계로는 표현이 불가능한 것이다.

대상자를 구간연속선상에 배치함으로써, 아동의 예후를 보다 의미 있게 추적할 수 있다. GMFM-88 같은 서열척도에서, 백분율을 점수로 사용하였을 때, 10%에서 20%로 향상된 것과 점수가 20%에서 30%로 향상된 것의 의미가 똑같을 수는 없다. 사실상, 20%에서 30%로 향상된 것보다는 10%에서 20%로의 변화가 더 큰 기능 향상이 있다고 볼 수도 있기 때문이다. 이러한 이유는 평가 항목들은 중간 정도의 지점에 집중되고, 극한 값에 가까울수록 행동을 평가하는 항목의 수가 적어지기 때문이다. 그림 2.1은 서열요약 점수와 구간별 라쉬 점수 간의 일반적인 연관성을 보여주는데, 실제 구간수준

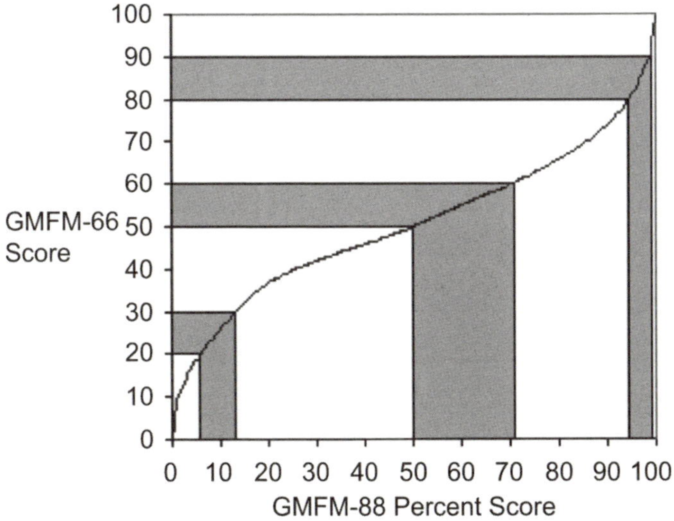

그림 2.1 척도의 중간값 또는 양끝 값에 따른 GMFM-66의 10점 구간척도 변화와 GMFM-88의 변화값의 관계를 나타내는 오자이브(Ogive) 곡선

(interval-level)의 변화(그래프의 세로 좌표)가 10점인 것이 서열수준(ordinal-level, 그래프의 가로 좌표)에서는 상이한 정도의 차이를 보이는 것을 알 수 있다.

평가도구의 타당도 작업

평가도구 타당도에 대해 다루기 전에 세 가지의 타당도에 대해 간략히 알아보기로 한다.

내용 타당도

내용 타당도(content validity)는 평가 항목이 평가하고자 하는 영역을 잘 표현해 주는가에 기초한다(Streiner and Norman, 2008). 이로써 기본적인 구성이나 평가도구의 잠재적 성향을 평가하는 것으로 알려져 있다. 보통 내용 타당도를 구하는 일은 평가도구를 개발할 때, 타당도 작업의 첫 단계가 된다. 하지만 경험적인 평가에 근거하지 않는 한, 내용 타당도 만으로 평가도구의 타당도를 확보하기는 어렵다.

고전적인 평가 이론은 평가도구와 각 평가 항목이 기본 개념에 충실한지의 여부를 판단하기 위해 전문가의 의견을 활용한다. 반대로, 라쉬 분석은 평가 항목들이 잠재적 특성 또는 평가하고자 하는 특성을 얼마나 잘 평가하는지 측정하기 위해 적합도 검정이라는 통계검사를 사용한다. 평가도구를 구성하는 항목의 대부분(95% 이상)이 잠재적 특성을 평가할 수 있을 때, 이를 일차원적(unidimensional) 평가도구라고 한다(모든 항목이 기능의 같은 한 면을 평가함을 의미). 일차원성은 구간평가에서 반드시 필요한 부분이다.

준거 타당도

준거 타당도(criterion validity)는 관심 현상을 정확히 평가할 수 있는 평가도구가 이미 나와 있어 새로운 평가도구와 비교할 수 있을 때 구할 수 있다. 하지만 안타깝게도, 변별지수 또는 평가지수에 있어 '준거(criterion)' 또는 '기준(gold standard)'이 거의 없는 실정이므로, 이것이 새로운 평가도구를 개발하는 흔한 이유이기도 하다! 보통 추상적 변수나 개념은 분명한 기준이 없기 때문에, 실용적으로 정의되고 구성 타당도로써 검증되어야만 유효해질 수 있다.

구성 타당도

구성 타당도(construct validity)에서는 추상적 개념이나 이론에 대한 정의가 필요하고(예: 대동작기능), 그 개념을 표현할 수 있는 지표(관찰 및 측정 가능한 변수)를 선택해야 한다. 다음 단계로 관심 영역을 실제로 측정할 수 있는지에 대한 실험적 가설(a priori hypothesis)을 수립한다. 그런 다음, 자료를 이용하여 각 가설을 시험해 본다. 이때 평가도구의 유효성을 '입증'하기보다는 선택한 지표들이 실제로 추상적 개념을 측정한다는 근거들을 수집하는 것이 더 중요하다. 타당도는 지속적으로 수립되는 것이다. 여러 가지 방법을 사용하여 근거들이 축적되어 갈수록, 측정도구의 타당도가 높아진다.

민감도

민감도(responsiveness)는 평가도구의 타당도를 수립하는 과정에서 중요한 부분을 차지하며, 시간의 경과에 따른 변화를 측정하는 데 그 목적이 있다. 민감도는 시간의 흐름에 따라 발생하는 중요한 임상적 변화를 측정할 수 있는 평가도구의 핵심적인 요소이다(Kirshner and Guyatt, 1985). 또한 임상적으로 중요한 기능의 최소한의 변화라도 확인할 수 있는 능력으로 평가된다(물론 "최소한의 임상적으로 중요한 기능"의 의미를 확립하는 것은 또 다른 도전 과제이다!).

기능적 변화를 측정하기 위한 기술에 대한 관심이 높아짐에 따라 임상적 평가도구의 민감도를 수립하기 위한 여러 가지 접근법들이 개발되었다(Finch et al., 2002). Revicki (2008)는 환자-보고 결과(patient-reported outcomes)에 대하여 민감도와 "최소한의 중요한 변화(minimally important differences, MID)"를 평가하는 것과 관련된 이슈를 요약하였는데, 대상 인구 및 상황에 따라 단 하나의 "최소한의 중요한 변화"는 적절하지 않을 수 있음을 강조하였다. 그들은 민감도를 평가하는 방법에 대해 분포-기반(distribution-based) 및 닻-기반(anchor-based) 방법을 모두 논의하였고, "최소한의 중요한 변화"는 환자 중심의 임상적 닻을 바탕으로 한 다양한 접근 방식을 기반으로 해야 한다고 권고하였으며, "최소한의 중요한 변화"에 대한 이해를 높이기 위해 임상 경험에 따른 환자-기반과 임상적 닻을 우선으로 하여 다양한 접근을 해야 한다고 하였다.

신뢰도

신뢰도(reliability) 혹은 재현성은 평가도구의 일관성 또는 의존성의 정도로 정의되며(Streiner and Norman, 2008), 최소한 두 번의 점수 측정에 따른 상관성을 알아보는 방법으로 평가한다. 흔한 예로는 검사자 내 및 검사자 간 신뢰도(intra-rater and inter-rater reliability), 검사-재검사(test-retest) 또는 반분 신뢰도(split-half or alternate reliability)가 있다.

참값(true value)을 표시할 수 있으려면, 측정오차(계통 오차 및 랜덤 오차)는 최소화되어야 한다. 측정오차는 연구 설계에 따라 다양하게 나타난다. 측정오차를 줄이기 위한 방법 중 하나는 측정을 할 때, 오류가 발생할 수 있는 '변이(분산) 요인'(예: 측정도구에 익숙하지 않은 평가자, 사용하기 어려운 측정도구, 어린이와 같이 평가하기 어려운 대상자)을 확인하는 것이다. 측정오차를 발생시킬 수 있는 잠재적인 요인은 체계적으로 해결해야 한다.

분산분석을 기초로 하는 급내상관계수(intra-class correlation coefficient, ICC)는 주로 구간(때로는 서열 데이터) 자료를 이용하는 신뢰도 평가 시 선택되는 통계법인데, 이는 찾아야 할 여러 가지 분산의 요소를 감안하기 때문이다. 급내상관계수값은 개인 차이 및 측정오차(예: 시간, 채점자, 대상자 및 이러한 요인들 간의 상호작용)를 제외한 요인들 간 차이를 참작한다(McGraw and Wong, 1996).

타당도 조사에서 외적 기준 측정법을 사용하는 경우, 외적 기준 측정법의 신뢰도 역시 고려해야 할 문제이다. 예를 들어, 새로운 평가도구의 점수 변화를 부모의 평가 점수와 비교할 때, '실제적인' 변화가 전혀 없을 때, 부모가 평가와 재평가에서 일관된 점수를 부여하는지의 여부를 알아보는 일도 중요하다.

요약

평가도구의 신뢰도와 타당도에 대한 근거를 수집하는 방법은 여러 가지이다. 전통적인 타당도 조사방법에 더하여, 도구의 일차적인 목적이 평가라면 측정의 변화에 대한 민감도를 평가하는 것이 중요하다. 구간척도는 서열척도보다 기술통계 및 평가 목적 모두에서 더 정확하며, 여러 가지 고급 통계 분석의 가정을 만족시킨다. 라쉬 분석은 항목의 상대적인 난이도에 대해 탐색하는 방법을 제공함으로써, 항목들을 상대적인 난이도에 따라 정렬하고, 단순 숫자보다 간격으로 크기 조정을 하여 점수 변화에 대한 해석을 더욱 정확하게 만든다.

CHAPTER

3

GMFM-88의 개발 및 타당성 검증

DEVELOPMENT AND VALIDATION OF THE GMFM-88

1989년 Russell에 의해 개발된 대동작기능평가(GMFM)의 최초 버전은 85개 항목으로 구성되었다. 일측성 기능을 평가하는 항목들의 경우, 최초 버전에서는 신체의 한쪽에서만 평가했었으나, 실증검사 이후 양쪽을 모두 평가하기 위하여 3개의 항목을 추가하는 약간의 수정이 이루어졌다. 결국 GMFM 매뉴얼의 초판은 1990년에 자체 출판되었으며, 88개의 항목을 포함하게 되었다. 1993년에 최초 버전과 동일한 88개 항목을 가진 2판 매뉴얼이 자체 출판되었고, 전 세계적으로 열린 GMFM 워크샵 동안 얻어진 정보를 바탕으로 이전 판보다 더욱 상세한 관리 및 채점 지침을 포함하게 되었는데, 이 버전은 이후의 버전과의 구별을 위해 GMFM-88로 명명했다. Mac Keith Press는 2002년 현재 책의 초판인 '대동작기능평가(GMFM-66 & GMFM-88) 사용자 매뉴얼'을 발간하였다(Russell et al., 2002).

본 장에서는 GMFM의 85개 및 88개 항목 버전의 개발과 타당도를 기술한다. 4장과 5장은 GMFM 후기 버전(GMFM-66), GMFM-66 항목 세트(GMFM-66-IS) 및 GMFM-66 기저 & 상한(GMFM-66-B & C)에 초점을 맞추고 있다.

평가 구성

항목선택

최초 버전인 85-항목 GMFM은 문헌조사 및 참여 센터에서 근무하는 임상의(내용 타당도 참조)의 판단에 근거하여 구성되었다. 몇몇 항목들은 운동 조절 평가(Steel and Spasoff, 1986; Steel et al., 1991) 및 Hoskins와 Squires (1973)의 연구결과를 인용하였으며, 측정 가능하고, 임상적으로 중요하며 아동의 기능 변화를 보여줄 가능성이 있는 것으로 판단되는 항목이 포함되었다.

진행의 편이를 위해 초기에 평가 자세를 기준으로 항목들이 채점 양식에 그룹화되었고, 임상적 판단에 근거하여 발달 순서에 따라 항목들이 배열되었다. 채점 목적상, 항목들을 합하기도 하여서 다섯 개의 서로 다른 운동 기능 영역으로 나누어 표현하였다. 엎드려 누운 자세와 바로 누운 자세의 항목을 합하여 '눕기와 뒤집기'로; 네발 자세와 무릎서기 항목을 합하여 '네발기기와 무릎서기'로 표현하였고; '앉기'와 '서기' 항목은 따로 분리하였으며; 달리기 및 계단 오르기 항목들은 '걷기, 달리기 그리고 점프'로 나타냈다.

항목 채점

GMFM은 규준참조 평가도구이지만, 각 항목의 채점은 일관된 통상 4점 서열척도를 이용하여 매겨진다. 0점에서 3점까지의 값은 주어진 4개의 척도 중 하나에 해당된다.

0 = 평가할 과제를 시작할 수 없음
1 = 시작하였으나 과제의 10% 미만을 수행하거나 기준 설명서에 기술된 바와 같이 과제를 수행함
2 = 부분적으로(10%에서 100% 미만) 과제를 수행하거나 기준 설명서에 기술된 바와 같이 과제를 수행함
3 = 기준 설명서에 기술된 바와 같이 과제를 완수함
NT = not tested(평가 못함)[1]

---

[1]처음 GMFM-88에서는 평가 못함(Not Tested, NT) 척도는 사용되지 않았지만, 이후 GMFM-66이 개발되었을 때 평가표에 추가되었다. 이는 평가 못함과 항목이 시도되었으나 아동이 해당 과제를 시작하지 못함을 구별하기 위함이다. GMFM-88 채점에서 NT 척도는 계속해서 '0'점을 받게 될 것이다.

평가 방법과 채점 지침에는 분명하게 각 항목의 부분적 및 완전 수행에 대한 분명한 정의(기준)들이 포함되어 있는데, 이는 적절한 평가와 채점을 위해 필수적이다. 결과를 기록하기 위해 사용되는 평가표는 아래 웹사이트에서 다운로드 받을 수 있다(www.motorgrowth.canchild.ca/en/GMFM/gmae.asp). 한국판은 www.canchild.ca/system/tenon/assets/attachments/000/001/519/original/GMFM-Translation-Korea.pdf로 다운로드 받을 수 있다.

GMFM 타당도

내용 타당도

85-항목이었던 최초 GMFM 버전의 예비 검사(pilot testing)에는 온타리오 주 해밀턴 소재 Chedoke-McMaster 병원(현재는 McMaster 소아 병원으로 변경)의 아동 발달 재활 프로그램(CDRP) 담당 치료사들과 토론토 소재 온타리오 주 Hugh Macmillan Rehabilitation Centre (HMRC) (현재는 Holland Bloorview 어린이 재활 병원으로 변경)에 근무하는 치료사들이 참여하였다. 양 센터의 치료사들은 여러 차례 회의에 참석하여 항목과 형식에 관한 피드백을 제공하였다. 또한 평가지와 더불어 항목 정의와 주요 점수 측정 요소를 포함하는 지침서가 함께 고안되었고, 평가를 마치기 위해 필요한 장비 목록이 GMFM 시행을 위한 설명서에 포함되었다. GMFM-85 항목은 타당도 연구에서 최초로 사용되었다(Russell et al., 1989).

치료사들의 사전 검사

치료사들은 임상에서 아동들에게 GMFM을 시도해 보도록 권장 받았다. 본 연구에 아동들을 등록하기 전, 동영상 자료를 준비하여 치료사들의 기준 신뢰도 수준을 테스트해 보고자 하였다. 동영상은 GMFM 모든 영역의 항목들을 이해시키기 위해 다양한 수준의 기능을 대표하도록 선택된 3명의 아동에 대한 GMFM의 평가를 부분적으로 보여주었다. 치료사들이 본 연구에 아동을 등록하기 시작하려면, 기준 점수의 최소 70%의 일치도에 도달해야 했다. 부분 일치에 대해서는 점수가 주어지지 않았고, 채점한 점수를 고칠 기회도 주지 않았다. 치료사들의 점수와 기준 점수 간의 차이에 대하여 모든 치료사들에게 피드백이 주어졌다. 최초 시도에서 13명의 치료사 중 12명이 기준에 도달하였다.

타당도 연구

GMFM이 대동작기능의 변화를 알아내는데 적합한지에 대한 타당도를 조사하기 위한 연구가 고안되었다. 특정 치료효과에 대한 평가를 위한 것이 아니었으므로, 아동들은 기존에 받고 있던 치료를 그대로 받았다. 훈련된 동일한 치료사가 표준화된 GMFM을 토대로 몇 달에 걸쳐 두 번의 평가를 실시하였는데, 이때 나타난 점수 변화는 부모, 치료사 그리고 아동에 대한 정보가 없는 측정자들이 별도의 동영상을 통해 운동기능 변화를 판단한 결과와 상관관계를 보였다.

뇌성마비 아동 표본에 추가하여, 연구자들은 타당도 표본에 두 군의 아동을 추가하였다. 5세 미만의 정상발달 아동과 최근 뇌손상을 입은 아동으로, 대부분의 경우 해당 6개월의 연구기간 동안 운동기능에 비교적 큰 변화가 있을 것으로 예상되는 아동군이었다.

일부 뇌성마비 아동은 본 연구 기간 중에 수술이 예정되어 있었으므로, 그들을 통해 GMFM이 양쪽 방향으로 나타날 수 있는 변화에 대한 민감도를 볼 수 있는 독특한 기회가 되었다. 예를 들어, 아동에게 추가로 한 번의 평가를 더 실시하여(수술 후 석고붕대를 제거한 후 2주 시점, 운동기능이 감소할 것으로 예상되는 시기) 긍정적 및 부정적인 변화가 평가될 수 있었다. 이 증례는 타당도 논문에 포함되었다(Russell et al., 1989).

타당도 조사 표본

아동의 조회서(referral form)가 해당 아동의 담당 치료사에 의해 작성되었다. 연령 및 성별에 추가하여 뇌성마비의 중증도[그 당시에는 '경도(mild)', '중등도(moderate)', '중도(severe)'라는 용어가 사용되었다]를 판단하고, 아동의 인지기능도 가늠하여 기록하도록 하였다. 중증도 구분은 대동작기능분류체계(GMFCS)의 개발과 타당도 이전에 이루어졌음을 유념해야 한다(Palisano et al., 1997, 2008). 이는 치료사의 판단에 근거하여 이루어졌고, 체계적인 '중증도' 또는 '기능적 능력'에 대한 기술은 사용되지 않았다. 치료에 대한 정보에는 치료 기간과 빈도 및 현재 물리치료 프로그램의 목적 등이 포함되었다. 부모 정보에 아동 및 가족 구성에 대한 인구통계학적 자료가 포함되었다.

참여자 표본

전체 타당도 표본으로 뇌성마비 또는 후천적 뇌손상 아동들이 포함되었으며, 특히 다른 신체장애를 가지고 있지 않은 미취학 정상발달 아동들도 포함되었다. 표 3.1은 진단명, 연령 및 중증도와 같은 표본 특성을 보여준다.

표 3.1

대상자 특성. 진단명, 연령 및 중증도에 따른 대상자 수

진단명	*연령(세)*				*합계*
	<3	*3-<6*	*6-<9*	*≥9*	
뇌성마비					
경도	8	13	6	2	29
중등도	13	16	13	4	46
중도	11	9	13	3	36
합계	32	38	32	9	111
후천성 뇌손상	1	2	5	7	25
정상 아동	30	4	0	0	34

(1) ***뇌성마비(CP):*** 소아신경발달전문 의사에 의해 뇌성마비 진단을 받은 111명의 아동이 본 연구 대상에 포함되었다. 첫 번째 GMFM 평가 시 평균 연령은 4세 11개월이었고, 5개월부터 15세 5개월에 걸쳐 있었다. 뇌성마비의 중증도(경도/중등도/중도)는 치료사가 임상적 관점에서 판단하였고, 대체적으로 3개 군(group)이 동일하게 표본 추출되었다. 어린 아동군(3세 이하 및 3~5세)은 의도적으로 더 많이 표본 추출되었는데, 이는 운동기능 변화 가능성이 더 큰 아동을 많이 포함시키기 위해서였다.

치료사의 판단에 따랐을 때, 대상 뇌성마비 아동의 인지기능은 45%에서 정상, 30.6%는 학습장애, 16.2%는 경도의 지적 장애, 6.3%는 중등도에서 중도의 지적 장애를 가지고 있었고, 1.8%는 자료 수집이 이루어지지 못했다. 뇌성마비의 유형에 따른 분류는 표 3.2에 제시되어 있다.

(2) ***후천적 뇌손상(ABI):*** 병원에서 급성기 두부 손상에서 회복중인 25명의 아동이 연구에 참여하였다(표 3.1). 첫 번째 GMFM 평가 시의 평균 연령은 12세 6개월이었고, 2세 10개월부터 22세 10개월에 걸쳐 있었다. 이 군의 경우, 대부분의 아동에서 시간의 경과에 따른 운동기능 향상을 기대할 수 있었으므로 대동작기능의 큰 향상을 관찰하고 측정할 수 있는 가능성을 높이고자 하였다.

(3) ***정상발달(TD):*** 운동기능에 문제가 없는 5세 미만 34명의 아동이 본 연구에 포함되었다. 첫 번째 GMFM 평가 시 평균 연령은 1세 4개월이었고, 1개월부터 4세 4개월에 걸쳐 있었다. 중요한 점은 해당 아동들의 점수가 규준 표본(normative sample)으로서

표 3.2
뇌성마비 유형에 따른 분류

유형	수	%
경직형 뇌성마비	88	79.2
양지마비	38	34.2
사지마비	33	29.7
편마비	16	14.4
삼지마비	1	0.9
비경직형 뇌성마비	23	20.7
무정위형	14	12.6
혼합형	6	5.4
저긴장형	2	1.8
실조형	1	0.9

사용되기보다는 타당도 가설을 뒷받침하기 위해 포함되었다는 것이다. 본 아동들은(표 3.1) 편의 지원자 표본(convenience volunteer sample)이었다.

치료사 표본

13명의 치료사 모두 GMFM의 기준에 도달하였고, 타당도 연구에 참여하였다. HMRC에서 7명, CDRP에서 6명. 해당 치료사들의 평균 아동 치료 경력은 7년 11개월이었으며, 기간은 1년에서 28년에 걸쳐 있었다.

안면 타당도

타당도 연구에 이어 본 연구에 참여한 13명 치료사 모두에게 설문지를 통해 조사한 결과에 의하면, 치료사들은 GMFM 내용 및 4점 척도 체계에 대해 모두 만족하였다. 또한 치료사들은 GMFM이 치료 계획 및 부모 교육을 도와주는 유용한 변별력을 갖춘 도구라고 하였다.

민감도 검증

대상 인구집단에 대한 운동기능을 평가하기 위한 공인된 기준이나 표준 평가 방법이 없었기 때문에, 구성 타당도 과정을 사용하여 GMFM의 민감도 검증이 이루어져야 했다. 이를 위해 GMFM의 점수 변화가 동일한 대상을 판정하는 다른 평가 방법에서의 점수 변화와 어떻게 연관되어 있는지에 대한 선험적 가설(priori hypotheses)을 검증하여 이루어졌다. 비교를 위해 다음 3개의 평가방식이 선택되었다. (1) 대동작 수행능력 변화에 대한 부모의 평가, (2) 변화에 대한 물리치료사의 평가, (3) 평가받은 아동의 전 · 후 상태를 담은 비디오테이프를 독립적인 치료사가 무작위로 선택한 후 평가한 결과이다.

변화에 대한 부모 및 치료사의 평가는 표준화된 설문지를 이용하여 진행되었다. 또한 변화에 대한 치료사의 독립적인 평가를 얻기 위해 GMFM에 익숙하지만, 비디오상의 평가 받는 아동을 잘 모르는 치료사가 6개월 간격을 둔 이전–이후에 평가받은 아동들의 GMFM 평가 비디오테이프 28쌍을 시청하게 하였다.

치료사와 관찰자는 테이프가 보여지는 순서에 대해 알지 못하게 하였다(이전 대 이후). 한 쌍의 테이프를 본 후, 관찰자는 변화를 판정하기 위해 아동의 부모와 담당 치료사가 사용한 것과 유사한 표준화된 설문지에 답변하였다.

첫 번째 가설은 GMFM 상의 점수 변화와 비디오테이프 상의 평가를 통한 '눈가림' 치료사의 변화 판정의 결과가 0.45보다 큰 상관관계를 보일 것이고, 또한 담당 치료사에 의한 판정에서는 더 작은 상관관계를 나타낼 것이며, 부모 판정과의 상관관계는 0.30 내지 0.45 사이로 가장 작을 것이라고 세웠다.

이러한 상관관계의 크기에 대한 선험적 판정은 측정 설계 관련 분야에 종사하는 방법론 학자들과의 토의를 바탕으로 하였다. 이론적으로 동영상 평가가 가장 객관적인 평가로서 실제 수행능력(할 수 있는 것이 아니라, 실제 행하고 있는)을 엄격하게 관찰할 수 있다. 뿐만 아니라 두 개의 비디오를 2시간 이내 시청하기 때문에 독립적인 치료사들이 기록된 수행능력보다 시각적으로 본 것을 더 잘 기억했을 것이다. 본 연구에서 변화에 대한 담당 물리치료사의 평가는 아동이 실제로 수행한 것뿐 아니라, 아동의 잠재력에 대한 치료사의 지식까지도 전제로 한다는 가정을 하였다. 즉, 변화에 대한 담당 물리치료사의 평가는 비디오 평가를 한 독립적 치료사와 다른 경험에 근거할 수 있다는 것이다. 본 연구에서 부모는 그들의 아동이 일상생활에서 할 수 있는 것과 수행하는 것에 따라 평가하기 때문에 평가 중 아동의 수행능력과 다를 수 있다고 보았다. 더욱이, 부모의 관심은 새로운 평가방식으로 파악하고자 하는 기능 변화에 초점을 맞추지 않았을 것이다. GMFM이 양적으로 혹은 아동이 직접적인 도움 없이 '어느 정도' 할 수 있는지 알아보도록 고안된 정량적인 평가도구이기 때문에(즉, 수행능력의 질적 고려 없이), 부모는 양적 측면이 질적 측면과 다르다는 것을 떼어 생각하기 어려웠을 것이다.

이러한 상관관계 분석을 위하여 우선 자료를 그래프로 도표화하고 직선 적합도 검증을 실시하였는데, 이 방법으로는 충분치 않은 관계로, 통계적 유의성 검증 및 상관관계 분석을 시작하기 전에 자료 변환과 적합도 검정(goodness-of-fit test)이 이루어졌다. 모든 자료의 통계적 분석은 SPSSX (Norusis, 1986) 통계 패키지를 사용하여 VAX 8500상에서 처리하였다.

GMFM 총점 변화는 비디오에 근거한 평가와 $r=0.82$의 상관관계를 나타냈고, 치료사의 평가와 $r=0.65$ 그리고 부모의 평가와는 $r=0.54$라는 연관성을 보였다. 세 가지 경우의 상관관계 계수 비교에서 χ^2 값은 8.35로 동영상 측정 결과와 부모 점수 사이에 유의한 차이가 있음이 나타났다($p<0.05$). 총점 및 영역별 점수 결과는 표 3.3에 나와 있다.

두 번째 가설은 연령을 통제한 후 '경도'로 분류되는 뇌성마비 아동들이 '중도'로 분류되는 아동들보다 점수 변화가 클 것이며, '중등도'의 아동들은 이 두 군 사이에 해당될 것으로 가정하였다. 이는 장애의 심각 정도가 뇌성마비 아동의 운동 발달에 주요 제한 인자라는 예측에 기인한 것이다. 이러한 가설은 이원분산분석(two-way analysis)을 이용하여 검증되었다(연령에 의한 임상적 중증도) (표 3.4).

검증 결과, 각 연령 군의 변화량은 아동의 장애 중증도에 의존적이었다(연령과 중증도 간의 상호작용[$F\{4,101\}=2.49$, $p<0.05$]). 같은 연령 군 내에서는 경도, 중등도 그리고 중도 간 평균점수 변화에서 유의한 차이를 보이지 않았다. 가설한 바와 같이 나

표 3.3

GMFM-88 점수 변화와 부모, 치료사 및 '눈가림' 동영상 분석으로 판정한 변화간 상관관계

GMFM 영역	*외적 기준 평가*		
	치료사[a](n=136)	*부모(n=170)*	*비디오(n=28)*
눕기와 뒤집기	0.43	0.18[b]	0.87
앉기	0.57	0.41	0.64
네발기기와 무릎서기	0.64	0.20[b]	0.41
서기	0.61	0.45	0.73
걷기, 달리기 그리고 점프[b]	0.74	0.68	0.52
총점	**0.65**	**0.54**	**0.82**

[a]장애가 없는 34명의 아동은 담당 치료사가 없기 때문에 포함되지 않았다. [b]아동의 GMFM 수준이 높은 경우(즉, 서기 및 걷기 영역에서), 해당 부모가 눕기와 뒤집기 영역에서 점수 변화를 판정하는 것이 어려웠다. 눕기와 뒤집기 영역의 기능을 수행하는 아동을 가진 부모만 포함된다면 그들의 상관관계는 치료사와의 상관관계와 유사하다.

표 3.4

연령 및 중증도에 따른 뇌성마비 아동의 GMFM-88의 평균 점수 변화

중증도	연령(세)		
	<3	3-<6	≥6
경도	11.5	3.0	-1.4
중등도	6.4	1.0	1.3
중도	5.0	0.3	2.0
	$F(2,29)=2.9$	$F(2,35)=0.78$	$F(2,38)=2.2$
	$p=0.07$	$p=0.46$	$p=0.13$

이 어린 연령군(3세 이하) 내의 분명한 차이에도 불구하고, 분산분석(ANOVA) 결과($F[2,29]=2.9$, $p=0.07$)는 통계적 유의 수준에 도달하지 못하였다. 이는 아마도 본 분석에 사용된 작은 표본 크기 때문으로 추정된다.

세 번째 가설은 3세 이하의 정상발달 아동이 3세 이상의 정상발달 아동보다 점수 변화가 더 클 것이라는 내용이었다. 이는 취학 전의 어린 아동일수록 변화가 더 크며, 또한 어린 아동은 운동 발달의 양적인 속도가 더 빠름을 반영한 것이다. 본 가설은 two-tailed Student's *t* test을 사용하여 검증되었다.

운동 장애가 없는 고연령 아동과 저연령 아동 간 점수 변화에 유의한 차이가 있었던 결과[$t[29]=4.5$, $p<0.001$]는 이 세 번째 가설을 뒷받침해 주었다.

네 번째 가설은 부모와 치료사에 의해 '반응군'으로 판단한 아동들 중에서, GMFM의 점수 변화량은 급성 두부손상에서 회복중인 아이들이 가장 크고, 운동 장애가 없는 취학 전 아동이 그 다음이며, 뇌성마비 아동에서 가장 작을 것이라는 내용이었다. 본 가설은 심각한 운동기능 장애를 일으킨 급성 두부손상 아동에서 운동기능의 극적인 향상이 일어날 가능성이 있다는 관점에서 예상한 것이다. 네 번째 가설은 진단명(뇌성마비, 후천적 뇌손상, 정상발달)에 따라 반응군의 점수 변화를 일원분산분석(one-way ANOVA)을 실시하여 검증하였다. 이후 Scheffé 다중 비교법을 사용하여 3개군 간의 차이를 비교하였다.

네 번째 가설 검정 결과, 급성 두부손상 후 아동(15.0%), 정상발달 취학 전 아동(11.3%) 및 뇌성마비 아동(6.2%) 간 점수 변화에 유의한 차이가 있었다(표 3.5). Scheffé 분석 결과, 후천적 뇌손상과 뇌성마비 군의 점수 변화 간 유의한 차이가 있었다($p<0.05$).

표 3.5
시간에 따른 불변군 및 반응군의 평균 GMFM-88 전체 점수와 평균 점수 변화(n=127[a])

그룹(군)	*n*	*1차 평가*	*2차 평가*	*점수 변화*
불변군				
전체	30	41.87	43.13	1.26
뇌성마비	27	35.40	36.70	1.30
반응군				
전체	97	56.54	66.19	9.64
후천적 뇌손상	22	56.26	71.23	14.97
정상	28	58.41	61.80	11.28
뇌성마비	47	55.60	61.80	6.20

[a]부모와 치료사 간 변화가 있었는지에 대해 의견의 차이가 있는 아동(n=40)과 운동기능이 나빠졌다는데 합의한(n=3) 경우 본 표본에서 제외되었다.

추가적인 민감도 증거

변화에 대한 민감도 평가방식의 검증은 본 연구가 GMFM의 검증을 설계하려고 시작했을 때에는 비교적 새로운 개념이었다. 본 연구에서 선택한 접근 방식은 Guyatt 등(1987)이 제안한 것이다. 민감도를 조사하기 위해, Guyatt는 무엇이 임상적으로 중요한 기능 변화의 요소인지뿐만 아니라, 변화가 없을 때 피험자 내 변이(intra-participant variation)를 파악할 수 있어야 한다고 제안하였다.

본 연구에서는 '변화가 없는' 군은 부모와 치료사 모두가 5점 평가 척도를 통해 '변화 없음' 또는 '매우 조금 변화했거나, 거의 같음'으로 분류된 아동들이다. 마찬가지로 '반응' 군은 부모와 치료사가 변화의 발생을 인정한 아동으로 구성되었다. 만약 GMFM이 변화에 반응하므로 무변화 시 안정적이라면, 시간의 경과에 따라 '변화가 없는' 군에서 '반응' 군에 비하여 적은 변화를 보여야 한다.

불변군과 반응군의 임상적 특성

부모와 치료사 모두에 의해 30명의 아동(전체 표본의 17.6%)이 '불변군'으로 분류되었으며, 97명의 아동(57.1%)이 '반응군'으로 분류되었다. 나머지 아동 중 세 명(1.8%)은 양 관찰자에 의해 운동기능이 저하되었다고 판정받았고, 나머지 40명의 아동(23.5%)은 변화에 대하여 부모와 치료사 간 의견이 일치하지 않았다. 첫 번째 및 두 번째 평가에 따른

GMFM 평균 점수 및 불변군과 반응군의 평균 점수 변화는 표 3.5에 정리되어 있다.

불변군은 2명의 후천적 뇌손상 아동, 1명의 정상발달 아동 및 27명의 뇌성마비 아동으로 평균 연령 7세 2개월(표준편차 3년)이었으며, 60%는 남아였다. 불변군에서 65.6%는 '중도', 13.8%는 '중등도' 그리고 20.7%는 '경도'의 뇌성마비로 분류되었다. 불변군의 37%는 무정위형 뇌성마비(athetoid CP), 37%는 사지마비, 11%는 편마비, 7%는 양지마비, 4%는 삼지마비 그리고 4%는 혼합형 뇌성마비였다. 뇌성마비 아동 중 33%는 경도 또는 중등도의 지적 장애, 26%는 학업 장애, 41%는 평균 또는 평균 이상의 지적 능력을 가진 것으로 판단되었다.

반응군은 22명의 후천적 뇌손상 아동, 28명의 정상발달 아동 및 47명의 뇌성마비 아동으로 구성되었고, 60%는 남아였다. 이 군의 평균 연령은 5세 7개월이었다(표준 편차 5세 6개월).

뇌성마비로 진단받은 아동 중 17%는 '중도', 53%는 '중등도', 28%는 '경도'로 분류되었다. 반응군의 뇌성마비 진단 아동의 49%는 양측마비, 21%는 사지마비, 17%는 편마비, 6%는 혼합형 뇌성마비, 4%는 저긴장형 그리고 2%는 무정위형으로 분류되었다.

불변군과 반응군 모두에서 시간에 따른 점수의 변이를 평가하기 위해 첫 번째 및 두 번째 평가 점수에 대한 반복측정 분산분석을 하였다. Kraemer와 Karner (1976)가 기술한 공식을 사용하여 각 군에 대한 급내상관계수(ICC)를 계산하기 위해 두 개의 분산분석표의 F −통계량을 사용하였다. 그 다음으로 Fisher의 z 변환(Fisher z transformation)으로 두 개의 상관계수가 통계적 유의수준 $\alpha = 0.05$에서 서로 유의한 차이가 있는지 알아보았다. 불변군에서 시간에 따른 GMFM의 변이를 반응군의 변화와 비교할 때, 불변군에서는 첫 번째와 두 번째 평가 간에 ICC=0.41 ($p = 0.14$)과 Fisher $z = 0.43$으로 유의한 차이가 없었으나, 반응군에서는 ICC=0.97 ($p < 0.001$)과 Fisher $z = 2.09$으로 두 평가 간에 유의한 차이가 있었다. 이러한 결과는 $p < 0.01$에서 두 개의 Fisher z 상관관계 계수 간 유의한 차이가 있음을 보여준다.

임상적으로 중요한 변화의 확인

자료 조사 결과, 관찰된 변화의 중요성에 대한 부모와 치료사의 판단은 통계적으로 유의한 수준은 아니었지만, GMFM 점수의 변화와 어느 정도 연관성을 보였다. 평균 판단의 중요성과 관련하여 표 3.6과 표 3.7에 3개의 범주(약간, 중간, 매우 큰 변화)를 통해 긍정적 또는 부정적인 변화를 평균값으로 제시해 놓았다. 변화의 정도에 대한 판단은 −7(매우 악화)에서 +7(매우 개선)까지 15점 척도로 측정하였다. 이후 해당 자료를 전체 7개의 범주로 줄였다. 중요성에 대한 판단은 0점(전혀 중요하지 않음)에서 7점(매우 중요함)으로 7점 척도를 사용하여 이루어졌다.

표 3.6

대동작기능 변화의 정도 및 중요성[a](NB)에 대한 부모의 판정과 뇌성마비 아동에 대한 GMFM-88의 실제 점수 변화와의 비교(n=108)

대동작기능의 변화 정도에 대한 판단	*GMFM의 실제 변화된 점수 평균(%)*	*GMFM의 점수 변화의 중요성에 대한 판단*
매우 악화	−9.9	4.0
보통 수준의 악화	−3.7	6.0
약간 악화	–	–
변화 없음	−1.7	–
약간 개선	2.7	4.6
보통 수준의 개선	5.2	5.8
매우 개선	11.4	6.0

[a]중요도는 0('전혀 중요하지 않음')에서 7('매우 중요함')까지 7점 척도로 측정되었다.

표 3.7

대동작기능 변화의 정도 및 중요성[a](NB)에 대한 치료사의 판정과 뇌성마비 아동에 대한 GMFM-88의 실제 점수 변화와의 비교(n=108)

대동작기능의 변화 정도에 대한 판단	*GMFM의 실제 변화된 점수 평균(%)*	*GMFM의 점수 변화의 중요성에 대한 판단*
매우 악화	–	–
보통 수준의 악화	−7.9	4.6
약간 악화	−2.0	3.6
변화 없음	1.3	–
약간 개선	1.3	3.8
보통 수준의 개선	7.0	5.4
매우 개선	24.6	6.0

[a]중요도는 0('전혀 중요하지 않음')에서 7('매우 중요함')까지 7점 척도로 측정되었다.

신뢰도

변이의 몇 가지 원인으로 인해 평가도구의 신뢰도가 저하될 수 있다. 변이의 원인으로는 평가자, 참여자, 환경 및 평가도구 그 자체 등이 있다. GMFM 개발 당시, 타당도 연구에서 참 반응을 최대화하고 변이를 최소화하기 위해 여러 개의 단계를 거쳤다.

1. 평가자 간 변이를 줄이기 위해, 모든 물리치료사들은 본 연구대상 아동을 등록하기 전에 GMFM 사용에 적합한 수준까지 교육을 받았고 테스트도 받았다.
2. 타당도 연구에서 평가자 간 변이를 제거하기 위해, 두 번의 평가 모두 동일한 물리치료사가 GMFM을 수행하였다.
3. 대개의 경우, 아동들이 최대한 편안하게 느낄 수 있도록, '담당' 치료사가 친숙한 치료실에서 아동을 평가하였다. 치료사는 재평가 시에도 평가가 이루어지는 치료실과 평가 시간을 포함한 평가 환경을 최대한 일관되게 유지하였다.
4. GMFM이 관찰적 도구이기 때문에 '할 수 있는' 것보다 '하는' 것을 평가함으로써 변이의 위험성을 최소화하려고 노력하였다. 평가 시행지침에서는 '직접적인' 도움이 금지되었으므로, '최소' 및 '최대' 도움에 대한 판단도 필요 없었다. 또한 매뉴얼에 항목 및 표준화된 채점 체계에 대한 객관적인 정의를 제공함으로써 관찰자 간 변이도 최소화되었다.

평가자 내 및 평가자 간 신뢰도

평가자 내 및 평가자 간 신뢰도는 검사-재검사 방법으로 계산되었다. 6명의 치료사(각각의 센터에서 3명씩)가 신뢰도 연구에 참여하였다. 해당 치료사들의 아동 치료 경력은 6년 5개월이었고, 범위는 2년 6개월에서 18년에 걸쳐 있었다. 본 연구에는 연령과 기능의 수준이 골고루 포함되도록 치료사가 선별한 12명의 아동이 포함되었다. 12명의 아동 중에서 11명은 평가자 간 신뢰도 연구에 포함되었고, 10명은 평가자 내 신뢰도 연구에 포함되었다. 평가자 간 신뢰도는 2명의 평가자가 2주 이내 간격으로 GMFM을 동일한 아동에 대하여 시행하고 점수를 측정함으로써 평가자 간 급내상관계수를 구하여 결정하였다. 이 방법에서 2명의 치료사가 같은 동영상 자료를 보고 점수를 부여하는 경우에는 채점뿐 아니라 평가자들이 평가를 시행하고 채점하는 과정까지 포함하여 신뢰도를 구한 것이다. 평가자 내 방법은 참여자 내 변이를 포함한다. 재평가까지의 기간이 2주 이내로 제한되었지만, 기능에서 실제로 기대되는 큰 변화가 없다면, 변이는 아동의 수행상 나타나는 실제 변화에 의해 증가할 것이다.

모든 신뢰도는 분산분석 모델(ANOVA model)에서 유도된 급내상관계수를 사용하여 계산되었다. 급내상관계수가 0.75 이상을 허용가능 범위로 간주하였다.

표 3.8에는 GMFM-88의 반복 시행을 통한 평가자 내 및 평가자 간 신뢰도가 나와있다. 모든 영역별 점수와 총점에서 허용 가능한 신뢰도 수준에 도달하였고, 이는 GMFM-88이 시간 간격을 두고 동일한 평가자 또는 다른 치료사가 사용하더라도 매우 일관된 평가 결과를 나타냄을 보여준다.

변화에 대한 신뢰도

첫 번째 구성 타당도 가설은 변화에 대한 부모와 치료사의 판단을 이용해야 했다. 따라서 관찰자가 반복되는 질문에 얼마나 신뢰도 있게 이러한 변화를 평가할 수 있는지를 알아보는 일이 필요하였다. 기능 변화가 얼마나 일관성 있게 판단되었는지를 알아보기 위하여 1주 간격의 무작위 표본($n = 23$) 추출을 시행하였다.

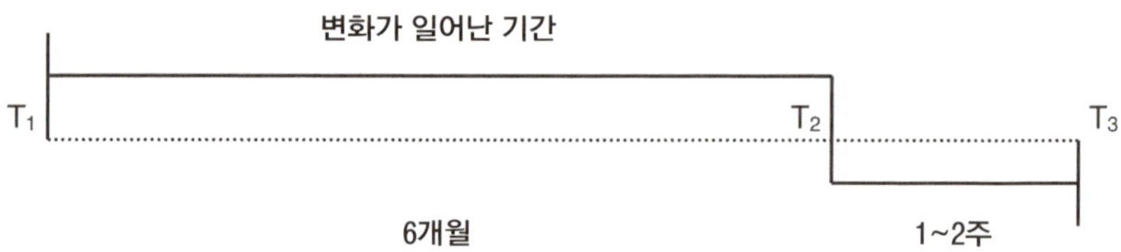

T_1 (시점 1) = 표준화된 설문지로부터 얻어진 아동의 운동기능에 대한 초기 정보
T_2 (시점 2) = 시점 1의 판정 비교에 근거하여 T_1에서 T_2까지 운동기능의 변화에 대한 판정
T_3 (시점 3) = T_1에서 T_3까지 운동기능의 변화에 대한 판정. T_2와 T_3 간 운동기능의 실제적인 변화가 일어날 것으로 기대하지 않음

표 3.8
GMFM-88의 평가자 내 및 평가자 간 신뢰도

GMFM 영역	*평가자 내 신뢰도 (n=10)*	*평가자 간 신뢰도 (n=11)*
눕기와 뒤집기	0.99	0.87
앉기	0.99	0.92
네발기기와 무릎서기	0.99	0.98
서기	0.92	0.99
걷기, 달리기 그리고 점프	0.99	0.99
총점	**0.99**	**0.99**

부모와 물리치료사는 1주에서 2주 간격으로 두 차례에 걸쳐 별도의 인터뷰를 가졌다. 이러한 시간 간격을 두는 이유는 부모와 치료사에게 이전의 반응을 기억하지 못하게끔 충분한 시간을 주어, 두 차례의 인터뷰 간 변화의 가능성을 최소화하기 위한 것이다. 응답자는 각각의 경우에서 현재 운동능력에 근거하여 초기 평가 때와 비교할 때, 해당 아동의 기능에 변화가 있었는지를 판정하기 위한 질문을 받았다. 해당 아동의 운동기능에 관하여 그들의 T_1에서 말했던 것을 상기시켰고, 그 정보에 근거하여 변화가 있었는지 판정하도록 하였으며, 만약 변화가 있었다면 얼마나 큰 변화가 있었는지에 대해 답하도록 했다. −7(매우 적게)에서 +7(매우 많이)의 범위를 사용하는 15점 리커트 척도가 활용되어 정량적 변화에 대한 채점을 하였다. 0점은 변화가 없음을 의미하였다.

평가한 점수 변화에 대하여 평가자 내 신뢰도가 비교되었다(T_1~T_2, T_1~T_3). 세 가지 변이 요인인 참여자, 시간, 오차가 신뢰도 질문에 포함되었다. 급내상관계수가 최소 0.75라면, T_2와 T_3 사이 차이가 적은 상태에서 변이의 75% 이상이 참여자 간 차이에서 비롯된다고 할 수 있다.

표 3.9는 치료사와 부모가 독립적으로 판단한 운동기능의 변화에 대한 반복적인 판정 신뢰도 값을 보여준다.

앉기 및 네발기기와 무릎서기의 변화에 대한 부모 판정만 제외하고, 모든 변화의 판정에 대한 신뢰도는 적정 수준에 도달하였다.

85-항목 GMFM에서 GMFM-88로의 확장

본 장의 서두에서 기술한 바와 같이, 이후 85-항목 GMFM을 사용한 신뢰도와 타당도 연

표 3.9
변화의 판정에 대한 신뢰도

GMFM 영역	*치료사 (n=23)*	*부모 (n=23)*
눕기와 뒤집기	0.98	0.83
앉기	0.92	0.70
네발기기와 무릎서기	0.85	0.67
서기	0.95	0.91
걷기, 달리기 그리고 점프	0.95	0.92
총점	**0.96**	**0.92**

구 그리고 3개 항목의 양측에 대해 평가하는 것이 중요하다는 치료사의 피드백에 근거하여 3가지 항목을 GMFM에 추가하였다. 여기에 포함된 항목은 다음과 같다.

- 앉기에서 네발기기가 2개 항목으로 분리되었다-항목 31: 매트 위에 양발을 앞으로 펴고 앉은 자세: 오른쪽으로 네발 자세를 취한다. 항목 32: 매트 위에 양발을 앞으로 펴고 앉은 자세: 왼쪽으로 네발 자세를 취한다.
- 무릎서기가 2개의 항목으로 분리되었다-항목 60: 무릎서기: 팔을 사용하지 않고, 오른쪽으로 반무릎서기 자세를 거쳐 일어선다. 항목 61: 무릎서기: 팔을 사용하지 않고 왼쪽으로 반무릎서기 자세를 거쳐 일어선다.
- 양손으로 레일을 잡고 간다(각 방향으로 5발짝)가 2개의 항목으로 분리되었다-항목 65: 양손으로 큰 벤치 잡고 선 자세: 오른쪽 옆으로 5발짝 간다. 항목 66: 양손으로 큰 벤치 잡고 선 자세: 왼쪽 옆으로 5발짝 간다.

GMFM-88의 신뢰도

이와 같은 3개 항목을 추가한 후, 85-항목 GMFM에 대한 GMFM-88 항목 버전의 신뢰도를 알아보았다. 이를 위해 총 64명을 평가하였던 치료사 16명의 표본을 가지고 균형 불완비 블록 설계(balanced incomplete block research design)를 사용하여 측정하였다. 그중 반은 85-항목 버전을, 나머지 반은 88-항목 버전을 사용하였다. GMFM-88 지침서를 사용한 신뢰도 값은 모든 영역별 점수와 총점에 대하여 급내상관계수가 0.75 이상으로 적정 수준에 도달하였다. 이로써 GMFM-88이 초기에 개발된 85-항목 버전을 대체할 수 있다고 판단되었고, GMFM-88은 1990년부터 임상에서 사용할 수 있었다.

결론

초기 GMFM 타당도(Russell et al., 1989)의 검증은 85-항목 GMFM이 뇌성마비 아동에 대해 신뢰할 만하고, 타당성이 있으며 대동작기능의 변화를 반영할 수 있으므로 GMFM-88이 신뢰할 만한 대체임을 보여주었다. 최근 논문에서 뇌성마비 아동의 GMFM-88에 대한 신뢰도, 타당도 및 민감도를 지지하는 연구결과가 보고되고 있다(Harvey et al., 2008; Adair et al., 2012).

원래 뇌성마비가 아닌 다른 진단을 받은 아동에 대해 검증받은 것은 아니었지만, GMFM-88은 다른 운동 장애를 가진 아동에게도 사용되어 왔다. GMFM-88은 외상성 뇌손상 아동에게 사용하였을 때 신뢰도와 타당도가 입증되었고(Linder-Lucht et al., 2007), 외상성 뇌손상 아동의 신체기능을 평가하는데 권장되는 평가법이 되었다(McCauley et al., 2012). 또한 GMFM-88은 척수근위축증(Iannaccone and Hynan, 2003), 골형성부전(Ruck-Gibis et al., 2001) 및 급성림프구성백혈병(Wright and Fairfield, 2007) 아동에서도 신뢰할 만한 결과를 보여주었다. Wright의 연구에서 영역 D(서기) 및 E(걷기, 달리기 그리고 점프)가 급성림프구성백혈병 치료를 받는 아동을 위해 개조되어 사용되었다. 평가자 간 및 검사-재검사 신뢰도 및 구성 타당도가 간략화된 버전에서 입증되기도 하였다. 영역 D의 7개 항목 및 영역 E의 13개 항목은 급성림프구성백혈병 치료를 받고 있는 아동에게 변화를 반영하였으며, 일상생활활동 수행 능력에 관여하고, 신경학적 장애와 근골격계 장애를 반영하는 것으로 나타났다. 평가자 내 및 검사-재검사 신뢰도 및 구성 타당도가 간략화된 버전에서 입증되었다.

Russell 등(1998)은 다운증후군 아동에 대한 GMFM-88의 사용을 검증하였으나, 평가기간 중 아동이 할 수 있음에도 수행하지 않았던 동작을 부모보고서로 통합한 대체 채점 방식을 지지하였다. 다운증후군 아동을 위한 GMFM-88 수행 및 채점에 대한 상세한 정보는 제6장에 기술되어 있다.

CHAPTER

4

GMFM-66의 개발 및 타당성 검증

DEVELOPMENT AND VALIDATION OF THE GMFM-66

GMFM-88에 대한 라쉬 분석 적용의 근거

GMFM-88은 뇌성마비 아동을 대상으로 고안되고 타당도 조사가 이루어진 몇 안 되는 평가도구 중 하나로서 임상 및 연구 목적으로 뇌성마비 아동에서의 변화를 측정하기 위하여 일찍부터 광범위하게 사용되어 왔다.

Russell (2000)과 Sanders (2012)는 뇌성마비 아동을 대상으로 한 많은 연구의 사례(예: 척수후근절제술, 바클로펜 펌프, 물리치료, 승마치료, 치료적 전기치료, 보조기, 근력훈련, 근-건 수술, 보행 및 전반적 체력의 평가)에서 결과 측정을 위한 방법으로 GMFM을 사용하였음을 강조하였다.

여러 연구에서 다양한 목적으로 GMFM-88을 사용해 보니 몇 가지 제한점들이 나타났는데, 특히 점수 해석에 어려움이 있었다. 예를 들어, 백분율 점수를 사용하여 점수 변화를 해석할 때, 점수가 같은 두 명의 아동이 있다 하더라도 그 내용은 상이할 수 있기 때문이다. 또한 GMFM-88은 서열척도의 성질을 가지고 있고, 많은 항목이 중간 서열에 집중되어 있기 때문에 GMFM-88 백분율 점수가 아주 낮거나 아주 높은 아동에 대해서는 민감도가 매우 떨어질 수 있다.

또 다른 제한점은 전체 백분율 점수를 구하기 위해 평가할 항목 수가 많다(88)는 것이다. 평가자에 따라서는 88개 항목을 모두 평가하지 않고, 아동의 현재 기능수준과 목표에 적합한 영역만 선별적으로 평가하기도 한다. 이와 같이 할 경우, 시행과 점수 측정의 면에서 시간이 절약되고 변화에 대한 민감도를 높여줄 수 있는 반면, 영역별 점수는 총점보다 신뢰도와 타당도가 높지 않다는 연구결과도 나와 있다(Russell et al., 1989) (3장의 관련 데이터 참조).

시행과 점수 측정을 위해서 모든 항목을 관찰해야 한다는 것도 문제점이다. 평가 때 아동이 특정 항목을 수행하지 못하거나(아동이 분명히 수행할 수 있는 항목이거나, 그 항목보다 발달 상에서 앞서 있는 상황일지라도) 혹은 평가자가 항목을 빠뜨리고 넘어간 경우에 아동은 0점을 받게 되고, 이것은 아동의 총점을 인위적으로 감소시키게 된다.

GMFM의 점수 해석과 임상적 유용성을 향상시키기 위하여 GMFM-88에 라쉬 분석을 실시하였다(Avery et al., 2002). 이 장에서는 (1) GMFM-88에 라쉬 분석을 적용한 목적, (2) 라쉬 분석의 기본개념 그리고 (3) 라쉬 분석을 이용해 GMFM-88을 수정하고, GMFM-66을 만들어 간 과정이 간략히 소개된다.

GMFM-88을 라쉬 분석한 목적

GMFM에 라쉬 분석을 적용한 데는 다음과 같은 네 가지 이유가 있다.

1. GMFM 항목을 계층적 순서로 배열하기 위해서이다. 일반적으로 라쉬 분석은 뇌성마비 아동이 수행하기 힘든 항목과 쉬운 항목을 구별해 주고, 각 항목의 난이도에 대한 이해를 돕는다. 또한 각 GMFM 항목 내에서 단계별 난이도가 반드시 같을 수는 없기 때문에 특정 GMFM 항목에서 0점을 얻은 아동이 3점을 얻기가 얼마나 어려운지에 대한 정보도 얻을 수 있다. 이는 뇌성마비 아동의 운동발달을 이해하는데 유용하고, 예상되는 운동기술 출현시기에 관한 중요한 정보를 제공해준다. 예를 들어, 아동의 기능수준에 따라 비교적 쉽게 수행하는 운동기술이 있는 반면, 단계가 높아지는 데 시간이 오래 걸리는 항목들도 있을 수 있다.
2. 구간-수준 점수를 제시함으로써 총점 및 점수 변화에 대한 해석력을 높이기 위해서이다. 구간-수준 측정은 서열-수준 측정보다 아동들 사이에서뿐만 아니라, 동일한 아동에서도 시간의 경과에 따른 점수 변화를 더 정확히 평가해준다. GMFM의 단위 내 어떤 간격의 변화가 생겼다고 했을 때, 그 척도 내 다른 곳에서도 그만큼의

변화는 같은 정도의 의미를 갖는다.

3. 대동작기능의 일차원적 구조에 적합하지 않은 항목들을 제거하기 위해서이다. 검사자료에 라쉬 분석을 적용하는데 필요한 가정 중 하나는 평가도구가 일차원적이어야 한다는 것이다(즉, 한 가지 구조만 측정-여기서는 대동작기능). 이 분석을 통하여 일차원적 구조에 맞지 않는 항목들을 찾아내어 제거할 수 있다. 이에 따라 검사 시간을 줄이고 더 빨리 시행할 수 있는 장점까지 생긴다. 평가도구가 검사도구로서의 능력을 상실하지 않도록 항목 제거 전 · 후의 민감도 검사가 필요하기도 하다.
4. 모든 항목을 평가하지 않고도 총점을 산출하기 위해서이다. 저자들은 모든 아동에게 GMFM의 전 항목을 수행하기가 현실적으로 쉽지 않고, 시행하지 않았거나 아동이 수행을 거부하여 0점 처리한 항목을 포함한 점수 해석에 한계가 있다는 것을 알게 되었다. GMFM 점수를 분석해 주는 컴퓨터 프로그램을 개발함으로써 결측치가 생기더라도 아동의 GMFM 총점을 보다 정확히 추정할 수 있을 것이다.

라쉬 분석과 문항반응이론에 대한 배경

라쉬(1960)는 구간 점수를 얻기 위해 서열 평가자료에 로그-선형 분석을 적용하는 이론을 기술하였다. 이어서 Wright와 Masters (1982)는 구간-수준척도를 생성하는데, 라쉬 분석을 사용하는 방법에 대해 구체적으로 서술하였다. Avery (2003)는 라쉬 분석을 GMFM에 적용한 것에 대해 자세히 기술하였는데, 여기에 그 접근법을 간단히 요약하고자 한다.

라쉬 모형은 문항반응이론(item response theory)으로 불리는 측정이론에서 파생된 많은 모형들 중 하나이다. 문항반응이론의 목표는 어떤 항목을 시행하든지 대상자의 능력을 평가할 수 있고, 측정용 표본에 의존하지 않고 항목 난이도를 추정함으로써 '객관적 측정(objective measurement)'이 가능하도록 하는 것이다. 이 객관적 측정은 로그-선형 모형과 최대 우도 추정법(maximum likelihood estimation)을 통해 가능해진다. 라쉬 분석은 Wright와 Masters (1982), Tennant와 Conaghan (2007)에 의해 잘 설명되었고, Hays (2000)는 문항반응이론 모형에 대해 훌륭히 기술하였다.

다음에 이어지는 내용에서는 앞에서 언급한 목표들을 어떻게 달성하여 GMFM 측정법과 채점방식을 개선하였는지 기술했다. 연구자들은 항목의 순서가 표본들에서 그리고 시간의 경과에 따라 일관적이 되도록 배열시킬 수 있어야 했다. 항목들이 일관적이지 않았다면, GMFM에 대한 라쉬 분석을 사용할 수 없었을 것이다. GMFM-88의 주된 특징들 중 하나가 변화에 대한 민감도이므로 항목수가 줄어 개정된 GMFM도 여전히 시간이 지남에 따라 운동기능 변화에 대해 반응하는지 확인하여야 했다.

항목 난이도와 아동 능력의 결정

라쉬 분석은 표본에서 구한 항목 점수를 이용하여 평가 항목의 난이도와 원점수의 총점과 관련된 아동의 능력을 추정한다. 이러한 변수들은 로짓 척도(logit scale)로 추정하는데, 로짓은 성공의 로그-오즈(log-odds) 확률로 정의된다. 정의상, 로짓 척도는 0을 중심으로 음의 무한대에서 양의 무한대까지의 범위를 가진다. 양의 로짓 점수는 성공의 가능성을 나타내는데, 점수가 높을수록 성공 확률도 높아진다는 의미이다. 그림 4.1은 성공의 확률과 로짓 값의 관계를 나타낸 것이다.

그림 4.1은 항목 난이도 또는 아동 능력이 로짓으로 표현될 때의 의미를 이해하기 위해 사용될 수 있다. 세로축이 아동 능력과 항목 난이도 간의 차이를 나타낸다고 가정할 때, 양의 값은 아동 능력이 항목 난이도보다 크다는 것을 가리키고, 반대로 음의 값은 항목 난이도가 아동 능력보다 크다는 것을 나타낸다. 0점은 아동 능력과 항목 난이도가 정확

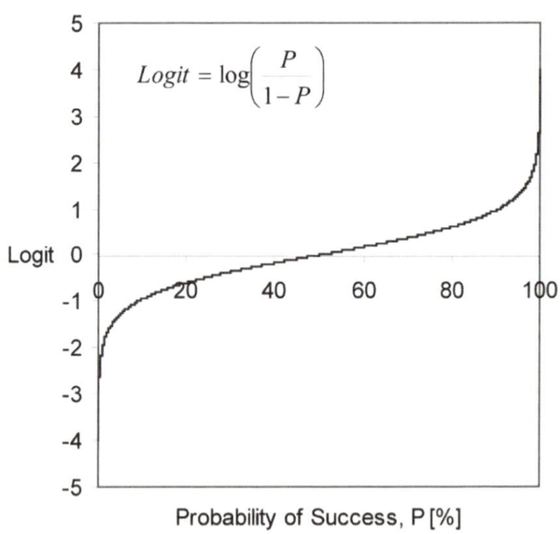

그림 4.1 로짓 점수와 수행가능도(probability of success)와의 관계

히 일치한다는 것이다. 이제 가로축은 아동이 항목을 성공적으로 수행할 가능성을 나타낸다고 하면, 아동의 능력과 항목 난이도가 같을 때 두 값의 차이는 0이고, 항목에 대한 성공 확률은 50%로 아동이 항목을 수행하거나 실패할 가능성은 동일하다. 아동의 능력과 항목의 난이도 간의 차이가 클수록 아동이 항목을 성공적으로 수행할 가능성을 예측하기가 쉬워진다. 아동의 능력이 항목 난이도보다 훨씬 높다면, 세로축의 값이 양의 값으로 커지고 아동이 항목을 성공적으로 수행할 가능성이 높아진다. 항목 난이도가 아동의 능력보다 훨씬 크다면, 세로축의 값이 음으로 커지고 아동이 항목을 성공적으로 수행하지 못할 가능성이 매우 높아진다.

로짓 척도는 측정의 관점에서는 유용하지만, 무한의 범위와 음의 값 때문에 임상적 관점에서는 그렇지 못하다. 임상적 관점에서는 항목 난이도와 아동 능력이 0~100점 범위로 표현되는 것이 필요하다. 로짓 척도가 구간 자료의 특성을 갖는다 해도, 엄격히 말하면 무한의 범위를 갖기 때문에 다른 계량형 척도로 변환할 수 없다. 그러나 실제로는 선형 변환할 수 있는데, 이는 최소 원점수와 최대 원점수의 로짓 값이 추정되기 때문이다(이 점수들의 참 로짓 값이 각기 양과 음의 무한대일지라도). 일반적으로 척도를 변형시켰을 때 하한은 0이 되고, 상한은 구간수준으로 적절한 간격을 갖는 값이 된다. 간단한 평가는 0~10 또는 0~20의 척도를 갖고, GMFM-66처럼 0~100의 큰 척도도 있다.

적합도 통계

난이도와 능력의 측정과 함께, 라쉬 분석은 '적합도 통계(goodness-of-fit statistics)'를 제공한다. '피험자 적합도 통계(person-fit statistics)'는 모형에 의해 예측한 기대반응과 다른 반응을 나타내는 아동을 찾아 준다. 이와 유사하게 '문항적합도 통계(item-fit statistics)'는 모형에 맞지 않는 항목들을 찾아 준다. 문항적합도는 항목들이 검사도구의 기본 속성(여기서는 대동작기능)을 얼마나 잘 측정해 주는지를 나타낸다. 항목이 신뢰성 있게 대상자의 다양한 능력을 잘 식별해 줄수록 항목의 적합도는 좋은 것이다. 라쉬 분석의 대표적인 두 가지 적합도 측정법은 내적합지수(infit statistics)와 외적합지수(outfit statistics)이다. 내적합지수는 항목이 항목 난이도에 가까운 능력을 얼마나 잘 측정해 주는지를 기술하는 것이다. 외적합지수는 사람이 항목 난이도보다 훨씬 높게 또는 낮게 기능하는 것을 얼마나 잘 측정해 주는지 보여주는 것이다. 예를 들어, 서기 항목의 내적합지수는 그 항목이 이제 막 서기를 배운 아동의 서는 능력을 얼마나 잘 측정해 주는지를 말해 주고, 외적합지수는 그 항목이 아동의 뒤집기(해당 항목의 난이도보다 훨씬 쉬운 운동능력) 또는 점프(해당 항목의 난이도보다 훨씬 어려운 운동능력) 능력을 얼마나 잘 측정해 주는지를 나타낸다.

그림 4.2는 라쉬 분석의 입력 및 출력을 보여준다. 한 아동의 표본을 'L' 항목 측정을 사용하여 검증하였다. 각 항목은 0~3점 범위의 4점 척도이다. 최소 원점수는 0점이고, 최대 원점수는 3 × L(각 항목의 최대 점수)이다. 라쉬 분석은 점수 정보표와 항목 정보표를 제공한다. 점수 정보표는 가능한 아동의 능력 추정치를 제공하고, 그 능력에 대한 측정의 표준오차를 제공한다(로짓으로 표현). 항목 정보표는 각 항목에 대한 난이도 추정치와 또한 추정에 관련된 표준오차와 적합도 통계까지 함께 제공한다. 라쉬 분석을 통해 얻을 수 있는 더 많은 정보가 있으나, 다음의 논의사항과 관련된 부분만 세부적으로 다룰 것이다.

유용한 라쉬 모형들

라쉬 모형에는 몇 가지 종류가 있고, 평가도구의 속성과 사용한 자료의 종류에 따라 다양한 가정의 모형이 가능하다. 가장 간단한 라쉬 모형은 이항형 모형(dichotomous model)이다. 이 모형은 반응문항이 '예'와 '아니요' 또는 '통과'와 '실패'같이 이항형일 때 유용하다. 다가 반응문항의 평가를 위해서는 2 평정 척도(two rating scale) 모형과 부분점수모형(partial credit model)을 포함한 여러 가지 모형이 있다. 그 중 가장 유명한 것이 Wright와 Master의 평정 척도(Wright and Master's Rating Scale) 모형이다. 이 모형은 각 항목 간 단계적 난이도가 똑같다는 것을 가정한다. 예를 들어, 어떤 평가의 반응문항 점수가 0~3점일 때, 1점에서 2점까지의 난이도 차이는 모든 항목에서 똑같은 정도라고 가정한다. Anderson의 평정 척도(Anderson's Rating Scale) 모형도 유사한데, 다른 점이

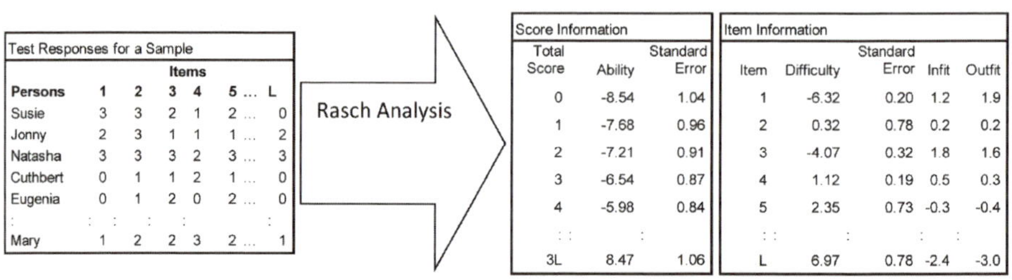

Test Responses for a Sample

Persons	1	2	3	4	5 ...	L
Susie	3	3	2	1	2 ...	0
Jonny	2	3	1	1	1 ...	2
Natasha	3	3	3	2	3 ...	3
Cuthbert	0	1	1	2	1 ...	0
Eugenia	0	1	2	0	2 ...	0
:	:	:	:	:		:
Mary	1	2	2	3	2 ...	1

Score Information

Total Score	Ability	Standard Error
0	-8.54	1.04
1	-7.68	0.96
2	-7.21	0.91
3	-6.54	0.87
4	-5.98	0.84
: :	:	
3L	8.47	1.06

Item Information

Item	Difficulty	Standard Error	Infit	Outfit
1	-6.32	0.20	1.2	1.9
2	0.32	0.78	0.2	0.2
3	-4.07	0.32	1.8	1.6
4	1.12	0.19	0.5	0.3
5	2.35	0.73	-0.3	-0.4
: :	:	:	:	
L	6.97	0.78	-2.4	-3.0

그림 4.2 라쉬 분석의 예시(0~3점으로 항목 점수가 구성되며 전체 L항목으로 구성된 평가 결과)

라면 항목 간의 난이도가 같음을 가정하는 것이 아니라, 각 항목 안에서의 난이도 단계가 일정하다고 가정한다는 것이다. 따라서, 하나의 항목 내에서 1점과 2점의 난이도 차이는 2점과 3점의 난이도 차이와 같다고 가정한다. 마지막으로 부분점수모형은 가장 제한적이지 않으며, 단계적인 항목 난이도의 상대적 어려움 정도에 대한 가정도 없다.

이항형 모형은 해당 항목의 성공 가능성을 나타내는 항목 난이도 추정치를 제공한다. 또한 각 반응 문항에 대한 난이도를 제공할 뿐만 아니라, 평균 난이도 추정치도 제공한다.

라쉬 모형의 가정

일차원성

라쉬 모형은 평가도구의 모든 항목들이 같은 속성이나 특성을 양적으로 측정한다는 가정을 전제로 한다. GMFM의 경우, 이것은 모든 항목이 대동작기능을 평가한다는 것을 의미하며, 이 속성을 일차원성이라고 한다. 평가도구가 일차원성이라는 가정을 만족할 수 있는 지 알아보려면 문항적합도 검사를 실시한다. 그리고 대략 정상분포를 따르게 하기 위해 내적합지수와 외적합지수를 표준화한다. 이에 따라 적합도 값이 2.0보다 크면 일반적으로 적합도가 떨어지거나 '잡 영향(noisy)'이 있다고 간주한다(Whiteneck et al., 1992; Haley et al., 1994; Rosier et al., 1994). 그러나 Smith 등(1998)의 연구에 의하면, 이러한 통계에서 영분포(null distribution)는 표본 수와 검사 길이에 영향을 받으므로 검사 길이 또는 표본 수가 매우 크거나 매우 작을 때라면, 각각 2.0보다 크거나 작은 임계 값을 사용할 수 있다. '잡 영향' 항목은 검사도구의 전체 적합도를 높이고, 일차원성의 조건을 맞추기 위해 제거할 수 있다.

무표본 및 무검사 측정

평가도구가 실제로 일차원성의 속성을 갖는다면, 무표본(sample-free) 측정과 무검사(test-free) 측정을 할 수 있다. 무표본 측정은 서로 다른 표본을 이용해서 항목 난이도를 신뢰성 있게 예상할 수 있다는 것을 의미한다. 어떤 평가도구가 일차원적이라면, 이 속성은 평가도구의 개발에서 매우 유용한데, 평가도구를 개발하고 유효하게 하기 위해 사용할 표본이 목표집단의 대표성을 가질 필요는 없기 때문이다. 무검사 측정이란, 서로 다른 항목을 이용해서 대상자의 능력을 신뢰성 있게 예상할 수 있음을 의미한다. 이 속성은 검사를 시행하는 치료사에게 유용한데 왜냐하면, 모든 항목들을 일일이 검사해 볼 필요 없이 신뢰성 있고 의미 있는 점수를 얻을 수 있기 때문이다.

GMFM에 대한 라쉬 분석의 적용

연구 샘플

부분점수모형을 이용하여 대동작기능 추척연구에 참여한 537명의 뇌성마비 아동으로부터 얻은 자료로 GMFM-88의 라쉬 분석을 수행하였다(Palisano et al., 2000; Rosenbaum et al., 2002). 대상자는 19곳의 치료센터 중 한 곳에서 치료를 받는 뇌성마비 아동 목록으로부터 무작위로 선별하여 연령과 GMFCS (Palisano et al., 1997)를 이용하여 중증도에 따라 분류하였다. 이 연구에서 바클로펜 펌프, 보툴리눔독소주사 또는 선택적 후근절제술을 받은 아동들은 제외시켰다. 대상자들의 특성은 표 4.1과 표 4.2에 나와 있다.

표 4.1
연령별, GMFCS 단계별 아동들의 분포

GMFCS 단계	*연령(세)*				*합계*
	<2	*2–<4*	*4~6*	*6+*	
I	9	23	40	83	155
II	1	26	7	36	70
III	6	17	18	63	104
IV	4	16	29	56	105
V	3	21	19	60	103
합계	**23**	**103**	**113**	**298**	**537**

표 4.2
뇌성마비 유형별 아동들의 분포

뇌성마비 유형	*n*	*%*
경직형	411	76.5
이상긴장형/무정위형	32	6.0
실조형	14	2.6
저긴장형	27	5.0
혼합형	53	9.9
합계	**537**	**100.0**

GMFM 사용을 정식으로 훈련 받은 110명의 치료사가 GMFM 평가를 시행하였다. 모든 치료사들은 연구를 위한 평가를 하기 전에 동영상에 대한 전문가 점수와 비교해서 점수 측정 기준 수준을 맞추었다(가중 κ 값 ≥ 0.8). 평가에 참여한 치료사들의 소아 임상 경력은 평균 11년 2개월이었고, 그 중에서 82%는 이전에 GMFM을 사용해본 경험을 가지고 있었다.

방법

GMFM-88의 어떤 항목들이 대동작기능의 일차원적 구조를 구성하는 지 판단하기 위해 라쉬 분석에서 제공되는 내적합도를 평가하였다. 샘플사이즈가 커서(n =537) 내적합도 값(infit value)이 3.0보다 큰 항목들을 부적합으로 간주하였다. 부적합 항목들은 분석에서 제외시키고, 남은 자료들에서 적합도 값이 3.0보다 큰 항목들이 5% 미만이 될 때까지 재분석을 실시하였다(부적합률 5% 미만으로 측정도구의 일차원성을 정의한다)(Handlesman, 1994; Magelhaes et al., 1996). 세 차례의 분석 결과, 68개 항목이 남게 되었다. 이 중 2개 항목이 다시 제거되었는데, 그 이유는 (1) 한 항목은 신체의 일측을 평가하는 것으로 이미 반대측을 평가하는 항목이 높은 내적합도로 제거된 상태였고, (2) 나머지 한 항목은 높은 내적합도를 나타냈지만, 부적합률 5%가 허용되어 남아있던 것이었다. 항목 난이도 평가에 대한 '부적합' 아동(표준 내적합도 > 2.0으로 정의됨)의 영향을 보기 위해 부적합 아동을 포함한 경우와 포함하지 않은 경우 모두를 가지고 측정하였고, 이들이 미치는 영향이 무시해도 좋을 수준이었기 때문에 모든 대상을 분석에 포함시켰다. 최종적으로 남은 66개 항목에 대한 라쉬 분석을 실시하여 분석한 결과를 GMFM-66의 점수 측정 개발에 사용하였다. 라쉬 분석으로 난이도가 결정되면, 이 예측치를 고정값으로 사용하였다. 아동의 능력 예측치는 각 항목에 대한 아동의 반응과 항목의 난이도를 바탕으로 구하였다.

GMFM-66의 라쉬 분석결과, 원점수 능력 추정치는 −8.57에서 +8.42의 로짓 분포를 보였다. 0~100점의 척도로 표현하기 위하여 GMFM-66 점수는 다음 식을 이용하여 로짓 점수로부터 변환시켰다.

$$점수 = ([로짓\ 점수 + 8.57] / [8.57 + 8.42]) \times 100$$

능력 척도를 변환시킨 방법은 항목 난이도 척도 변환 시에도 이용되었다. 항목 난이도 추정치는 여러 가지 방법으로 표현할 수 있다. 연구자들의 결과를 보고하기 전, 항목 난이

표 4.3
GMFM-66에서 항목의 계층적 순서

GMFM-66 항목	*난이도*		*표준 문항 적합도*[c]
	p=50%[a]	*p=90%*[b]	
21. 치료사가 흉곽을 지지하고 매트 또는 벤치에 앉은 자세: 머리를 바로 세워 들고, 3초 동안 유지한다.	15.77	24.72	−0.3
23. 팔(양팔)로 지탱하고 매트에 앉은 자세: 5초 동안 유지한다.	25.19	33.84	1.7
10. 엎드려 누운 자세: 머리를 바로 세워 든다.	23.25	34.67	2.3
2. 바로 누운 자세: 양손을 신체중심선으로 가져와서 양쪽 손가락을 서로 만지작거린다.	26.90	36.32	2.9
22. 치료사가 흉곽을 지지하고 매트 또는 벤치에 앉은 자세: 머리를 신체중심선에서 들고, 10초 동안 유지한다.	25.66	36.43	2.2
24. 매트에 앉은 자세: 양팔을 자유롭게, 3초 동안 앉은 자세를 유지한다.	32.14	39.79	1.8
7. 바로 누운 자세: 왼팔을 뻗고, 왼손이 신체중심선을 넘어 장난감 쪽으로 간다.	29.78	41.08	3.0
18. 바로 누운 자세에서 치료사가 아동의 양손을 잡은 상태: 머리를 가누며 스스로 몸을 당겨 앉는다.	30.84	42.61	0.9
6. 바로 누운 자세: 오른팔을 뻗고, 오른손이 신체중심선을 넘어 장난감 쪽으로 간다.	31.49	43.20	0.5
27. 매트에 앉은 자세: 왼편 45° 뒤쪽에 있는 장난감을 만지고, 다시 처음 자세로 앉는다.	39.55	46.67	−1.1
44. 네발 자세: 네발 또는 모둠발로 기어서 앞으로 1.8m 간다.	43.03	48.32	2.7
26. 매트에 앉은 자세: 오른편 45° 뒤쪽에 있는 장난감을 만지고 다시 처음 자세로 앉는다.	40.44	48.50	−0.2
41. 엎드린 자세: 네발 자세를 취하고, 양손과 양 무릎으로 체중을 지지한다.	41.55	49.21	2.4
67. 두 손을 잡고 선 자세: 앞으로 10걸음 걷는다.	42.32	49.38	2.0
39. 네발 자세: 양손과 양 무릎에 체중을 지지하고, 10초 동안 유지한다.	41.20	49.56	−0.2
34. 벤치에 앉은 자세: 양팔과 발로 지탱하지 않고, 10초 동안 유지한다.	39.96	49.62	−2.5
25. 작은 장난감을 앞에 두고 매트에 앉은 자세: 몸을 앞으로 기울여 장난감을 만지고, 팔로 지탱하지 않고 다시 몸통을 세워 앉는다.	39.73	51.27	3.4
30. 매트 위에 앉은 자세: 자세를 조절하며 엎드려 눕는다.	41.38	51.27	−3.6
52. 바닥 위에서: 큰 벤치를 잡고 선다.	45.14	52.09	−2.6
31. 매트 위에 양발을 앞으로 펴고 앉은 자세: 오른쪽으로 네발 자세를 취한다.	45.73	52.68	−1.8
40. 네발 자세: 양팔이 자유로운 상태로 앉는다.	44.91	53.62	0.6
32. 매트 위에 양발을 앞으로 펴고 앉은 자세: 왼쪽으로 네발 자세를 취한다.	46.73	54.03	1.3
45. 네발 자세: 앞으로 1.8m 교대로 네발기기를 한다.	48.09	54.74	1.7
46. 네발 자세: 양손과 양 무릎/양발로 4계단을 기어오른다.	48.38	54.80	2.8
66. 양손으로 큰 벤치 잡고 선 자세: 왼쪽 옆으로 5발짝 간다.	47.68	55.56	−3.6
42. 네발 자세: 오른팔을 앞으로 뻗고, 손을 어깨 높이 위로 든다.	46.44	55.80	−0.3
65. 양손으로 큰 벤치 잡고 선 자세: 오른쪽 옆으로 5발짝 간다.	47.73	55.86	−2.9
43. 네발 자세: 왼팔을 앞으로 뻗고, 손을 어깨 높이 위로 든다.	46.91	56.15	−2.9
35. 선 자세: 작은 벤치에 앉는다.	49.09	56.27	−0.5
36. 바닥에서: 작은 벤치에 앉는다.	48.44	57.33	−1.1
68. 한 손을 잡고 선 자세: 앞으로 10걸음 걷는다.	51.32	58.98	0.9
48. 매트 위에 앉은 자세: 양팔을 이용해서 무릎서기 자세를 취한 후, "양팔을 자유롭게" 자세를 10초 동안 유지한다.	49.79	60.57	−1.4
69. 선 자세: 앞으로 10걸음 걷는다.	55.92	61.15	0.6
70. 선 자세: 앞으로 10걸음 걷고 멈춘 다음, 180° 돌아서 되돌아온다.	57.74	62.74	0.0

표 4.3
GMFM-66에서 항목의 계층적 순서(계속)

GMFM-66 항목	*난이도*		*표준 문항 적합도*[c]
	p=50%[a]	*p=90%*[b]	
72. 선 자세: 양손으로 큰 물건을 들고, 앞으로 10걸음 걷는다.	58.03	63.15	1.8
37. 바닥에서: 큰 벤치에 앉는다.	52.85	63.86	1.7
78. 선 자세: 오른발로 공을 찬다.	60.04	65.10	-3.2
53. 선 자세: 양팔을 자유롭게, 3초 동안 서서 유지한다.	53.97	65.21	3.4
79. 선 자세: 왼발로 공을 찬다.	60.62	66.10	-1.8
56. 선 자세: 양팔을 자유롭게, 20초 동안 서서 유지한다.	57.21	66.16	-2.6
55. 선 자세: 한 손으로 큰 벤치를 짚고, 3초간 왼발을 든다.	55.74	66.63	-1.6
54. 선 자세: 한 손으로 큰 벤치를 짚고, 3초간 오른발을 든다.	55.97	66.75	-0.8
51. 무릎서기 자세: 양팔을 자유롭게, 앞으로 10걸음 무릎걷기 한다.	56.80	66.98	-1.8
64. 선 자세: 양팔을 자유롭게, 바닥에서 물건을 줍고 다시 일어선다.	57.68	67.57	-1.8
59. 작은 벤치에 앉은 자세: 팔을 사용하지 않고 일어선다.	57.56	67.63	-0.6
71. 선 자세: 뒤로 10걸음 걷는다.	62.51	69.69	-0.9
77. 선 자세: 4.5m 달리고, 멈춘 다음 되돌아온다.	67.22	74.34	-0.5
84. 한쪽으로 난간 잡고 선 자세: 한쪽으로 난간을 잡고, 발을 번갈아 움직이며 4계단을 올라간다.	65.98	74.57	0.3
88. 15~18cm 높이의 계단 위에 선 자세: 양발로 동시에 아래로 뛰어내린다.	70.81	76.52	-2.6
63. 선 자세: 양팔을 자유롭게, 쪼그려 앉는다.	65.27	77.58	1.0
62. 선 자세: 양팔을 자유롭게, 자세를 조절하며 마룻바닥으로 내려앉는다.	65.63	77.99	-1.2
76. 선 자세: 왼발로 무릎 높이의 막대를 넘는다.	69.81	78.99	0.6
75. 선 자세: 오른발로 무릎 높이의 막대를 넘는다.	70.22	80.05	0.4
86. 선 자세: 양발을 번갈아 움직이며 4계단을 올라간다.	74.28	82.11	0.1
85. 한쪽으로 난간 잡고 서기: 한 쪽으로 난간을 잡고, 발을 번갈아 움직이며 4계단을 내려간다.	72.22	82.22	-2.5
60. 무릎서기 자세: 팔을 사용하지 않고 오른쪽 반무릎서기 자세를 거쳐 일어선다.	70.22	82.64	-3.3
73. 선 자세: 20cm 폭의 평행선 사이에서 앞으로 10걸음을 연속하여 걷는다.	71.51	82.81	-2.0
81. 선 자세: 30cm 앞으로 양발 동시에 점프한다.	73.34	84.23	-0.5
60. 무릎서기 자세: 팔을 사용하지 않고 오른쪽 반무릎서기 자세를 거쳐 일어선다.	71.98	84.52	-2.4
87. 선 자세: 양발을 번갈아 움직이며 4계단을 내려간다.	81.28	90.94	-1.6
74. 선 자세: 2cm 폭의 일직선 위에서 앞으로 10걸음을 연속하여 걷는다.	80.22	91.70	-0.9
58. 선 자세: 양팔을 자유롭게, 오른발을 들고 10초 동안 선다.	85.29	96.82	-3.9
83. 선 자세: 60cm 원 안에서 왼발로 10회 깡충 뛴다.	88.11	97.59	-2.0
82. 선 자세: 60cm 원 안에서 오른발로 10회 깡충 뛴다.	88.58	97.88	-2.9
57. 선 자세: 양팔을 자유롭게, 왼발을 들고 10초 동안 선다.	86.29	98.12	0.7
80. 선 자세: 30cm 높이로 양발 동시에 제자리에서 점프한다.	88.17	100.00[d]	2.0

참고사항: 이전 Russell 등(2000)의 그림에서 보여주었던 계산법과 조금 다른 계산법을 적용함(일부 결과에서 0.01 단위의 차이가 있음). 표는 Russell 등(2000)의 허가 하에 일부 수정하여 게재함.

[a]해당 항목 난이도는 서스톤 분계를 이용하여 구하며, 아동이 GMFM-66 수행 시 3점을 받을 가능성이 50%일 때를 지칭. [b]해당 항목 난이도는 서스톤 분계를 이용하여 구하며, 아동이 GMFM-66 수행 시 3점을 받을 가능성이 90%일 때를 지칭. [c]문항적합도는 항목당 적합도 분석에 의거 [d]100을 기준으로 조정

도를 보고하는 여러 가지 방법에 대해 논의하는 것은 가치가 있다. 항목 난이도 추정치에 대하여 보다 심도 있는 논의는 부록 1을 참조한다.

부분점수모형은 항목 난이도에 대한 정보뿐만 아니라, 항목 안에서 각각 가능한 점수(예: 각 GMFM 항목의 0, 1, 2 또는 3)의 성취 난이도에 대한 정보도 제공한다. 이와 같이 가능한 반응들을 항목 단계(item step)라 한다.

단계 측도(step measures)는 아동이 관심 단계에서 이전 단계와 똑같은 점수를 받을 능력이 있는지를 나타낸다. 예를 들어, 어떤 특정항목에서 2점으로 응답된 단계 측도가 1.25 로짓으로 나왔다면, 1.25의 능력을 갖고 있는 응답자는 그 항목에서 1점을 맞을 가능성과 2점을 맞을 가능성이 같다. 단계 측도는 몇 점이 될 것 같은지 또는 어떤 점수가 가장 어려운 단계와 어느 정도의 연관성을 갖는지 알려주지 않고, 아동이 이전 단계보다 현 단계에서 더 성공할 가능성이 얼마나 되는지를 나타낸다.

서스톤 분계점(Thurstone thresholds)은 아동이 관심 영역에서 받을 최소 점수가 얼마나 되는지를 알려준다(예측도 > 50%). 2점 응답에 대한 서스톤 분계점이 1.25였다면, 응답자의 절반이 적어도 2점을 얻을 것이라고 예상할 수 있다. 이 방법은 단계 측도보다 어떤 항목에 대한 아동의 수행 성공률을 잘 예측할 수 있다. 1.25 로짓의 능력을 가진 아동이 2점을 얻을 가능성이 얼마나 되는지는 알 수 없지만, 점수가 나온다면 최소한 2점을 얻을 것이라는 점은 알 수 있다.

표 4.3에서 항목 난이도를 보고하는 방법으로 3점 반응을 위한 서스톤 분계점을 보여주고 있다. 50% 이상의 전통적인 도표화와 함께 서스톤 분계점 90% 확률에서 3점을 얻을 가능성도 보여준다. 이러한 숫자들은 아동이 어떤 항목을 완수할 능력을 '가능성 있음(likely)'($p \geq 0.5$)과 '가능성이 매우 높음'($p \geq 0.9$)으로 나타낸다. 편의를 위하여 항목들은 아동이 항목을 완수할 가능성이 있는 정도에 따른($p \geq 0.5$) 순서로 열거되었다. 항목을 수행할 가능성이 매우 높은($p \geq 0.9$) 능력에 따른 항목 배열 순서는 약간 다르다는 점에 주의한다. 이러한 방법으로 항목 난이도를 이용했을 때, GMFM-66에서 가장 쉬운 항목을 수행하는데 15.8의 능력 점수가 필요하고, 가장 어려운 항목을 수행하는데는 88.2점이 요구된다. 50%와 90% 예측도의 서스톤 분계점에 대한 도식화는 부록 2에 나와 있다. 이것은 대동작능력 산정기(Gross Motor Ability Estimator, GMAE) 프로그램의 항목지도에 표시된 것과 같은 값이 아니라는 점에 주의해야 한다. 그 프로그램의 항목지도는 '추정' 점수를 표시한다. 추정 점수는 라쉬 분석에 사용된 뇌성마비 아동($n = 537$)의 자료로부터

구한 평균 점수이다. 추정 점수에 대한 자세한 설명을 위하여, 서스톤 분계점과 항목 단계 측정은 부록 1을 참조하고, 항목지도 해석에 대한 자세한 정보는 제7장을 참조한다.

점수측정 방법

평가도구에 라쉬 분석을 적용할 경우, 문항반응이론에 따르면 원점수만으로 충분히 라쉬 점수를 구할 수 있다고 한다. 즉, 라쉬 분석결과를 이용해서 원점수를 라쉬 점수로 직접적으로 연결해 주는 표를 만들 수 있다는 것을 의미한다. 원점수를 라쉬 점수로 변환할 수 있는 표를 생성하게 되면, 구간-수준의 점수로 빨리 변환시킬 수 있다. 하지만 대상자마다 모든 항목을 측정해야 정확한 표를 만들 수 있다는 단점이 있다. 그리고 표를 사용하는 경우, 각 항목에 대한 난이도가 점수에 관여하지 않는다는 단점도 있다. 따라서 운동기능이 꽤 좋은데도 불구하고 평가에 잘 협조하지 않는 아동은 쉽게 수행할 수 있는 항목이더라도 항목 수행을 거절했기 때문에 낮은 점수를 받을 수 있다.

라쉬 분석을 점수화하는 다른 보완적인 방법은 컴퓨터 프로그램을 이용하는 것이다. 프로그램은 수행을 성공한 항목의 수뿐만 아니라, 항목의 난이도까지 설명하는 총점결과를 제공할 수 있다. 또한 컴퓨터 프로그램에서는 각각의 아동에게 모든 항목을 검사하지 않아도 된다. 이 프로그램은 GMFM 매뉴얼 원본에 함께 제공되는 CD-ROM을 이용할 수 있다(Russell et al., 2002). 또한 www.motorgrowth.canchild.ca/en/GMFM/gmae.asp에서 업데이트되어 사용될 수 있다. GMFM-66 점수 해석에 관한 내용은 제7장에서 보다 자세히 다루었고, 사용법은 부록 3에 소개되어 있다.

문항반응이론을 통해 개발되거나 변형된 다른 건강 결과 평가(예: the Pediatric Evaluation of Disability Inventory, PEDI)와 달리 GMFM-66은 대상자-적합 지표가 없다. 여기에는 여러 가지 이유가 있다. 첫 번째, 항목지도가 대동작기능 모형에 대한 아동의 적합도를 시각적으로 보여줄 수 있는데, 이로써 적합도를 양적으로 측정할 방법이 없더라도 질적으로 측정할 수 있게 한다. 두 번째, 대상자 적합도를 분석할 수 있는 여러 가지 통계 방법이 있지만, 가장 좋은 방법이 무엇인지에 대해서는 아직 이견이 있다(Molenaar and Hoijtinik, 1990; Smith, 1996; Li and Olejinik, 1997; Smith et al., 1998). 마지막으로 아동들이 많은 항목에서 예상과는 달리 반응할 수 있겠지만, GMFM-66은 여전히 아동 대동작 기능을 평가할 수 있는 최고의 도구이다. 모형에 맞지 않는 것으로 발견된 2명의 아동에 대한 논의는 부록 4를 참조한다.

GMFM-66의 신뢰도

저자들은 GMFM 항목에 대한 평가방법이 GMFM-66을 위해 변경되지는 않았기 때문에 GMFM-66에 대한 검사-재검사 및 검사자 간 신뢰도에 대한 연구를 새로이 할 필요는 없다고 생각하였다. 대신, 이전 GMFM-88 총점과 GMFM-66의 구간수준 척도를 분석하는 GMAE 프로그램을 이용한 GMFM-66 점수를 사용하여 신뢰도 추정을 하였다. 검사-재검사 신뢰도 결과들이 GMFM-66은 급내상관계수를 이용할 때, GMFM-88의 신뢰도(ICC=0.9944)와 같은 수준으로 시간의 경과에 따라 높은 수준의 안정성을 나타내었다(급내상관계수 ICC=0.9932) (Russell et al., 2000).

GMFM-66에 대한 항목보정 및 아동능력점수의 신뢰도

항목 난이도 추정치와 아동의 능력점수 추정치가 일관적인 것을 확인하기 위하여 라쉬 모형에 적합한 신뢰도 분석을 수행하였다. 주로 다음의 세 가지 문제를 다루었다.

1. 서로 다른 표본으로 추정한 항목 난이도에 대한 신뢰도
2. 한 개의 표본에 대한 시간의 경과에 따른 항목 난이도에 대한 신뢰도
3. 다른 항목을 사용한 아동의 점수에 대한 신뢰도

다른 표본으로 추정된 항목 난이도에 대한 신뢰도

여러 표본에서의 결과가 일반화되기 위해 항목 난이도에 대한 신뢰도를 검증하는 일은 중요하다. 표본에 따라 항목의 순서나 상대적 난이도가 달라진다면, 대상 인구 집단에 대한 평가의 일관성이 없게 되므로 극히 제한적으로만 이용될 것이다. 부분점수 모형은 항목 내에서 단계의 상대적 난이도에 관한 가정이 없기 때문에 부분점수 모형을 사용할 때는 항목의 단계 난이도가 일정하다는 조건을 보다 엄격하게 만족시켜야 한다.

연구자들은 뇌성마비 아동에 대한 별개의 두 가지 표본을 라쉬 분석하여 얻은 항목의 단계 난이도를 비교함으로써 서로 다른 표본에 걸친 항목 난이도에 대한 신뢰도를 구하였다. 이 두 표본을 만들기 위하여 본 연구의 대상자를 두 군 중 한 군에 무작위로 268명씩 배치하였다. 두 군의 표본 수를 같게 하기 위해 1명을 임의로 탈락시켰다. 그 다음에 각 군의 점수를 라쉬 분석하여 GMFM-66의 항목 난이도 추정치와 항목 단계 난이도 추정치를 구하였다. 그림 4.3은 두 표본 사이에 항목 단계 난이도가 일치함을 보여준다. 급내상관계수를 검사한 결과, 추정치 간에 높은 일치도를 나타냈다($r=0.976$, $p<0.001$)

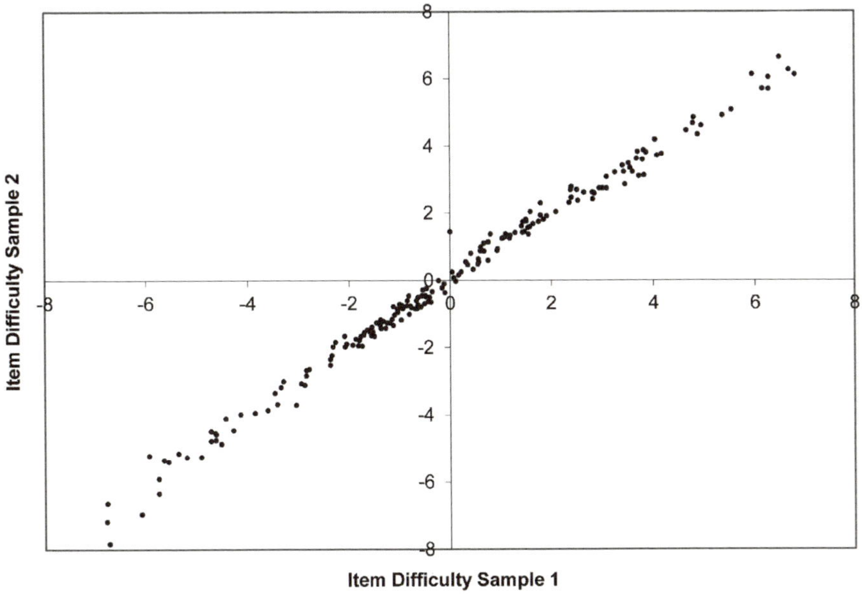

그림 4.3 서로 다른 두 아동의 샘플을 이용하여 구한 항목 난이도의 일치

(Shrout and Fleiss, 1979).

시간경과에 따른 항목 난이도의 신뢰도

평가법은 시간의 경과에 따라서도 일관적이어야만 변화를 측정할 수 있는 신뢰성 있는 지표라고 할 수 있다. 시간의 경과에 따라 아동의 능력에 변화가 생겼을 때, 항목의 상대적 난이도가 함께 달라진다면 변화를 정확히 측정할 수 없다. 난이도가 변화하는 항목으로 아동의 변화량을 측정하려는 시도는 마치 아동의 키를 측정 시마다 자유자재로 늘어나는 자로 재려는 것과 같다.

항목의 단계별 난이도에 대한 신뢰도를 급내상관계수로 다시 검사하였다. 이 분석을 위하여 한 군의 아동들을($n = 228$) 12개월 간격으로 측정하였다. 첫 평가를 첫 번째 군으로 설정하여 라쉬 분석을 하였고, 동일한 아동에 대해 12개월 후에 측정한 점수를 두 번째 군으로 설정하였다. 그림 4.4는 한 군의 아동들에 대한 시간의 경과에 따른 단계별 난이도의 일치를 나타내고 있는데, 역시 급내상관계수는 난이도 간에 높은 일치도를 보였다(ICC = 0.966, $p < 0.001$).

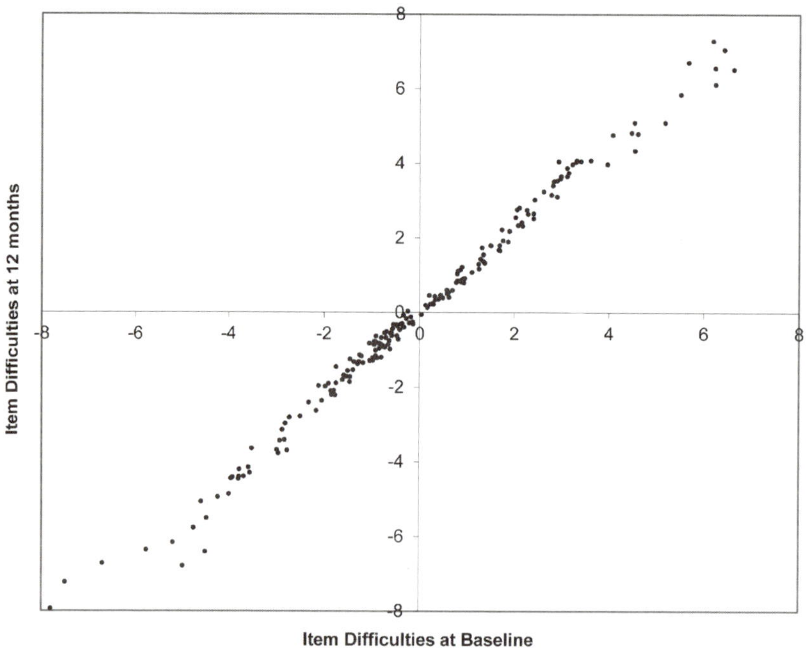

그림 4.4 단일 샘플에서 서로 다른 시점에 따른 항목 난이도의 일치

다른 항목들의 사용한 아동능력점수의 신뢰도

GMFM−66의 채점을 위해서 모든 항목을 검사할 필요는 없다. 이 융통성 있는 새로운 개념은 중요한 의문점을 가지게 한다. 매 평가에서 다른 항목을 평가한다면, 아동의 운동기능 변화를 신뢰성 있게 평가할 수 있을까? 이 질문에 답하기 위하여 GMFM−66의 무검사(test−free) 특성을 조사하였다.

항목 변화에 따른 GMFM−66의 신뢰도를 알아보기 위해 서로 다른 항목 군을 이용한 연구 표본들에 대하여 GMFM−66 점수를 두 번 측정하였다. 두 개의 항목 군을 만들기 위하여 항목들을 난이도에 따라 배열한 다음, 두 군에 교대로(즉, 홀수 항목과 짝수 항목) 한 개씩 항목을 배치하였다. 이러한 방법은 각 군의 항목들이 능력의 전체적인 넓은 범위까지 포괄할 수 있는지를 확인하고자 한 것이다. 또한 일치도를 급내상관계수로 측정하였고, 이 분석에서는 항목의 단계별 난이도 대신, GMFM−66 점수를 비교하였다(그림 4.5). 여기서도 결과는 급내상관계수에서 높은 수준의 일치도를 나타내었다($r = 0.975$, $p < 0.001$).

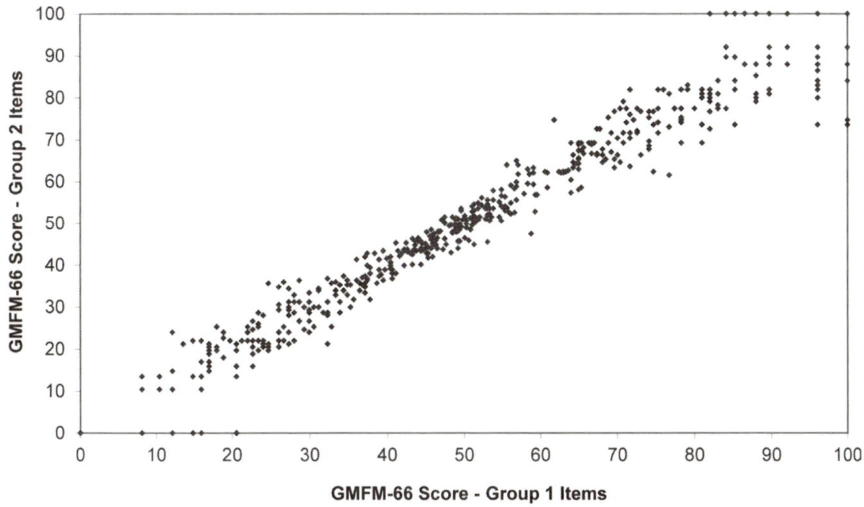

그림 4.5 두 군의 GMFM을 통해 얻은 항목 난이도의 일치

GMFM-66의 타당도

Russell 등(2000)은 GMFM-66의 신뢰도, 타당도 그리고 민감도를 자세하게 기술하였다. 임상적으로 우리가 뇌성마비에 대해서 알고 있는 것이 제대로 표현되는지 알아보고자 GMFM-66 항목의 계층을 검사해보고, 이 항목이 다양한 유형과 중증도(GMFCS 사용)에 따른 여러 뇌성마비 군의 운동기능을 제대로 측정하는지 확인하기 위하여 안면 타당도를 구하였다.

표 4.3에 항목의 계층을 나열하였다. 가장 쉬운 21번 항목은 "치료사가 흉곽을 지지하고 매트에 앉은 자세: 머리를 바로 세워 들고, 3초 동안 유지한다"이며, GMFM-66 점수가 15.72점인 아동이 이 항목에서 3점을 맞을 가능성이 매우 높다. 가장 어려운 82번 항목은 "선 자세: 60cm 원 안에서 오른발로 10회 깡충 뛴다"로, GMFM-66 점수가 88.52점이 되어야 그 항목에서 3점을 맞을 수 있다. 표 4.4에는 GMFCS 단계와 진단 유형별 GMFM-66 점수의 분포가 나와 있다. GMFCS 제 1단계의 비교적 경미한 운동손상 아동은 GMFM-66 점수가 평균 78.06점으로 높았고, 같은 연령대의 GMFCS 5단계의 심한 활동 제한이 있는 아동은 평균 20.63점으로 GMFM-66 점수가 낮았다. 유형별로 보면 편마비 아동이 76.83점으로 가장 높고, 사지마비 아동은 33.57점으로 가장 낮았다.

표 4.4
GMFM-66 평균점수와 연령별 대상자의 특성(n=537)

	GMFM-66 기준선 점수				*기준선 때의 연령*				
	Mean	*SD*	*Min*	*Max*	*Mean*	*SD*	*Min*	*Max*	*n*
뇌성마비 유형									
경직형	53.93	23.46	0.00	100.00	6.48	2.79	0.95	12.71	411
이상긴장형/무정위형	37.35	14.96	17.01	67.75	5.11	2.15	1.67	9.23	32
운동실조형	60.84	11.75	41.79	74.75	6.42	2.88	2.13	10.02	14
저긴장형	47.87	23.02	0.00	100.00	6.67	2.52	1.71	10.66	27
혼합형	40.90	21.19	0.00	100.00	6.61	2.73	1.62	11.06	53
마비의 범위									
주로 하지	62.21	16.04	14.83	100.00	6.41	2.69	0.95	11.74	183
주로 삼지	47.80	14.67	22.66	89.70	6.63	2.45	1.81	11.06	53
사지 모두	33.57	17.00	0.00	100.00	6.45	2.80	1.52	12.71	215
우 편측	75.08	15.81	43.26	100.00	6.00	3.17	1.72	11.57	43
좌 편측	78.62	16.71	34.84	100.00	6.52	2.80	1.59	11.82	42
표기 안됨	-	-	-	-	-	-	-	-	1
GMFCS 단계									
I 단계	78.06	13.29	45.91	100.00	6.52	2.83	1.59	11.82	155
II 단계	60.92	11.16	34.84	89.70	5.89	2.77	1.69	10.78	70
III 단계	49.98	7.07	29.31	67.04	6.68	2.83	0.95	11.73	104
IV 단계	37.94	7.77	19.72	52.85	6.38	2.63	1.62	11.74	105
V 단계	20.63	8.66	0.00	46.67	6.45	2.68	1.68	12.71	103
성별									
남	52.04	23.85	0.00	100.00	6.38	2.84	0.95	12.71	399
여	51.18	22.38	0.00	100.00	6.49	2.65	1.52	11.82	238

GMFM-66의 구성 타당도와 민감도

GMFM은 주로 변화를 측정하기 위해 고안되었다. 그러므로 GMFM-66이 GMFM-88처럼 시간의 경과에 따른 변화에 민감도가 있는지 확인하는 것은 중요하다. 민감도를 조사하기 위해서 표본 아동 중 어린 연령의 '경미한' 뇌성마비 아동은 연령이 높은 심한 뇌성마비 아동에 비하여 의미있는 수준으로 점수의 변화가 클 것이라는 선험적 가설과 결과를 비교하였다.

민감도 연구표본

12개월 간격(표준편차 ± 1)으로 두 번 측정한 본래의 228명의 아동으로부터 구한 자료를 민감도 분석에 이용하였다. 대상자 특성은 표 4.5~4.8을 참조한다.

표 4.5

GMFM-66 민감도 연구에서 마비범위별 뇌성마비 아동의 수

범위	*명수 (N)*	*%*
주로 하지	74	32.5
주로 삼지	30	13.2
사지 모두	79	34.6
우 편측	24	10.5
좌 편측	18	7.9
양 편측	3	1.3
전체	**228**	**100.0**

표 4.6

GMFM-66 민감도 연구에서 유형별 뇌성마비 아동의 분포

뇌성마비 유형	*명수 (N)*	*%*
경직형	173	75.9
이상긴장형/무정위형	17	7.5
운동실조형	5	2.2
저긴장형	15	6.6
혼합형	18	7.9
전체	**228**	**100.0**

표 4.7

GMFM-66 민감도 연구에서 중도에 따른 뇌성마비 아동의 분포

GMFCS 단계	*명수 (N)*	*%*
I 단계	61	26.8
II 단계	35	15.3
III 단계	49	21.5
IV 단계	48	21.1
V 단계	35	15.3
전체	**228**	**100.0**

표 4.8
1차 평가로 부터 12개월 경과 후까지의 GMFM-66의 점수 변화

	<5세			5세+		
GMFCS 단계	*Mean*	*SD*	*n*	*Mean*	*SD*	*n*
I & II 단계	7.00	4.54	39	−0.12	2.06	57
III 단계	3.35	3.39	16	0.20	1.15	33
IV & V 단계	3.19	4.76	24	0.31	1.60	59
전체			**79**			**149**

민감도 분석

1차 평가와 12개월 후에 측정한 GMFM-66 점수에 대하여, 중증도와 연령을 대상자 간 요인으로 지정하고, 시간을 대상자 내 요인으로 지정하여 3방향 분산분석(A three-way analysis of variance, ANOVA)을 실시하였다. 표 4.8은 6개 아동 군의 기준 값과 12개월 경과 후의 GMFM-66 점수의 변화에 대한 평균과 표준편차 값을 보여준다. 3방향 분산분석 결과, 유의한 시간 × 연령 × 중증도의 상호작용이 관찰되었다($F(2)=12.6$, $p<0.001$). 5세 미만의 아동은 5세 이상의 아동에 비해 변화가 컸고, GMFCS 1단계 또는 2단계 아동에서 가장 큰 변화가 관찰되었다. 약간의 개인차는 있었으나, GMFCS 단계에 관계없이 5세 이상 아동의 경우에는 평균의 변화가 거의 없었다.

GMFM-66에 대한 현재의 전망

이 장에서 보여준 내용과 Russell과 동료들의 2000년 출판 업적 이후에도 Adair (2012)는 경직형 뇌성마비 아동들과 다른 신경학적 질환을 가진 아동들의 기능적 이동 능력을 정량화하는 도구들을 검토하였다. 저자들은 GMFM(88항목과 66항목 버전 두 가지 모두 포함)이 21개의 논문을 통하여 측정 특성을 보고한 바 있는, 가장 광범위하게 연구된 도구라고 기술하였다. 저자들의 동의 하에 이러한 발견 중에서 선택된 세부내용(GMFM-66에 연관된 내용)을 표 4.9에 간단히 정리하였다.

Wang과 Yang (2006)은 65명의 뇌성마비 아동들(0.5개월~9세 5개월)에게 GMFM-88에 대한 GMFM-66의 민감도를 비교하는 엄격한 연구를 수행하였다. 그들은 변화의 정도가 다른 그룹들을 구별하기 위한 도구의 능력을 비교하기 위해서 치료사들을 표준 및

표 4.9

GMFM-66[a]를 이용하여 결과를 평가한 연구 보고들의 심리측정적 특성 연구들

연구	*평가 도구*	*대상*				*연구 결과*
		크기와 특성[b]	*나이: 평균(범위)[c]*	*모집*	*샘플 추출*	
Bagley 등 (2007)	GMFM-88/66 FAQ	전체 표본: n=562(뇌성마비) FAQ: n=547, GMFM: n=553	11세 1개월(4~18), SD=3년 7개월	7명 외래와 보행 분석실	편의적	**구성 타당도-** GMFM-66 점수는 GMFCS level I-III를 구분하며, GMFCS level I-II와 II-III 사이를 구분함
Brunton과 Barlett (2011)	GMFM-66	타당도: n=26(CP) 신뢰도: 1- raters	4.1(1.9~6.4), SD 1.2	평가 장소 추정	편의적	**평가-재평가 신뢰도** 항목 (2,1)=0.99, 각각 항목 세트(SEM=1.91)와 Basal & Ceiling 접근(SEM=1.31)에 대해 **기준 타당도** ICC (2,1)=0.99, 항목 세트와 Basal & Ceiling 접근을 GMFM-66과 비교하였을 때
Josenby 등 (2009)	GMFM-88/66	n=41(뇌성마비)	4.4(2.5~6.6), SD=1.1 at time of surgery	선택적 후근 절제술 후	편의적	**구성 타당도** GMFCSe와 비교하였을 때 선택적 후근절제술 시행 5년 이후까지도 효과 크기와 SRM이 GMFM-88에서 GMFM-66보다 비슷한 패턴을 보이면서도 지속적으로 높음을 확인
Oeffinger 등 (2008)	GMFM-88/66	전체 표본: n=381(뇌성마비) MCID: n=292 변화에 대한 민감도: n=377	11(4세 3개월~ 18세 4개월), SD=4세 3개월[d]	7명 정형외과 선택적 후근절제술	편의적	**변화에 대한 민감도** GMFCS 단계가 변화함에 따른 D영역과 E영역, GMFM-66의 점수 변화를 확인함. 큰 효과 크기에 대한 MCID는 0.8-1.6, 중간 효과 크기에 대한 MCID는 1.3-2.6. 점수가 향상되었거나 줄어든 아동들에서는 큰 효과 크기에서 평균 점수 변화가 MCID를 초과하였음

표 4.9

GMFM-66[a]를 이용하여 결과를 평가한 연구 보고들의 심리측정적 특성 연구들(계속)

연구	*평가 도구*	*대상*				*연구 결과*
		크기와 특성[b]	*나이: 평균(범위)[c]*	*모집*	*샘플 추출*	
Russell 등 (2000)	GMFM-66	전체 표본: *n*=537(뇌성마비) 신뢰도: *n*=19, 평가자=기술되지 않음 내용 타당도: *n*=전체 표본 구성 타당도: *n*=228	대략 6 (0.95~12.71) -소집단 마다 구체적으로 기술됨	다른 연구	기술되지 않음	**신뢰도** ICC(1,1)=0.99 (GMFM-66과 GMFM-88) **구성 타당도** 연령과 GMFCS 단계를 구분 지을 수 있음을 설명 **변화에 대한 민감도** 12개월 동안 연령과 GMFCS 변화에 따른 GMFM-66 점수 분포를 보여줌. 연령이 어릴수록, 질환 이환 정도가 덜 할수록 변화 정도가 크게 나타남
Russell 등 (2010)	GMFM-66	타당도: *n*=227(뇌성마비) 변화에 대한 민감도: *n*=110(뇌성마비)	7(1세 4개월~ 13세 8개월), SD=4세 6개월	다른 연구	기술되지 않음	**구성 타당도** 항목 세트와 GMFM-66 간 ICC(A,1)=0.99 **변화에 대한 민감도** 12개월동안의 항목 세트와 GMFM-66 변화량 간 ICC(A,1)=0.92
Wang과 Yang (2006)	GMFM-88/66	신뢰도: *n*=3(뇌성마비), 17 평가자 변화에 대한 민감도: *n*=65(뇌성마비)	3.7(0.5~9.4), SD=1.9	7명 재활의학과 외래	편의적	**평가-재평가 신뢰도** ICC(2,1)=0.81-0.90(GMFM-88) ICC(3,1)=0.88-0.99(GMFM-88) **변화에 대한 민감도** GMFM-66이 GMFM-88과 비교하였을 때 더욱 민감하였고, 변화에 대한 치료사의 판단과 더욱 일치하였음
Wright 등 (2005)	GMFM-88/66	*n*=9(뇌성마비)- 2년 이상 모집	첫 해: 6.5, SD=0.8 둘째 해: 4.6, SD=1.0	특수 교육	편의적	**변화에 대한 민감도** GMFM-88(SRM=0.63)과 비교하였을 때 GMFM-66(SRM=1.00)에서 시간이 흐름에 따른 효과 크기가 더욱 크게 나타남

[a]이 표는 Adair 등(2012)의 Table II의 변형된 버전으로 저자와 출판사의 허락 하에 표기함. [b]연구에 제시된 참여자의 수. 하위 집단을 대상으로 부속 연구를 진행한 경우, 'entire sample' 아래에 따로 표기하였음. [c]모든 나이는 특별히 연구에서 연월로 표기되어 있지 않은 이상 연령으로 표기하였고, 따로 표기되어 있지 않은 이상 전체 대상자를 기준으로 표기하였음. [d]표에 나와있듯 나이 표기 방법에 차이가 있음. [e]본문 참조.
FAQ, Gillette Functional Assessment Questionnaire; GMFCS, Gross Motor Function Classification System; GMFM 88- or 66-item version of the Gross Motor Function Measure; ICC, Intraclass correlation

수신자 운영 곡선(receiver operating curve, ROC)에 사용하여 3.5개월동안 변화에 대한 예민성과 민감도를 확인하였다. 저자들은 임상적으로 유의한 변화에 대한 치료사들의 판단을 참고할 때, GMFM-66이 GMFM-88보다 더 잘 반응한다는 증거를 보여주었다. GMFM-88과 GMFM-66 모두 3.5개월간의 변화에 민감도를 보여주었으나, GMFM-66이 더 나은 특이도(specificity)를 가졌다(즉, 호전되지 않은 아동을 더 잘 감별하였다). 그들은 GMFM-66에서 1.58점의 변화가 있을 때 좋아졌다는 판단을 하였고, 3.7점이 올랐을 때 많이 좋아졌다고 판단하였다.

Bagley (2007)는 GMFCS 1~3단계에 있는 뇌성마비 아동에서 GMFM-66의 구분 타당도(discrimirative validity)를 보여주었고, Oeffinger (2008)는 비수술적 그룹에서 점수 변화에 기초하여 최소한의 임상적으로 중요한 차이를 설명하기 위해서 요구되는 점수변화를 보고하였다. Oeffinger는 GMFCS 1단계(medium=1.7; large =2.7), GMFCS 2단계(medium=1.0; large=2.5) 그리고 GMFCS 3단계(medium=0.7; large=1.2) 아동에서 중간과 큰 유효 크기(effect size)를 보여주었다.

Josenby (2009)은 척추후근절제술의 5년 추적 연구자료(수술 전, 수술 후 6, 12, 18개월)로부터 GMFM-66과 GMFM-88의 변화에 대한 종단 구성 타당도 또는 민감도를 확인하였다. 그들은 GMFM-88과 GMFM-66 둘 다를 위한 작은 유효 크기(effect sizes)와 표준 민감도 평균(standardized response means, SRM)을 발견하였다. 12개월 째에 GMFM-88이 GMFM-66보다 더 큰 유효 크기들과 SRM을 보였기 때문에 GMFM-88이 GMFM-66보다 더 변화에 민감하다는 결과를 제시하였다. 이 연구는 민감도를 평가하기 위해 특별히 고안되지는 않았다. 그러므로 동영상 평가가 점수화를 확인하기 위해 시행되었지만, 저자들은 이 자료를 변화의 객관적 기준으로 사용하지는 않았다. 이것으로 그들은 GMFM 점수변화(GMFM-88 혹은 GMFM-66)가 진정한 변화와 더욱 밀접하게 연관된다는 것을 이해할 수 있게 되었다. 이 결과들은 Wang과 Yang (2006)에 의한 반응도 연구와 일치하지는 않는다. GMFM-88은 변화의 양을 과평가할지도 모른다(그림 2.1 참조).

Adair (2012)에 의한 연구에 포함되지 않은 GMFM-66의 신뢰도와 타당도에 대한 연구 중 하나는 Shi (2006)의 연구이다. 이 저자들은 3세 이하의 171명의 뇌성마비 아동들을 연구하여 그들 자신의 라쉬 분석으로부터 고안한 73개 항목의 GMFM에 대한 GMFM-66의 신뢰도와 민감도를 비교하였다. 73-항목 버전을 살펴본 이유는 나이 어린 아동들과 더 낮은 운동 능력을 가진 아동들에게 유용성을 높이기 위해서 눕기와 구르기 영역에 더 많은 항목을 포함시키고자 하였기 때문이다. 그들은 3세 미만 뇌성마비 아동에서 GMFM-66의 검사-재검사 신뢰도(ICC=0.9666)와 검사자 간 신뢰도(ICC=0.9782)가 높다는 것을 발견하였다. 또한 그들은 두 측정도구 사이의 변화에 대한 민감도를 비교하여 73-항목 GMFM이 어린 아동들에서 GMFM-66보다 더 잘 기능하지는 않았으며, 3세 미만 아동을 위한 새로운 버전이 요구되지 않는다고 결론지었다.

Linder-Lucht 등(2007)은 73명의 외상성 뇌손상 아동들과 청소년에 대한 GMFM-88과 GMFM-66의 타당도를 연구하였다. GMFM-88에 대한 신뢰도와 타당도는 확실히 나타났으나, 동영상 평가들 중 하나를 GMFM-66의 변화와 연관지을 때, 조사자들이 이전에 가정했던 0.6보다 큰 기준에 도달하지 못해 GMFM-66의 타당도는 다소 덜 확실하였다. 이 저자들이 어린 외상성 뇌손상 환자들을 대상으로 한 타당도 조사를 위해 틀리지 않은 방법을 사용한 것으로 보이기는 하지만, 결론으로 나온 것은 GMFM-66은 어린 뇌성마비 아동들을 관찰한 항목의 순서와 단계 난이도를 기반으로 하는 평가라는 것이다. 상대적 항목 난이도와 항목들 내에서 단계들의 난이도가 뇌성마비 아동에서 관찰된 것과 외상성 뇌손상으로부터 회복된 아동에서 같을 것인지 의문이 생길 수 있다. 사실, 저자들은 이것이 그들의 발견에 대한 설명일 수 있다고 제시한다. 본 서의 저자들은 이것이 라쉬 분석을 시행할 수 있을 정도로 외상성 뇌손상 아동으로부터의 충분한 양의 데이터를 가져야만 답할 수 있는 경험적 질문으로 남아있다고 믿는다. 조건이 만족될 때까지 저자들은 GMFM-66이 외상성 뇌손상 아동에서도 적합하다고 결론짓는 것이 어려웠다.

Brunton과 Bartlett (2011) 및 Russell (2010)에 의한 두 연구 모두에서(5장 참조) GMFM-66에 있는 항목 수를 줄이기 위하여 더 정밀한 도구들의 신뢰도와 타당도를 보기 위해 GMFM-66을 사용하여 연구하였으나, GMFM-66의 신뢰도나 타당도에 대한 정보가 더해진 것은 없었다.

요약

GMFM은 적절한 측정 특성과 성능을 가진 원래의 88-항목 버전으로부터 적절한 간격 특성을 가지고, 충분히 뇌성마비를 아동과 청소년의 기능적 스펙트럼과 연령에 따른 대근육 운동기능의 변화를 평가할 수 있는 66-항목 버전으로 개발되었다.

GMFM-88의 라쉬 분석을 통해 본래의 88개 항목 중 일차원성, 무검사 그리고 무표본 측정의 가정을 충족시키는 66개 항목을 밝혀냈다. GMFM-66은 높은 수준의 신뢰도, 타당도 그리고 변화에 대한 민감도를 나타냈다. GMFM-66은 GMFM-88에 비해 점수 측정, 해석 그리고 전체적인 임상적 유용성을 향상시켜주는 구간척도로 이루어진 계층구조를 가진다.

CHAPTER

5

GMFM-66: 두 가지 단축 버전의 적용

GMFM-66: TWO SHORT FORMS OF ADMINISTRATION

GMFM-66이 1989년에 처음 발표된 이후(Russell et al., 1989), 여러 가지 추가적인 발전이 있었다. 현재 GMFM-66 점수를 시험하고 도출하는 데에는 두 가지 간략한 버전의 검증 대안이 있다(Russell et al., 2010; Brunton and Bartlett, 2011). '항목 세트(item set)' 접근법(GMFM-66-IS)은 치료사가 다수의 결정 항목 중 아동의 수행능력에 따라 미리 준비되어 있는 검사 항목들을 선택할 수 있게 하는 알고리즘을 사용한다. '기저 & 상한' 접근법(basal & ceiling approach) (GMFM-66-B & C)은 기존의 여러 평가에 사용되는 측정 방식과 유사하다. 즉, 3회 연속으로 '기저(basal) 점수'가 측정될 경우 평가가 시작되고, 3회 연속으로 0점이 측정될 경우 '상한(ceiling) 점수'로 평가되어 동시에 평가를 종료하게 된다.

본 장은 두 가지 채점 방법의 측정법에 대해 상세히 설명하고, 각 측정법 개발의 이론적 근거와 측정법 개발 및 검증에 대해 다룬다. 이전 연구에서 얻은 대규모 데이터를 통해, 두 점수 측정법이 GMFM-66 풀 버전과 어떻게 연관되었는지, 또 어떻게 상이한지를 알아보고, 사용법을 제시하였다. 본 저작은 간략한 버전으로 다른 저널에도 게재되었다(Avery et al., 2013).

대체 점수 측정법 개발의 타당성

라쉬 방식의 정확도를 연구하기 위해 고안된 컴퓨터 시뮬레이션 방식의 GMFM-66 개발 과정에서, 단 13개 항목의 평가만으로도 총 운동기능의 유효한 추정치를 산출할 수 있다는 것을 발견하였다(Avery et al., 2003). 이를 근거로, 임상의들은 더 적은 항목을 평가하고 피시험자의 평가 부담을 줄이고자 하였다. 그 과정에서 어떠한 13개의 항목이 아동의 GMFM-66 점수를 가장 잘 추정할 수 있을지에 대한 논의가 잇따랐다.

이러한 대체 점수 측정법의 개발 목표는 GMFM-66의 라쉬 분석에서 사용한 항목 계층 구조를 이용하여 아동의 능력 수준에 가까운 항목을 선택함으로써 평가 과정을 간소화하려는 것이었다. 두 가지의 점수 측정법은 재현 가능하게 이러한 관련 항목들을 파악하는 체계를 제공하기 위해 고안되었다. 체계 구축은 결과의 재현성을 보장하고, GMFM-66을 사용하여 준거 타당도(criterion validity)를 평가하는 데 있어 중요하다.

A: 항목 세트 접근법(GMFM-66-IS)

항목 세트 접근법은 아동과 치료사의 평가 부담을 줄이기 위한 다양한 방법을 고려하였으며, 평가항목들이 아동의 능력에 적합하게 맞추어져 있다. 미리 정의된 항목 세트 방법 역시 항목의 시작 지점에 따라 항목들이 모여 있는 전통적인 순서에 따라 시행한다. 항목 세트 개발 시 주요 목표는 다음과 같았다.

1. 치료사와 아동의 평가 부담을 줄이기 위하여
2. 아동의 능력에 맞는 항목 개발에 초점을 맞추기 위하여
3. 측정치의 변화를 평가함과 동시에 GMFM-66 점수를 도출하는 정확한 방법을 제공하기 위하여

다음 절에서는 항목 세트의 개발 과정과 해당 항목의 타당성에 대해 설명한다.

항목 세트의 개발

GMFM-66의 라쉬 분석은 난이도에 따라 항목을 나열한 항목지도를 생성하였다(부록 2 참조). 이 항목지도는 항목 세트 접근법의 개발을 위한 출발점이 되었다. 항목의 계층은 4개의 동일한 간격으로 나뉘어져 있다. 항목 세트는 다양한 수준의 난이도 스펙트럼을 반영하도록 설계되었으며, GMFM-66 점수 20, 40, 60 및 80점이 난이도 구분의 기준이 된

다. 항목 세트로 선정되는 항목군은 아동의 각 능력 범위 내의 항목들 중 선택되는데, 각 항목 세트에는 최소한 13개의 항목을 포함하도록 하였고, 항목 세트들 간 충분히 항목을 겹치게 하여 아동의 모든 능력이 평가될 수 있도록 하였다. 이후, 치료사가 아동의 수행능력에 적합한 항목을 선택하는 '결정' 항목들이 선택되었다.

두 개의 기존 데이터 세트가 항목 세트의 개발 및 타당도 검증에 사용될 수 있었다. 첫 번째 데이터 세트는 Adolescent Study of Quality of Life, Movement and Exercise (Hanna et al., 2009)로부터 얻었다. 이 데이터는 기존의 라쉬 분석에 사용된 대동작기능평가(Gross Motor Function Measure)에 참여하였던 Ontario Motor Growth Study에도 포함된 아동들로부터 얻은 것이다. 이 표본은 GMFM-66 전체 평가와 항목 세트 접근법

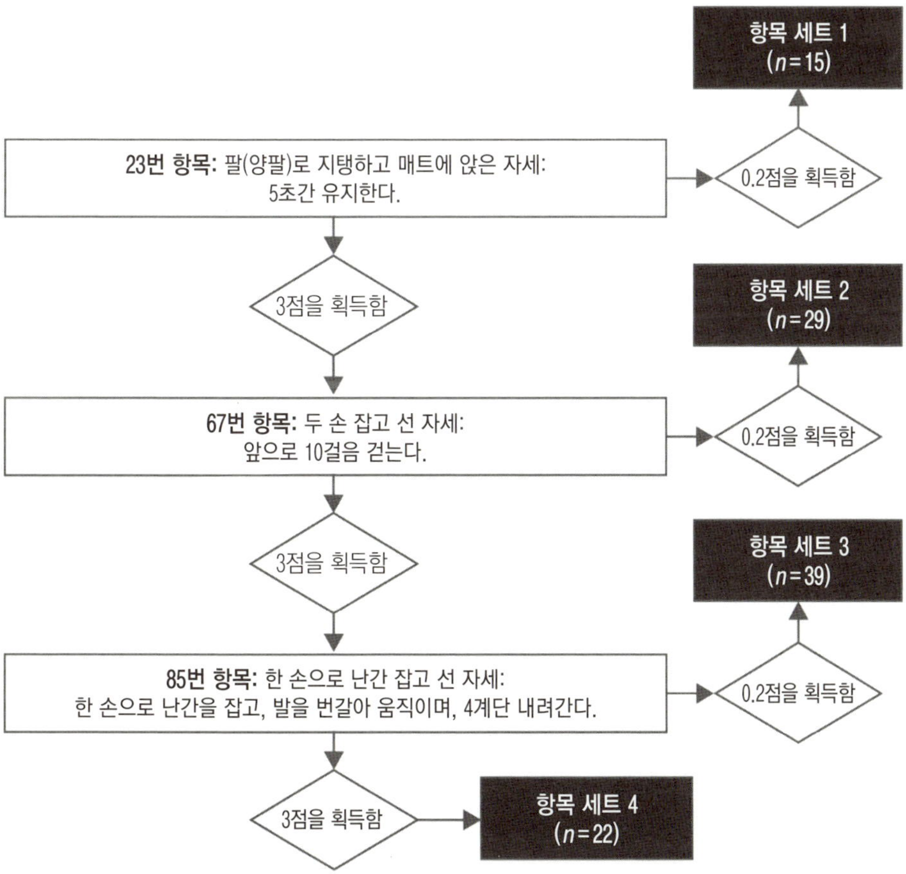

그림 5.1 GMFM-66 점수를 얻기 위한 항목 세트 접근법

사이에서 타당성을 과대 평가하게 할 것이라는 우려가 있어 '개발' 표본으로 정하였다. 이 표본을 사용함으로써 항목 세트를 구성하기 위한 반복적인 접근이 가능하였다. 결정 항목과 항목 세트는 GMFM-66 전체 평가 점수 예측을 위하여 산정하게 되었고, 정확도를 올리기 위해 필요에 따라 수정되었다. 개발 과정과 표본은 GMFM-66-IS의 신뢰도, 타당도 및 민감도의 내용을 포함하여 기술되어 있다(Russell et al., 2010). 본 결과는 이 장의 뒷부분에서 다시 논의된다.

GMFM-66-IS의 시행

치료사들은 GMFM-66-IS를 시행하기 위해 사전에 명시된 결정 항목들을 사용하여 아동을 평가한다. 이러한 결정 항목들은 치료사가 아이에게 어떠한 항목 세트를 사용해야 할지에 대한 정보를 제공한다. 최종 검증된 항목 세트 접근법은 그림 5.1에 나타나 있다. 항목 세트는 부록 5에 좀 더 자세히 설명되어 있다.

B: 기저 & 상한 접근법(GMFM-66-B & C)

GMFM-66-IS가 완성되기 전에 Bartlett 외 연구진(2010)은 Move and PLAY 연구에 사용하기 위해 보다 단축된 버전의 GMFM-66이 필요했다. 결과적으로 GMFM-66 점수를 측정하는 기저 & 상한 접근법(basal-ceiling approach)이 개발되었으며(Brunton and Bartlett, 2011), 결과 점수를 GMFM-66-B & C 점수라고 한다.

점수 측정에 대한 기저 & 상한 접근법은 결과 척도 자체가 피시험자의 요구에 맞게 조정되는 적응 점수 측정법의 한 예이다. 기저 & 상한 접근법을 사용하는 운동기능의 다른 측정 방법은 Bayley Scale of Baby and Toddler Development (Bayley, 2005)와 Peabody Developmental Motor Scales가 있다(Folio and Fewell, 2000). 일반적으로 '기저' 점수('basal' score)는 아동이 3회 연속 만점을 획득할 때 설정되며, 아동이 3회 연속 만점을 받지 못할 때까지[이러한 이유로 '상한' 점수('ceiling' score)라고 일컫음] 계속된다. 이와 같은 유형의 측정 방법은 난이도 순서로 항목이 배열되어야 한다.

GMFM-66-B&C의 시행

GMFM-66-B & C의 시행을 용이하게 하기 위해 수정된 점수표가 개발되었다. 수정된 점수표의 항목들은 난이도 순으로 기재되어 있고, 아동의 나이와 GMFCS 수준을 기준으로 시작점이 정해졌다. 이 점수표는 부록 6과 CanChild 웹 사이트 www.motorgrowth.canchild.ca/en/GMFM/gmae.asp에서 볼 수 있다. 세 번 연속 '3점'을 획득하는 지점에서 평가가 시작되고, 세 번 연속 '0'점이 나오면 평가는 중단된다. 또한 최소 15개의 항목을 검사해야 하는 추가 요구사항이 있다. 만약 15개의 항목이 모두 평가되기 전에 세 번 연속 '0'점이 나오면, 15개의 항목이 테스트 될 때까지 그 항목보다 더 쉬운 항목과 더 어려운 항목을 하나씩 번갈아 가며 점수 측정을 한다(Doreen Bartlett, 2012; personal communication). (제시된 15개 항목을 달성하기 위해서는 GMFCS I단계의 아동 점수 측정은 79점부터 시작해야 한다는 점을 유의한다.)

축약형 검사의 타당도 확인

두 개의 연구에서 GMFM-66 축약형 검사의 타당도를 조사하였다. Russell 등(2010)은 단일 측정과 반복 측정의 공인타당도를 평가하기 위하여 네덜란드의 세 연구에서 수집한 224명의 아동 데이터를 사용했다. Brunton과 Bartlett (2011)은 GMFM-66-B & C와 GMFM-66-IS의 재검사 신뢰도와 공인 타당도를 측정하기 위해 26명의 아동에 대한 전향적 연구를 수행하였다. 또한 Avery 등(2013)은 더 큰 표본에 대한 방법 및 반복 측정에 대한 비교를 가능하게 하기 위해 Russell 등(2010)의 데이터와 방법론을 사용하여 기저 & 상한 접근법에 대한 추가 검증을 시행하였다.

표본 설명

Russell 등(2010)은 두 개의 표본을 제시하였다. 항목 세트 접근법 구별 시 사용되었던 표본과 타당도 표본이라고 하는 네덜란드의 세 연구에서 수집되어 현재 항목 세트의 신뢰도가 검증된 표본이다. 본 연구에서 제시하는 타당도는 타당도 표본을 기반으로 하며, 네덜란드 표본이라고 명명하였다(표 5.1). 축약형 검사의 점수는 기준치 평가(baseline assessment)에서 224명의 아동들과 1년 후 GMFM-88의 반복 평가를 수행한 109명의 아동들을 대상으로 계산되었다. 모든 치료사들은 GMFM의 사용에 대한 교육을 받았다.

축약형 척도 점수 계산(Abbreviated score calculations)

GMFM-66-IS와 GMFM-66-B & C 점수는 네덜란드 표본의 전체 GMFM 데이터로부터 계산되었고, 축약형 척도는 사용되지 않았다. 실제 시행 시간을 계산할 수는 없었으나, 여러 잠재적 영향요인을 통제할 수 있었다. 이 방법은 GMFM-66 점수를 내는 세 가지 방법 간의 관계를 연구할 때 유용하게 사용될 수 있었다.

표 5.1
네덜란드 표본에 대한 기술 분석

	기준선 n(%)	*1년 후 n(%)*
뇌성마비 유형		
양측성 경직형	110 (49.1)	54 (49.5)
편측성 경직형	94 (42.0)	54 (49.5)
이상긴장형	5 (2.2)	1 (0.9)
운동실조형	4 (1.8)	0 (0.0)
혼합형	11 (4.9)	0 (0.0)
GMFCS 단계		
I	71 (31.7)	17 (15.6)
II	24 (10.7)	8 (73)
III	27 (12.1)	15 (13.8)
IV	26 (11.6)	11 (10.1)
V	21 (9.4)	4 (3.7)
미분류	55 (24.6)	54 (49.5)
성별		
남성	132 (58.9)	62 (56.9)
여성	91 (40.6)	47 (43.1)
표기 안됨	1 (0.4)	
합계	224 (100)	109 (100)
평균 나이(SD)	6세 11개월(4세 6개월)	

동일한 측정으로부터 얻은 모든 점수(GMFM-66, GMFM-66-IS 및 GMFM-66-B & C)를 계산함으로써 평가 조건에 관련된 모든 변이를 제거하였다. 이 변이에는 피시험자 내의 편차(피로, 시간의 영향), 평가자 내외 및 평가자 간의 영향 그리고 평가 환경의 영향이 포함된다. 이는 알 수 없는 요인에 의해 편중되거나, 제3의 요인에 의해 영향을 받지 않은 척도 간의 비교를 가능하게 하기 때문에 중요하다.

그러나 이 접근법에도 제한점은 있을 수 있다. 언급한 바와 같이, 축약형 검사를 시행하는 시간을 측정할 수 없었고, 잠재된 변이 또한 평가할 수 없었다. 이 접근법은 평가 변이를 제거하기 때문에 각 평가를 별도로 수행할 때보다 더 높은 일치율을 나타낼 수 있다. 따라서 여기서 도출된 결과는 '최상의' 시나리오일 가능성이 있다. 즉, 각 척도의 점수 측정을 위해 정확히 동일한 항목 점수를 사용하여 각 척도의 점수를 측정하였기 때문에, 축약형 검사로 도출할 수 있는 최상의 결과를 나타낼 수 있다.

GMFM-66-IS 점수 산정

GMFM-66-IS 점수는 GMFM-88의 항목 점수를 사용하여 의사결정 나무(decision tree)를 통해 계산되었다. 항목 세트(item set)를 선택한 후, 의사결정 나무에서 선택된 점수와 항목 세트를 대동작능력 산정기(GMAE) 프로그램에 입력하여 GMFM-66-IS 점수를 계산하였다. 다른 모든 항목들은 '미시행'으로 처리되었다.

GMFM-66-B&C 점수 산정

네덜란드 표본에 대한 GMFM-66-B&C 점수를 계산하기 위하여 GMFM-66-IS 점수 계산에 사용되었던 것처럼 GMFM-88 평가가 사용되었다. 점수 산정 과정이 자동적으로 생성되도록 S-Plus 통계 패키지에 스크립트가 작성되었다(Insightful Corporation S-Plus 8.0, 2007). 아동의 GMFCS 단계와 나이를 이용하여, GMFM-66-B&C 점수표에 제시된 지침에 따라 시작점을 선택하였다. 세 번 연속 '3'점을 획득하는 지점을 기저 수준(basal level)으로 설정하였다. 기저 수준이 권장된 시작 항목에서 발견되지 않으면 기저 수준이 될 때까지 혹은 가장 쉬운 항목에 도달할 때까지 더 쉬운 시작 항목을 순차적으로 평가하였다. 기저 수준이 정해지면 3회 연속 '0' 또는 가장 어려운 GMFM-66 항목을 찾아 상한 수준(ceiling level)이 될 때까지 항목 점수를 기록하였다. 만약 15개의 항목이 채점되기 전에 세 번 연속 '0'점을 획득하면, 프로그램이 체계적으로 15개의 항목을 평가할 때까지 더 쉬운 항목과 더 어려운 항목을 하나씩 평가하여 점수를 측정하였다(Doreen Bartlett, 2012; personal communication). 그 후, GMFM-66-B&C 점수는 기록된 항목 점수를 바탕으로 GMAE 프로그램을 사용하여 계산되었고, 다른 항목들은 '평가 못함'으로 처리되었다.

검사-재검사 신뢰도

McGraw와 Wong (1996)의 방법에 따라, Braunton과 Bartlett (2011)는 급내상관계수를 사용하여 축약형 척도의 검사-재검사 신뢰도를 보고하였다. 검사-재검사 신뢰도는 2주 간격으로 26명의 아동을 대상으로 평가되었으며, 두 검사 모두 신뢰도가 매우 좋았다. 항목 세트 접근법의 경우, 급내상관계수는 0.984(95 % CI 0.965, 0.993)였고, 기저&상한 접근법의 급내상관계수는 0.994(95 % CI 0.987, 0.997)이었다.

공인 타당도: 단일 평가

두 축약형 검사의 공인 타당도(concurrent validity)는 Brunton과 Bartlett (2011)에 의해 검증되었으며, GMFM-66에 대한 축약형 검사의 준거 타당도(criterion validity)는 네덜란드 표본(Avery et al., 2013)을 사용하여 각각 조사되었다. 네덜란드 표본은 1년 간격으로 두 번의 GMFM 평가를 받았다. 네덜란드 표본의 아동에 대한 기술분석은 표 5.1을 참조한다. 이 표본의 경우, GMFM-66 전체 평가 점수와 축약형 척도 점수 간의 일치도를 기준점(baseline assessments)으로, 1년 후 그리고 1년 동안의 변화된 점수에 대하여 평가하였다. 또한 특이치(outliers)가 있는지 조사하였다. 그러나 GMFM-66-IS 점수와 GMFM-66-B&C 점수 및 특이치로 분류된 항목의 중복이 없었기 때문에 모든 케이스가 포함되었다. 표 5.2는 각 데이터의 타당도를 나타낸다. 네덜란드 표본은 가능한 모든 경우에 대해 데이터를 분석한 후, 양측성 경직형 뇌성마비와 편측성 경직형 뇌성마비 환자

표 5.2
GMFM-66-IS 및 GMFM-B&C의 GMFM-66 준거 타당도

		GMFM-66-IS		*GMFM-66-B&C*	
	n	*ICC*	*95% CI*	*CC*	*95% CI*
Brunton과 Bartlett	26	0.994	0.987, 0.997	0.987	0.972, 0.994
네덜란드 표본					
모든 경우의 수					
기준 평가	224	0.994	0.993, 0.996	0.991	0.988, 0.993
1년 후 평가	109	0.995	0.993, 0.997	0.982	0.973, 0.987
1년간 변화 점수	109	0.922	0.888, 0.946	0.734	0.634, 0.810
양측성 경직형					
기준 평가	110	0.998	0.997, 0.998	0.997	0.995, 0.998
1년 후 평가	54	0.997	0.996, 0.999	0.997	0.995, 0.998
1년간 변화 점수	54	0.942	0.903, 0.966	0.925	0.874, 0.956
편측성 경직형					
기준 평가	94	0.987	0.980, 0.991	0.978	0.968, 0.986
1년 후 평가	54	0.988	0.979, 0.993	0.932	0.885, 0.960
1년간 변화 점수	54	0.889	0.816, 0.934	0.584	0.377, 0.735

Brunton과 Bartlett에 의한 자료이며, 아래 네덜란드 표본에 대한 설명이다. 네덜란드 표본에서 가능한 모든 사례들이 설명되어 있으며 양측성 경직형 뇌성마비와 편측성 경직형 뇌성마비 아동의 결과를 설명하였다. IS, 항목 세트; B&C, 기저&상한; ICC, 급내상관계수; CI, 신뢰구간

로 분류하여 분석하였다.

횡단적 데이터(cross sectional data)의 경우, 두 연구의 결과는 유사하였으며, 각 축약형 척도가 기준 GMFM-66과 좋은 일치도를 보였다. 예상했던 대로, 편측성 뇌성마비 아동에서는 두 축약형 검사에 대한 일치도가 높지 않았다. 이는 편측성 뇌성마비 아동은 비교적 더 쉬운 항목일지라도 기능이 나쁜 쪽에 대해 시행할 경우, 점수가 낮아질 수 있기 때문이다. 이 쉬운 항목들이 GMFM-66 전체 평가에는 포함된 반면, 축약형 검사에는 포함되지 않았기 때문에 점수 간 불일치가 있었으며, 이는 급내상관계수에 반영되었다. 표 5.3은 GMFM-66과의 항목 세트 접근법에 대한 뇌성마비 유형, GMFCS 단계 및 성별에 따른 점수 일치도를 나타낸다. 82.1%는 GMFM-66 전체 평가 점수와의 차이가 2점 이내였고, 96%는 4점 이내였다. 표 5.4는 GMFM-66과의 기저&상한 접근법에 대한 점수 일

표 5.3

네덜란드 표본에서 GMFM-66 전체 평가 점수와 GMFM-66-IS 점수 사이의 일치도

	n	*Exact*	*± 2pts*	*± 4pts*	*± 10pts*	*> 10pts*
뇌성마비 유형						
양측성 경직형	110	19 (17.3)	92 (83.6)	106 (96.4)	110 (100.0)	0 (0.0)
편측성 경직형	94	31 (33.0)	74 (78.7)	90 (95.7)	92 (97.9)	2 (2.1)
이상긴장형	5	1 (20.0)	5 (100.0)	5 (100.0)	5 (100.0)	0 (0.0)
운동실조형	4	2 (50.0)	3 (75.0)	4 (100.0)	4 (100.0)	0 (0.0)
혼합형	11	2 (18.2)	10 (90.9)	10 (90.9)	11 (100.0)	0 (0.0)
GMFCS 단계						
I	71	35 (49.3)	65 (91.5)	69 (97.2)	70 (98.6)	1 (1.4)
II	24	3 (12.5)	18 (75.0)	23 (95.8)	24 (100.0)	0 (0.0)
III	27	2 (7.4)	25 (92.6)	26 (96.3)	27 (100.0)	0 (0.0)
IV	26	4 (15.4)	24 (92.3)	25 (96.2)	26 (100.0)	0 (0.0)
V	21	5 (23.8)	18 (85.7)	21 (100.0)	21 (100.0)	0 (0.0)
미분류	55	6 (10.9)	34 (61.8)	51 (92.7)	54 (98.2)	1 (1.8)
성별						
남자	132	33 (25.0)	107 (81.1)	127 (96.2)	131 (99.2)	1 (0.8)
여자	91	22 (24.2)	76 (83.5)	87 (95.6)	90 (98.9)	1 (1.1)
표기 안됨	1	0 (0,0)	1 (100.0)	1 (100.0)	1 (100.0)	0 (0.0)
합계	**224**	**55 (24.6)**	**184 (82.1)**	**215 (96.0)**	**222 (99.1)**	**2 (0.9)**

IS, 항목 세트

치도이다. 68.8%는 GMFM-66 전체 평가 점수와의 차이가 2점 이내이고, 88.8%는 4점 이내였다.

준거 타당도: 반복 평가

GMFM-88은 개발 이래로 뇌성마비가 있는 아동의 운동기능 변화를 평가하는 데 사용되었다(Ketelaar et al., 2001; Voorman et al., 2007; Sanders et al., 2012). GMFM-66을 개발할 때는 시간에 따른 변화를 반영하는 것이 중요하였으며, 이는 Wang과 Yang에 의해 밝혀졌다(2006). 이 검사를 축약형 척도로 개발할 때 우려되는 것 중 하나는 변화에 의해 민감도가 낮아질 수 있다는 점이었다. GMFM-66 전체 평가와 비교하여 축약형 검사가 시간 경과에 따른 변화를 얼마나 정확하게 평가했는지 결정하기 위해, 급내상관계수

표 5.4
네덜란드 표본에서 GMFM-66 전체 평가 점수와 GMFM-66-B&C 점수 사이의 일치도

	n	*Exact*	*± 2pts*	*± 4pts*	*± 10pts*	*> 10pts*
뇌성마비 유형						
양측성 경직형	110	20 (18.2)	82 (74.5)	102 (92.7)	110 (100.0)	0 (0.0)
편측성 경직형	94	22 (23.4)	57 (60.6)	80 (85.1)	90 (95.7)	4 (4.3)
이상긴장형	5	2 (40.0)	5 (100.0)	5 (100.0)	5 (100.0)	0 (0.0)
운동실조형	4	2 (50.0)	3 (75.0)	4 (100.0)	4 (100.0)	0 (0.0)
혼합형	11	2 (18.2)	7 (63.6)	9 (81.8)	11 (100.0)	0 (0.0)
GMFCS 단계						
I	71	25 (35.2)	46 (64.8)	63 (88.7)	70 (98.6)	1 (1.4)
II	24	2 (8.3)	14 (58.3)	22 (91.7)	24 (100.0)	0 (0.0)
III	27	5 (18.5)	21 (77.8)	25 (92.6)	27 (100.0)	0 (0.0)
IV	26	3 (11.5)	25 (96.2)	25 (96.2)	26 (100.0)	0 (0.0)
V	21	5 (23.8)	16 (76.2)	20 (95.2)	21 (100.0)	0 (0.0)
미분류	55	8 (14.5)	32 (58.2)	45 (81.8)	52 (94.5)	3 (5.5)
성별						
남자	132	26 (19.7)	90 (68.2)	119(90.2)	131 (99.2)	1 (0.8)
여자	91	22 (24.2)	64 (70.3)	80 (87.9)	88 (96.7)	3 (3.3)
표기 안됨	1	0 (0,0)	0 (0.0)	1 (100.0)	1 (100.0)	0 (0.0)
합계	**224**	**48 (21.4)**	**154 (68.8)**	**199 (88.8)**	**219 (97.8)**	**4 (1.8)**

B&C, 기저 & 상한

를 1년 간격으로 평가하여 점수 변화를 비교하여 계산하였다. 이 결과는 표 5.2에 나타나 있다.

기저 & 상한 접근법은 두 번의 평가(기저시점과 1년 후)에서 매우 우수한 결과를 내었다. 하지만, 기저 & 상한 접근법에 의한 점수 변화치를 GMFM-66 전체 평가에서 얻은 점수 변화치와 비교했을 때 일치도는 급내상관계수 0.734(95% CI 0.634, 0.810)로 낮았다.

이 차이가 발생한 것은 양측성 경직형 뇌성마비와 편측성 경직형 뇌성마비의 데이터를 각각 별도로 분석함에 따르는 것으로 보인다. 1년 동안의 GMFM-66-B & C의 점수 변화치는 편측성 군(ICC 0.925 대 0.584)보다 양측성 군에서 GMFM-66 전체 평가 점수에 훨씬 더 가까웠다. GMFM-66-IS에서도 양측성과 편측성 군의 차이가 나타났으나, 전반적인 점수 변화치의 일치도는 매우 높았다(양측성 군 ICC = 0.942, 편측성 군 ICC = 0.889).

GMFM-66-B & C 점수와 GMFM-66 전체 평가 점수는 기저 평가와 1년 후 평가에서 일치도가 높은데도, 점수 변화치의 일치도는 낮아져 있는 것을 어떻게 설명할 것인가? 이를 설명하기 위해 기준 평가와 1년 후 평가와 각각의 변화 점수에 대해 산점도표를 작성하였다. 그림 5.2와 5.3은 각각 항목 세트(item set)와 기저 & 상한(basal & ceiling) 점

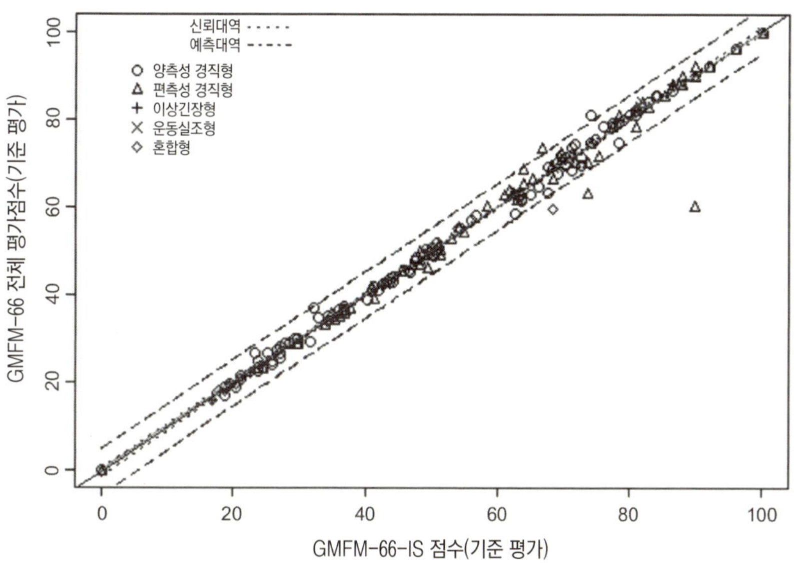

그림 5.2 GMFM-66 전체 평가 점수 및 GMFM-66-항목 세트(IS) 점수의 산점도
데이터는 네덜란드 표준 표본($n = 224$), 급내상관계수(ICC) = 0.994 (95% 신뢰 구간 [CI] 0.993, 0.996)의 자료이다.

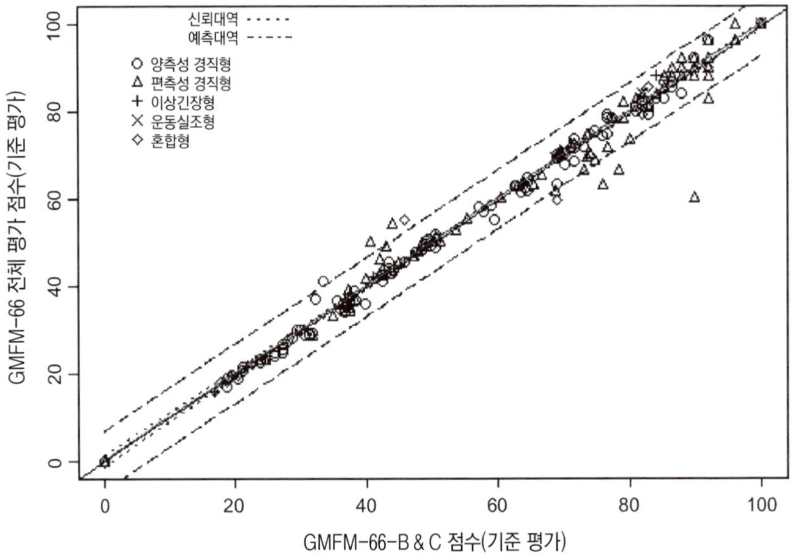

그림 5.3 기저 & 상한 접근법에서의 GMFM-66 전체 평가 점수와 GMFM-66-B & C 점수의 산점도
자료 분석은 네덜란드 타당성 검증 표본, $n = 224$, 급내상관계수(ICC) = 0.991(95% 신뢰 구간 [CI] 0.988, 0.993)의 평가를 통해 이루어졌다.

수에 대한 GMFM-66 전체 평가 기준 점수이다. 두 가지 축약형 척도 모두에서 예측 대역(prediction band)에 붙어 있었고, 회귀선은 사실상 완벽한 적합도의 선과 구분되지 않는다. 그림 5.4와 5.5는 1년 후 반복 평가한 산점도표이다. 가용 표본이 작았지만, 예측 대역도 여전히 상당히 좁았다. 그림 5.6과 5.7은 두 축약형 척도에 대한 1년 간의 변화 점수를 비교하고 있다.

그림 5.6은 GMFM-66-IS가 GMFM-66에 비해 변화 정도를 약간 더 과대평가하고 있음을 보여준다. 점수 변화치에 대한 예측 대역은 단일 평가 시의 예측 대역만큼 조밀하지는 않지만, 점수 변화치가 0인 경우 9.49 포인트의 폭으로 꽤 좁은 편이다. 그림 5.7에서 확인할 수 있듯이, GMFM-66-B & C에서 추정한 GMFM-66 점수 변화치에 대한 예측 대역이 훨씬 더 광범위하다는 점과는 대조적이다. 이 그래프의 예측 대역은 GMFM-66-B & C 점수 변화치 0에서 17.14 포인트의 폭을 가진다. 평균적으로 GMFM-66-B & C는 GMFM-66보다 더 많은 양의 변화를 추정한다[회귀선은 완벽한 적합도의 선(the line of perfect fit)보다 기울기가 낮다]. 하지만 그래프에서도 볼 수 있듯이, 점수가 완벽한 적합도 선보다 더 위에 위치하는 아동들도 있다. 이러한 아동의 경우, GMFM-66 전체 평가의 점수는 GMFM-66-B & C 점수보다 더 큰 변화량을 추정한다. 이 그래프들이 나타내는 것

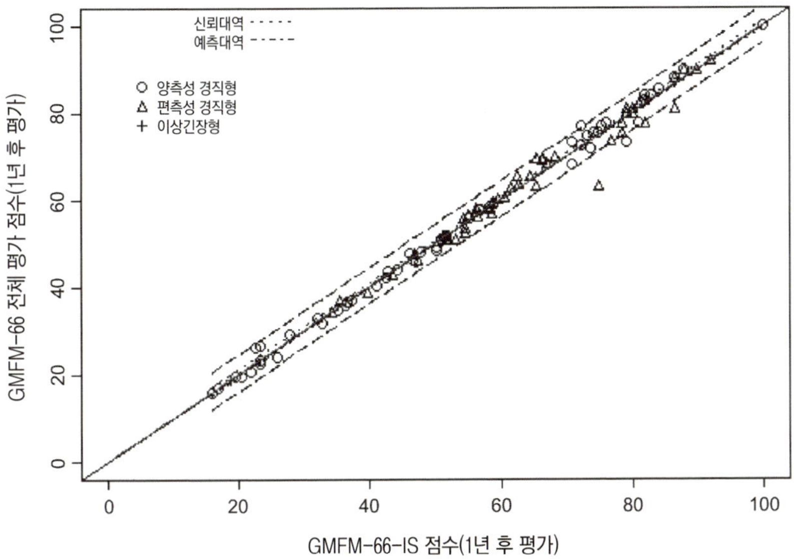

그림 5.4 항목 세트 접근법에서의 GMFM-66 전체 평가 점수와 GMFM-66-IS 점수의 산점도

자료 분석은 네덜란드의 타당성 검증 표본, $n = 109$, 급내상관계수(ICC) = 0.995 (95% 신뢰 구간 [CI] 0.993, 0.997)의 1년 평가를 통해 이루어졌다.

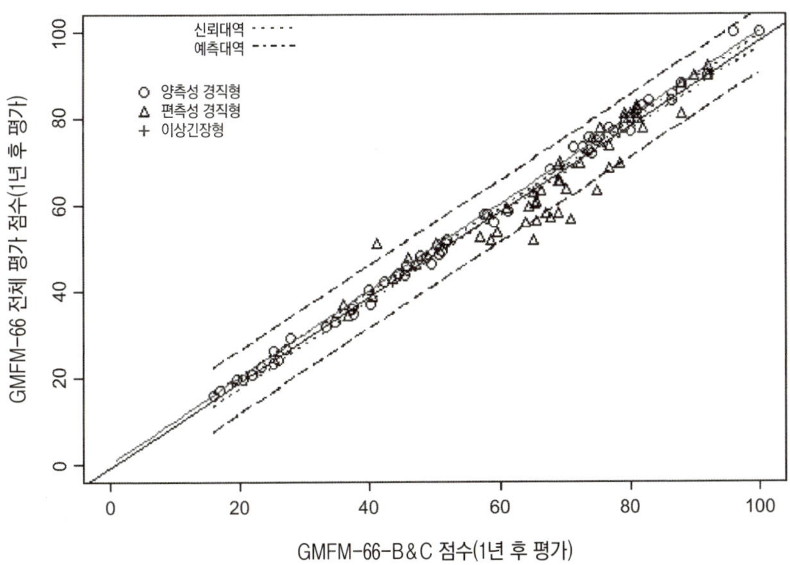

그림 5.5 기저&상한 접근법에서의 GMFM-66 전체 평가 점수와 GMFM-66-B&C 점수의 산점도

자료 분석은 네덜란드의 타당성 검사 표본, $n = 109$, 급내상관계수(ICC) = 0.982(95% 신뢰 구간 [CI] 0.973, 0.987)의 1년 평가를 통해 이루어졌다.

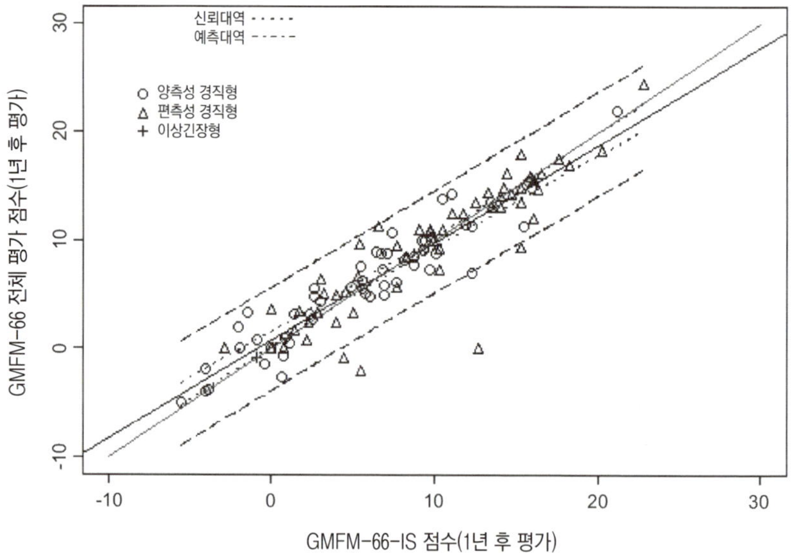

그림 5.6 항목 세트 접근법에서의 GMFM-66 전체 평가 점수와 GMFM-66-IS 점수의 산점도

자료 분석은 네덜란드의 타당성 검증 표본, $n = 109$, 급내상관계수(ICC) = 0.922 (95% 신뢰 구간 [CI] 0.888, 0.946)의 평가를 통해 이루어졌다. 회색 라인은 각 점수 사이의 완벽한 적합도의 선을 나타낸다. 이 그림은 발달 의학 및 아동 신경학(Developmental Medicine and Child Neurology)의 허가를 받아 Avery 외 연구진(2013)이 재출판하였다.

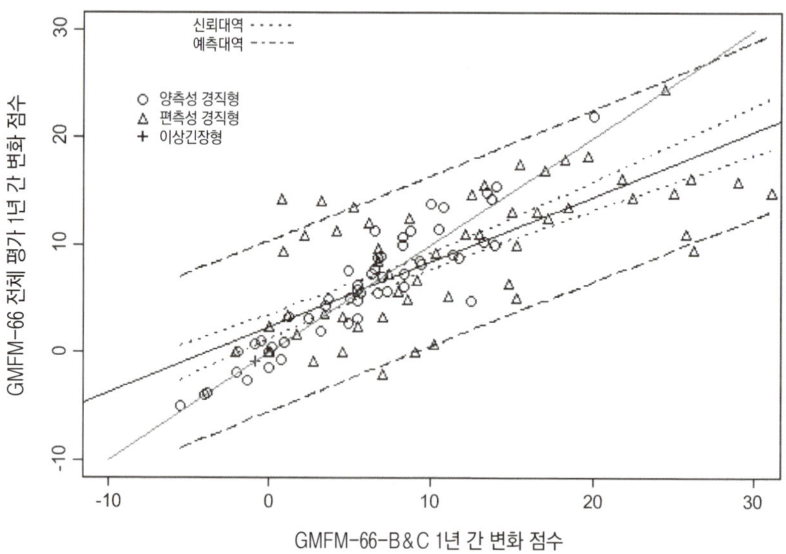

그림 5.7 기저&상한 접근법에서의 GMFM-66 전체 평가 점수와 GMFM-66-B&C 점수의 산점도

$n = 110$, 급내상관계수 (ICC) = 0.734 (95% 신뢰 구간 [CI] 0.634, 0.810). 회색 라인은 각 점수 사이의 완벽한 적합도의 선을 나타낸다. 이 그림은 발달 의학 및 아동 신경학(Developmental Medicine and Child Neurology)의 허가를 받아 Avery 외 연구진(2013)이 재출판하였다.

은 단일 시점에서 GMFM-66-B&C 점수가 GMFM-66 점수의 좋은 예측 지표임에도 불구하고, 편측성 뇌성마비인 아동의 변화를 정확하게 측정하지는 못한다는 것이다.

GMFM-66 전체 평가 점수와 GMFM-66-B&C 간의 변화 평가가 일치하지 않는 데는 다음과 같은 세 가지 원인이 있다.

1. 축약형 검사는 아동이 자신의 수준보다 훨씬 낮은 항목들을 완성하지 못한 것에 대해 감점을 주지 않기 때문에, 축약형 검사에서 더 높은 점수를 얻는다. 특히 편측성 뇌성마비 아동에 있어, 편측에서는 어렵거나 불가능한 항목들을 건측에서는 쉽게 수행해낼 수 있기 때문에 축약형 검사에서 더 높은 점수를 받는다. 이는 GMFM-66-B&C와 GMFM-66-IS에서도 동일하게 적용된다.
2. GMFM-66-B&C의 '상한'보다 더 높은 수준의 항목을 수행할 수 있는 아동들은 GMFM-66 전체 평가 점수에서는 더 높은 점수를 얻지만, 축약형 검사에서는 이 항목들에 대한 점수를 얻지 못한다.
3. 편측성 뇌성마비 아동이 편측 기능의 향상을 보여도, 이것이 GMFM-66-B&C를 통해서는 발견되지 않을 수 있다. 축약형 검사는 아동의 능력과 유사한 수준의 항목에서 시작하는 것을 목표로 하기 때문에, 건측에서는 쉽게 수행할 수 있으나, 환측에서는 여전히 발달 중인 수행능력일 수 있으므로 향상을 측정하지 못할 수 있다.

이러한 요인들은 단일 시점 평가에서도 불일치를 야기한다. 하지만 두 요인이 검사 시점에 따라 동일한 아동에게 다른 영향을 줄 수 있다. 한 시점에서는 점수가 오르고 또 다른 시점에서는 점수가 낮아질 수 있기 때문에 GMFM-66-B&C 척도는 GMFM-66 척도에서와는 변화를 다르게 측정할 수 있다. 또한, 이러한 요소들은 GMFM-66-IS와 GMFM-66의 차이를 설명하는 반면, 항목 세트 접근법은 아동의 능력과 유사한 수준의 다양한 항목을 검사하도록 고안되었기 때문에 GMFM-66 전체 평가 점수를 GMFM-66-B&C와 동일한 정도로 과소평가하지는 않는다.

축약형 검사들의 비교

수행의 용이성

표 5.5에 GMFM-66-IS와 GMFM-66 B&C 모두를 평가한 평균 항목 수가 나열되어 있다. 이 표본에서 GMFM-66-B&C는 평균적으로 29.8 항목을 요하는 GMFM-66-IS

표 5.5
GMFM-66-IS와 GMFM-66-B & C를 이용하여 Time 1에서 검사한 항목의 평균(SD) 수

범위	*GMFM-66-IS*	*GMFM-66-B & C*
뇌성마비의 유형		
양측성 경직형	29.5 (9.3)	21.1 (8.4)
편측성 경직형	31.6 (8.1)	22.5(11.6)
이상긴장형	20.8 (6.9)	18.0 (6.7)
운동실조형	25.0 (0.0)	18.0 (3.6)
혼합형	23.0 (8.3)	21.1 (8.2)
GMFCS 단계		
I	28.2 (6.0)	20.1 (10.7)
II	28.7 (6.9)	22.1 (5.0)
III	33.9 (7.9)	22.7 (9.1)
IV	24.7 (7.6)	21.7 (9.9)
V	18.1 (5.4)	15.8 (3.3)
미분류	37.1 (7.8)	24.9 (10.8)
성별		
남자	29.4 (8.8)	20.8 (9.5)
여자	30.3 (9.1)	22.9 (10.1)
표기 안됨	31 (na)	16 (na)
합계	**29.8 (8.9)**	**21.6 (9.8)**

IS, 항목 세트; B & C, 기저 & 상한(basal & ceiling)

보다 8.2 항목이 적은 평균 21.6 항목을 사용하였다(대응표본 t-검정 paired t-test = 14.1, $p < 0.001$). 두 개의 축약형 척도의 또 다른 차이점은 항목의 순서이다. GMFM-66-B & C는 항목 난이도에 따라 나열한 도해 순서를 따르는 반면, GMFM-66-IS는 기존의 차원 기반 접근방식(dimension-based approach)을 따른다. 수행의 용이성은 개인적인 선택일 수 있다. 그러나 Bruntonand와 Bartlett (2011)의 연구에서 치료사들은 두 가지 축약형 검사에 대한 질적 효용성(qualitative questions)에 대한 질문을 받았다. 연구의 결과는 다음과 같다.

1. '67번 항목: 두 손을 잡고 서서 앞으로 10걸음 걷기'는 GMFM-66-IS에서 문제가 된 결정 항목이었다. 치료사들이 (지침에 따라 앞쪽이 아닌) 아동의 뒤에 서게 되는

경향 때문에, 아동의 보행을 용이하게 하여 '3'점을 받는 경우가 발생하였다. 이로 인해 항목 세트 2로 평가되어야 하는 일부 아동들이 실제로 너무 어려운 항목 세트 3으로 평가되었다. 이러한 문제를 해결하기 위해서는 치료사들이 적절하게 훈련을 받고, 수행 규칙을 엄격히 따르는 것이 중요하다.

2. 일반적으로, 치료사들은 GMFM-66-B & C를 더 선호하는데, 그 이유는 이 방법이 아동과 임상적으로 더 연관된 항목을 평가한다고 느꼈기 때문이다. 또한, GMFM-66-IS에는 아동이 이미 달성한 마일스톤들이 종종 포함되어 있기 때문에, 때로는 아동의 참여를 유도하기가 어려웠다.
3. GMFM-66-B & C 사용 시 더 적은 항목을 평가하였고, 세 가지 평가 방법 중 가장 항목이 적었다. 그러나 두 개의 축약형 척도에 따라 측정을 하는 시간에는 유의한 차이가 없었다.

신뢰도와 타당도

GMFM-66 전체 평가와 비교하였을 때, 두 가지 평가 방법 모두 단일 평가에서 우수한 검사-재검사 신뢰도와 준거 타당도를 보였다. GMFM-66-IS는 GMFM-66-B & C보다 편측성 경직형 뇌성마비 아동의 반복적인 평가로 변화를 측정하는 데 있어 GMFM-66과 더 높은 상관관계를 보였다.

사용 권고사항

GMFM-66의 두 가지 축약형 척도 모두 GMFM-66 전체 평가 점수를 예측하기에 신뢰할 수 있는 유효한 방법이다. 그러나 경우에 따라서 평가의 주된 목표가 시간 경과에 따른 변화를 측정하는 것이라면, GMFM-66 전체 평가를 여전히 기준 척도(criterion standard)로 삼아야 한다.

평가 시간을 단축할 필요가 있는 경우, 편측성 경직형 뇌성마비 아동에게는 GMFM-66-IS가 사용되어야 한다. 두 가지 축약형 검사는 양측성 경직형 뇌성마비 아동에 대한 변화를 잘 반영한다.

시간의 경과에 따른 변화 측정에 대한 관점에서 검사 방법들 간 차이가 있기 때문에, 검사 수행의 일관성이 중요하다. 특히 연구 환경에서 축약형 검사 간 또는 GMFM-66 전체 평가와 상호 교환하여 사용되어서는 안 된다.

Brunton과 Bartlett (2011)가 67번 항목과 관련하여 논문에서 지적한 바와 같이, 치료사들이 GMFM을 사용하기 전에 적용에 대한 적절한 수련과 교육을 받는 것이 유효한 평가를 하는데 있어 매우 중요하다.

비교 연구의 한계

본 비교 연구는 기존 데이터를 사용하여 진행되었으며, GMFM-66의 축약형 검사들이 실제로 수행되지는 않았다. 따라서 항목 세트와 기저&상한 접근법 모두에 대한 점수 권고사항이 서한에 따라 작성되었다. 만약 전향적 연구가 수행되었다면, 치료사들이 검사 시작 시점에 보다 자유롭게 적절한 항목 세트를 선택할 수 있었을 것이다.

본 연구의 표본은 검사 방법의 타당성을 검증하고 비교하기 위해 경직형 뇌성마비 아동을 대상으로 하였다. 뇌성마비 아동의 대다수가 이러한 유형의 운동기능 장애를 갖기 때문에, 이러한 결과들은 뇌성마비 아동들에게 널리 적용되어야 한다.

향후의 연구

민감도

GMFM-66은 시간의 경과에 따른 변화를 반영하는 것으로 나타났다(4장 참조). 그러나 축약형 검사의 민감도에 대해서는 전향적 연구가 이루어지지 않았다. 변화 점수 간의 일치는 전체 평가 검사의 민감도를 대변하여 사용될 수는 있지만, GMFM-66 전체 평가 이외에도 다른 외부 변화 측정치를 포함하는 전향적 연구에서 축약형 검사의 민감도를 평가하는 것이 바람직하다. 현재는 GMFM-66이 총 운동기능을 평가하기 위한 기준 척도이지만, 추후에는 축약형 검사 중 하나가 우수한 평가 도구일 수 있다. 이는 추후 전향적 연구를 통해 검증될 필요가 있다.

적용의 경제성

Brunton과 Bartlett (2011)은 GMFM-66-IS보다 GMFM-66-B&C의 평가할 항목 수가 적지만, 평가를 완료하는 시간에 있어서는 두 검사 간에 유의한 차이가 없음을 확인하였다. 추후 연구로써 이것이 표본 크기에 의한 것인지 또는 평가한 항목의 순서 차이에 의하여 발생한 것인지 알아낼 수 있을 것이다.

CHAPTER

6

제1절: GMFM-88과 GMFM-66의 시행과 점수 측정 지침

PART 1: ADMINISTRATION AND SCORING GUIDELINES FOR GMFM-88 AND GMFM-66

도입

이 장에서는 GMFM의 "기술적인 측면"에서 고려해야 하는 것은 무엇인지 제시한다. 즉, 무슨 장비를 사용할지, 어떻게 환경을 준비할지, 평가를 할 때 아이들에게 어떻게 접근할지, 그리고 아동의 수행에서 특정 측면을 해석할 때의 몇 가지 측정 '방법'에 대한 세부 사항 등이다. 또한 보조기 혹은 구두를 신거나 이동 보조도구를 사용하는 뇌성마비 아동 검사에 대한 정보가 있으며, 다운증후군 아동 검사 지침도 포함되어 있다. GMFM에 익숙한 평가자는 과거에 이 도구를 사용해본 경험이 있으므로 이 자료가 익숙할 것이다. 측정 항목을 처음 개발한 이후, 개별 항목의 집행 및 채점이 거의 변경되지 않았으므로 신속하고 빠르게 훑어보게 될 것이다.

그러나 GMFM을 처음 접하는 평가자는 이 장이 매우 중요함을 알게 될 것이다. 학문 중심의 다른 장과는 달리, 이것은 GMFM에 대한 사용자 가이드라인이므로, 독자는 여기에 제시된 정보 및 지침에 익숙해지는 데 시간을 할애해야 할 것이다. 여기에 나온 아이디어는 측정 도구의 원래 개발자의 경험을 기반으로 할 뿐만 아니라, 수많은 동료들이 이 평가를 사용한 후에 조언하고, 개발자가 생각해야 할 질문들을 가지고 제안을 줌으로써 누가/무엇을/어떻게/어디서 그리고 왜 GMFM을 적절하고 일관되게 관리해야 하는지에 대해 더 명확하게 이해할 수 있도록 누적된 경험과 피드백을 반영하기도 하였다.

개요

GMFM은 표준화된 관찰식 평가도구로서 시간의 경과에 따른 뇌성마비 아동의 대동작기능 변화를 측정하도록 고안되었고, 임상과 연구목적 모두에서 사용되도록 개발되었다. 이 장에서 설명하는 지침과 GMFM 평가지는 평가를 시행하는 데 필요한 부분이다. 이 장의 첫 부분에서는 뇌성마비 아동에 대한 GMFM의 시행과 점수 측정을 다루며, 보조기구와 보조기를 사용하였을 때, GMFM-88로 평가하는 방법도 소개한다. 개별 항목에 대한 채점 가이드라인과 용어 설명은 이 장의 끝 부분에 있으며, 평가지는 www.motorgrowth.canchild.ca/en/GMFM/gmae.asp에서 볼 수 있다.

다운증후군 아동을 대상으로 한 GMFM-88의 적용을 위한 타당도 조사 작업도 이루어졌다. GMFM-88의 시행 및 점수 측정의 많은 부분이 다운증후군에서도 동일하게 적용되는데, 이 장에서는 차이점에 대해서만 중점적으로 다룰 예정이다.

GMFM은 아동이 얼마나 운동을 잘 수행하는가보다는 각 항목을 얼마만큼 수행하는지를 평가하도록 고안되었다.

원래 GMFM은 88개 항목:

A. 눕기와 뒤집기

B. 앉기

C. 네발기기와 무릎서기

D. 서기

E. 걷기, 달리기 그리고 점프

등 다섯 개의 대동작기능 영역으로 구성되었다. 운동손상이 없는 5세 아동이라면, 88개 항목을 모두 수행할 수 있을 것이다(즉, 88개 항목 모두에서 점수 3점).

GMFM 원본이 개발된 이후, 라쉬 분석을 통해 구간척도를 생성한 GMFM-66의 타당화 작업을 위하여 광범위한 연구가 이루어졌다(4장 참조). GMFM−66은 뇌성마비 아동에게만 사용되었다. 5장에서 설명한 것처럼 GMFM−66의 두 가지 단축 버전도 개발되었다. GMFM−66−IS는 알고리즘을 사용하여 평가할 네 가지 항목 중 하나를 식별한다. GMFM−66−B & C는 기저 접근법을 사용한다. GMFM의 시행방법은 모든 버전의 측정 항목에 대해 동일하지만, 평가에 필요한 항목의 수, 평가를 거절했거나 평가하지 못한 항목에 대한 점수 부여 그리고 수집한 자료의 분석법 등에서 차이가 난다.

검사자 자격

GMFM은 뇌성마비 아동에 익숙하고 편안한 소아치료자들이 사용하도록 고안되었다. 적절함을 보장할 수 있는 정도의 정확한 훈련 방식이나 방법에 대해서는 아직 정해진 것이 없다. 하지만 GMFM 훈련 워크숍의 평가 결과, 참가자들이 훈련 후 기준 시험 동영상으로써 평가하였을 때, 점수 측정에 대한 일치도가 유의하게 향상된 결과를 얻을 수 있었다(Russell et al., 1994).

검사자들은 이 장에 수록되어 있는 평가지와 시행방법 그리고 점수 측정 지침을 잘 숙지해야만 정확하고 일관성 있는 평가를 할 수 있다. 최소한 두 명의 아동을 연습 평가해야 하고, 검사자가 GMFM을 임상평가 또는 연구목적으로 사용하기 전에 여러 평가자들과 함께 신뢰도 조사를 하는 것이 이상적이다.

소요시간

GMFM−88을 완전히 실시하는데는 약 45~60분 정도의 시간이 소요된다. 아동이 너무 힘들어 하거나 어떤 이유로든 협조가 잘 이루어지지 않을 때는 한 번에 평가를 끝낼지 못 할 수도 있다. 이때는 평가를 두 번 이상 나누어서 하거나, GMFM−66을 사용해 볼 수 있다. 하지만 한 세션에서 평가했던 항목을 다음 세션에서 재평가하면 안된다. GMFM−88을 나누어서 평가할 때에는 일주일 안에 끝내야만 평가기간 동안 발생할 수 있는 아동의 기능 변화에 의한 점수 변이를 피할 수 있다. GMFM−66은 GMFM−88보다 22개 항목이 적으며, GMFM−66의 점수 측정 프로그램에서는 결측항목이 있어도 되고, 평가시간도 짧다. 단축 버전을 시행하는 시간은 평가된 항목의 수에 따라 달라진다. GMFM−66−IS와 GMFM−66−B & C를 완료하는 평균 시간은 각각 약 28분과 24분이다(Brunton and Bartlett, 2011).

일반 시행 지침

장비

모든 필요한 장비는 평가시간 전에 준비해 놓고, 적당한 높이로 미리 조정해 둔다. 눕기와 뒤집기, 앉기, 네발기기와 무릎서기의 모든 항목들은 매트에서 평가한다. 서기와 걷기, 달리기 그리고 점프의 모든 항목에서 매트를 이용하여 수행할 수 있는 항목 52, 60, 61 및 62 와 계단에서 수행하는 항목 84, 85, 86 및 87을 제외하고는 바닥에서 수행한다. 필요한 장비는 다음과 같다.

- 바닥: 편평하고 단단한 표면
- 바닥의 두 개 직선: 길이 6m, 간격 20cm, 각각 너비 2cm(바닥에 두 줄로 테이프를 붙이거나 선명하게 표시)
- 동그라미: 바닥에 표시된 지름 60cm 그림
- 운동매트: 최소 1.2×2.4m 크기로 최대 2.5cm 두께로 단단해야 함
- 작은 벤치: 길이 1m 이하(앉았을 때, 아동의 발이 바닥에 닿을 수 있어야 함)
- 큰 벤치(또는 테이블): 앉았을 때 발이 땅에 닿지 않고, 떠 있는 정도의 높이와 서거나 잡고 이동하기에 적절한 정도(레일이나 평행바를 사용해도 됨)
- 스톱워치 또는 초시계
- 막대기: 30~60cm 길이로 75번 항목 평가에 필요함
- 축구공 크기의 공: 발로 차기 위한 용도
- 다섯단으로 된 계단, 한 계단의 높이는 15~18cm 표준규격으로 난간이 있어야 함
- 등받이 없는 바퀴달린 의자: 아동이 잡고 앞으로 밀고 가기 위한 용도로 51번 혹은 67번 항목 검사를 위함
- 작은 장난감(들): 10cm 미만 길이로 한 손이나 양손으로 만지기 위함
- 큰 물건 또는 장난감: 두 손으로만 잡을 수 있는 것(예: 축구공 크기의 공)으로 72번 항목 검사를 위함
- 평가 중 아동의 동기를 유발시킬 수 있는 장난감

위의 장비가 없을 때는 가장 비슷한 것으로 대체할 수 있다. 평가지 앞장의 "검사 조건"에 나와 있는 대체 장비를 참고하고, 이어지는 내용에서 제시하는 대체품을 사용해도 된다.

환경

환경은 아동이 각 항목에서 최대의 능력을 발휘하는데 중요한 역할을 한다. 검사실은 필요한 장비들과 아동, 평가자 모두를 편안히 수용할 만큼 넓어야 한다. 온도도 아동이 편하게 느낄 만큼 적절해야 한다. 바닥은 편평하고 단단해야 한다. 아동은 평가를 받는 동안, 편안한 느낌이어야 하고, 될 수 있으면 부모나 보호자와 함께 있도록 한다. 하지만 아동이 항목을 수행할 때 보호자가 도움을 줄 수는 없다. 평가자는 되도록 검사조건을 편안하고 일관되게 유지하여 환경 변인이 점수에 미칠 수 있는 영향을 최대로 줄여야 한다. 이전 평가 시 환경과 달라진 점이 있다면, 평가지 맨 앞장에 관련 내용을 기록하여 다음 평가 때 환경조건을 동일하게 맞출 수 있도록 한다.

평가 시 옷차림

평가자가 아동의 움직임을 잘 관찰할 수 있도록 최대한 적게 입힌다. 짧은 바지와 티셔츠가 좋고, 신발은 벗은 상태로 평가한다.

검사

평가를 시작하기 전 항목별 점수 측정을 위한 특별 지침, 용어 설명 그리고 평가지를 준비한다. 또한 평가 시작에 앞서 평가지의 앞장부터 작성한다.

운동장애에 의한 기능적 단계를 대동작기능분류체계, 확장 수정판(Gross Motor Function Classification System, Expanded and Revised, GMFCS E & R)으로 평가한다(Palisano et al., 1997). 이것은 가족 및 동료와의 의사소통을 원활하게 할 수 있고, GMFM 기준 곡선(Gross Motor Function Measure Reference Curve) 위에 변화를 표시하는 데 사용될 수 있다.

검사 환경란에는 아동이 평가를 완수하는데 영향을 미치거나 표준화된 평가 환경에 방해가 되는 환경 요인들을 기술한다. 환경과 함께 건강상태, 동기 또는 행동과 같은 아동 관련 요인들도 점수표에 기록해야 한다.

아동이 시도할 수 있는 모든 항목은 반드시 검사해야 한다. 결측항목은 GMFM-88의 경우 0점, GMFM-66의 경우 "검사 못함(NT)"으로 채점한다. 각 영역의 항목들이 대부분 발달순서에 따라 나열되어 있지만, 라쉬 분석에서 알 수 있듯이 항목들이 난이도 순으로 배열되어 있지는 않으므로, 현재 수행한 항목 이전의 항목들을 모두 수행할 수 있다고 보아서는 안 된다. 영역들과 영역을 구성하는 항목들은 발달순서에 따라 배열되어 있고, 각 영역의 마지막 항목은 이어지는 다음 영역의 시작항목보다 어렵다. 따라서 가능한 GMFM-88 각 영역의 첫 항목부터 검사하도록 한다.

GMFM-88 영역과 항목들을 주어진 순서대로 테스트하면, 평가자가 실수로 항목을 생략하는 것을 방지할 수 있다. 하지만 항목 번호 순서에 상관없이 평가하는 것도 가능하다. 예를 들어, 아동이 평가자에게 별로 협조적이지 않다면, 아이가 가장 잘 받아들이는 영역에서 시작하는 것이 좋을 것이다.

각 항목마다 최대 3회까지 시도할 수 있다. 아동이 자발적으로 운동기술을 수행할 때가 있는데, 이런 경우 3회의 시도 중 1번으로 간주한다. 3회의 시도 중에서 제일 잘 시행했을 때의 점수를 기록한다. 아동이 첫 시도에서 항목을 완전히 수행하면, 다시 그 항목을 검사할 필요없이 다음 항목으로 넘어간다. 구두 격려 또는 시범을 보여주는 것도 허용된다. 실제 평가에 앞서 항목을 시도해 봄으로써 아동이 항목을 이해하고 있는지 확인해 볼 수 있다.

필요한 경우, 치료사가 시작 자세를 만들어 줄 수 있다. 하지만 GMFM은 관찰형 도구이므로 특별한 지시사항이 없는 한, "손으로" 직접 도움을 주거나 움직임을 촉진시키지는 않는다. 아동이 시작 위치를 유지할 수 없는 경우, 해당 항목에 대해 0점을 받게 된다.

점수의 타당도에 작용하는 방해요인들

많은 아동이 평가를 받고 있다는 것을 깨닫는 순간, 비협조적으로 변할 수 있다. 이런 경우에는 주어진 평가 환경 내에서 자발적인 수행력을 관찰하는 형태로 평가하는 것이 좋다. 평가 지침을 기준으로 한다면, 어떠한 방법이라도 좋다(예를 들어 "치료사 따라하기", 역할놀이 등). 또한 다른 장난감이나 장비를 사용해서 동기를 유발시켜도 된다. 예를 들어, 네발기기를 하는 아동들은 배밀이를 할 수 있어도 38번 항목(엎드려 누운 자세: 앞으로 1.8m 배밀이 한다)을 시켜보면 잘 따라하지 않는다. 이 항목 같은 경우, 터널을 만들어 주면 아주 쉽게 검사할 수 있다(특히 먼저 터널을 통과하는 모습을 보여주면 더 쉽게 따라한다).

아동이 하려고 하지 않거나, 검사를 못 한 항목은 꼭 "검사 못함"에 표시를 한다. 채점 시에는 가능한 정확하게 아동의 실제 기능수준을 반영하기 위해 주의를 기울여야 한다. GMFM-88에서 "검사 못함"으로 표시된 항목들은 0점으로 처리하지만, GMFM-66 프로그램은 결측치로 처리한다.

아동이 어떤 항목의 수행을 거부할 경우나 빠트린 경우에는 평가 마지막에 그 항목을 다시 한 번 시켜본다. 평가자가 아동의 반응을 끌어낼 수 없거나, 아동이 가지고 있는 능력을 발휘하지 못한 경우, 다음 평가시간에 검사하거나 평가표의 "검사 못함"에 표시한다.

뇌성마비 아동을 위한 특정 점수 측정 지침

단일 항목 점수 측정

점수는 항목마다 다음의 기본사항을 이용하여 4점 척도로 측정한다.

0 – 동작을 시작하지 못한다
1 – 동작을 시작한다
2 – 동작을 부분적으로 수행한다
3 – 동작을 완전히 수행한다
NT – not tested(검사 못함)

GMFM은 규준참조 기준으로, 네 가지 모든 활동 수준이 각 항목에 대해 구체적으로 기술되어 있다. 점수 측정의 열쇠는 일반적인 지침으로 제공되어 있다. (0)점 "동작을 시작하지 못한다"는 아동에게 항목을 시도하게 했을 때, 움직임의 어떤 부분도 개시하지 못하는 것이다. (1)점 "동작을 시작한다"는 과제의 10% 미만으로 동작을 수행하는 것이다. (2)점 "동작을 부분적으로 수행한다"는 아동이 동작을 10% 이상 100% 미만으로 수행하는 것이다. (3)점 "동작을 완전히 수행한다"는 과제를 100% 완수하는 것을 말한다. 검사 못함(NT)은 GMFM–66을 채점할 때만 사용해야 한다. "검사 못함"은 항목을 시행하지 못했거나, 아동이 시도를 거부하지만 평가자가 판단할 때 아동이 그 과제를 부분적이라도 수행할 수 있을 것으로 생각될 경우에 표시한다. 예를 들어 아동의 발달 상태가 검사항목에 비해 앞서있기 때문에 그 항목을 유도하기가 어려운 경우를 말한다.

지침에서 각 항목의 설명 밑에 점수별(0, 1, 2, 3) 설명이 나와 있다. 각 항목마다 절대적으로 지침에 따라 점수를 측정한다.

각 항목의 시작에서의 자세는 콜론(:) 앞에 적혀 있다(예를 들어, 8번 항목, 바로 누운 자세: 오른쪽으로 뒤집는다). 이 경우에 시작 자세는 바로 누운 자세이고, 콜론 다음에 기술된 내용은 해당 항목의 최대 기능수준을 나타낸다(3점).

항목별로 점수에 상관없이 시작 자세는 동일하지만 48번, 49번 그리고 50번 항목은 예외이다. 이 세 가지 항목의 경우, 아동이 독립적으로 평가받는 자세를 취할 수 없을 때, 평가자가 아동을 정해진 자세로(1점에 해당하는) 만들어준다.

기본적으로 항목들은 동적 항목과 정적 항목, 두 가지로 나뉜다. **동적** 항목은 움직임이 들어간다. 한 자세에서 다른 자세로 움직이는 중간 단계 동작이나(예를 들어, 14번 항목, 엎드린 자세: 오른쪽 방향으로 바로 누운 자세까지 되뒤집는다), 자세를 유지하면서 움직이는 동작(예를 들어, 78번 항목, 선 자세: 오른발로 공을 찬다) 등을 포함한다. 움직임을 관찰할 수 있어야만 0점 이외의 점수를 줄 수 있다. **정적** 항목은 동작을 요구하지 않는다. 시작 자세를 특정 시간 동안 유지하는 것이 요구된다(예를 들어, 39번 항목, 네발 자세: 양손과 양 무릎에 체중을 지지하고 10초 동안 유지한다). 1점은 "3초 미만 지지한다"(39번 항목)로 아동이 잠깐이라도 자세를 유지해야 한다. 이때, 아동이 자세를 유지하려는 시도가 분명히 관찰되어야 한다.

일부 항목은 동적 및 정적 운동 행위가 혼합된 항목도 있다(예를 들어, 48번 항목, 매트 위에 앉은 자세: 양팔을 이용해서 무릎서기 자세를 취한 후, "양팔을 자유롭게" 자세를 10초 동안 유지한다). 이러한 항목에서는 자세를 취하고, 특정 시간 동안 유지하기를 요구한다.

채점은 보수적 원칙을 따라야 한다. 두 개의 점수를 놓고 혼동이 될 때는 낮은 점수를 선택한다. 이러한 경우 아동의 수행력이 향상되면, 다음 평가에서 점수를 인정받을 수 있다.

아동이 되도록 많은 항목을 시도하게 하여 각 영역별로 최대 총점을 획득할 수 있도록 한다. 검사하지 않고 넘어갔거나 아동이 시도하지 못하거나, 수행할 의지가 없을 때는 "검사 못함"에 표시한다.

각 항목마다 최대 3회 정도 시도할 기회를 준다. 아동이 어떤 항목이든 자발적으로 운동기술을 수행할 수 있지만, 이것도 3회의 시도 중에서 1회에 해당한다는 점을 기억해야 한다(즉, 한 항목에 대해서 3회를 시도하고 나서 자발적인 움직임을 보고 점수를 주지는 않는다). 하지만 이러한 임상적인 정보들에 대하여 평가지의 '비고' 부분에 기록할 수는 있다. 각 항목별 점수는 3회에 걸친 시도에서 수행한 최대점수를 기초로 한다.

단일항목 점수 측정 지침 그리고 용어설명은 이 장의 끝에 나와 있다. 사례의 점수는 7장에서 확인할 수 있다. 평가지는 http://motorgrowth.canchild.ca/en/GMFM/gmae.asp에서 무료로 다운로드를 할 수 있다.

총점 계산 전 고려사항

평가가 끝난 후, E영역 뒤에 있는 예/아니오 박스를 기입한다. 아동의 건강상태, 피로 정도, 협조성 등을 고려했을 때 아동의 "평소 수준"이라고 생각되면 '예'로 표기한다. 비고란에 점수에 영향을 미친 내용들을 적는다(예를 들어, 엎드려 누운 자세에서 몇몇 항목에 비협조적이었음, 최근 수술 또는 질환 이환 등). 기능에 저해가 되는 특정 부위(예를 들어, 몸통 운동성 부족) 또는 집중치료가 필요한 영역 등을 기술하기도 한다.

GMFM-88 총점 계산

GMFM-88의 총점을 구하려면, 영역별 항목 점수를 합산한 후, 평가지 합계 점수 부분의 세 번째 칸에 기입한다. "검사 못함"으로 표시된 항목들은 0점 처리한다. 영역별 백분율 점수를 계산한다[(아동의 점수/최대점수) × 100]. 각 영역 점수의 백분율을 평균 낸 것이 전체 백분율 총점이다. 소수점은 반올림하여 정수로 처리한다.

GMFM-88에서 목표 총점 산정

저자들은 임상적용에서 첫 GMFM-88 평가 시에는 전 영역에 대해서 시행함으로써 목표 영역을 정하는 데 도움받을 것을 제안한다. 목표 영역을 정할 때에는 아동의 현재 기능적 상태(즉, GMFM 평가 정보)만큼이나 고려해야 할 많은 요인들이 있다. 아동의 연령, 아동 및 가족의 현재 관심 영역(예를 들어, 보행기 잡고 걷기) 그리고 가정과 학교에서 요구하는 운동기술 등이다. 그 후에 평가자는 변화가 필요한 목표 영역만을 평가할 수도 있다.

이렇게 일부 영역만을 평가하면 시간을 절약할 수는 있지만, 예상치 못한 운동기능 영역에서의 변화를 놓치게 되고, 이후에 평가되지 않을 수도 있을 것이다. 예를 들어, 서기 및 걷기 균형의 변화는 앉기 능력과 연관성을 갖는데, 앉기 영역을 평가하지 않았다면 이와 같은 변화를 놓치기 쉽다. 목표 영역을 설정하면 시간의 변화에 따른 관심 영역의 중요한 변화를 파악할 수 있는 도구의 민감도가 높아진다. 하지만 목표 총점만을 계산하기 위해 소영역만 사용하는 방법은 추천하지 않는다. GMFM-88 원본의 타당도 자료를 살펴보면(표 3.3 참조), GMFM 총점이 외적 기준 평가에 대하여 세운 가설보다 높은 상관관계를 나타냈다[치료사($r = 0.54$), 부모($r = 0.54$) 그리고 암맹 동영상 측정자($r = 0.820$)]. 각각의 영역끼리의 상관관계는 훨씬 다양해서 영역별 점수가 총점만큼 확실한 예측인자로 볼 수 있는지에 대한 문제도 제기되었다.

신발 혹은 보조기를 착용하지 않은 뇌성마비 아동의 GMFM-66 총점 계산

GMFM-66에서 각 항목의 시행 및 점수 측정 방법은 GMFM-88과 같지만, 시행할 항목의 수는 적다. 평가지에 GMFM-66을 구성하는 일차원성 항목 66개에 음영과 별표로 표시되어 있다(부록 8 참조). GMFM-66 점수와 점수 주변의 표준오차를 계산하려면, GMAE-2를 사용해야 한다. 현재, 채점 프로그램인 GMAE-2는 http://motorgrowth.canchild.ca/en/GMFM/gmae.asp에서 다운로드 할 수 있다. GMAE프로그램은 결측치가 있더라도 정확하게 아동의 대동작기능을 평가해주기는 하지만, 시행 항목이 많을수록 더욱 정확한 평가가 가능하다. 컴퓨터 프로그램 없이 GMFM-66을 채점하는 것은 불가능한 일이다.

이동성 보조도구/보조기 착용 시 총점 계산

보행기, 목발, 지팡이 또는 보조기 혹은 신발 같은(GMFM의 목적에 의해 신발은 보조기로 간주한다) 보조도구를 포함한 이동성 보조도구의 효과를 알아보고자 한다면, GMFM-66(혹은 다른 축약버전)보다는 GMFM-88이 적합하다. 연구목적인 경우, 재평가 때에도 같은 보조도구를 동일한 항목(들)에 적용해야 한다. 그래야만 다른 평가항목에 적용하여 발생하는 변화가 아닌, 보조도구에 의해서만 발생한 기능의 변화를 확인할 수 있다.

보조도구나 보조기를 착용한 아동의 총점 및 목표 점수의 계산은 보조도구를 착용하지 않았을 때와 동일하다. 먼저 보조기를 벗고 점수를 구한 다음, 보조기를 신고 점수를 다시 구한다. 보조도구 및 보조기 착용 시의 점수 측정에 대한 자세한 내용은 아래의 지침을 참조한다.

이동성 보조도구/보조기 착용 시의 평가 지침

평소 보조도구/보조기를 사용하는 아동이 있고, 평가자가 이 아동에게 보조도구/보조기가 점수에 미치는 영향을 알아보고자 할 경우에는 우선 보조도구/보조기를 착용하지 않은 상태에서 평가하고, 그 다음에 적절한 보조도구를 착용한 상태에서 재평가한다.

평가지 마지막 장에 착용한 보조도구/보조기의 종류와 어느 영역에서 착용했는지를 기록하는 부분이 있다. 평가 때 사용한 보조도구와 보조기를 모두 기록하는데, 다음 평가 때도 유용한 정보로 활용될 수 있도록 자세히 기술한다.

아동이 보조도구/보조기를 착용하고서 평가를 받았다면, 다음의 고려사항대로 동일한 지침에 따라 재평가한다.

치료사들은 먼저 목표로 하는 대동작기능에 관련된 정보를 점검해 보아야 한다. 예를 들어, 새로운 보조기가 기능에 영향을 주겠는지, 보행기가 영향을 주겠는지, 혹은 둘 다를 사용해야 하겠는지를 생각해 보아야 한다. 이러한 점을 기억하면서, 어떤 정보가 필요하냐에 따라 다음의 4가지 평가를 사용할 수 있다.

1. 보조도구나 보조기 미착용 시 평가
2. 보조기 착용 시 평가
3. 보조도구 사용 시 평가
4. 보조도구 및 보조기 착용 시 평가

이동성 보조도구 사용 시 평가

GMFM의 모든 항목을 보조도구/보조기를 착용하고 반복 측정할 필요는 없다. 보조도구는 서기 그리고/또는 선 자세에서 보행을 보조할 목적으로 사용된다는 가정하에 이를 사용하면서 대동작기능을 평가한다. 그러므로, 서기 항목이 포함된 항목이나 다른 자세로 옮겨갈 때 서기 항목이 포함되는 경우 등 해당사항이 있을 때만 보조도구를 사용하여 평가하는 것이 옳다(예를 들어, 항목 37번, 바닥에서: 큰 벤치에 앉는다).

여기에는 "양손 자유롭게(hands free)"가 언급된 서기 항목이나 "손 짚고(holding on)" 또는 "팔 사용(using arms)"이 언급된 항목들도 포함된다.

보조기 착용 시, 대부분의 치료사들은 처음에 보조도구 사용시 서기 및 걷기 활동에 긍정적인 영향을 미칠 것으로 여기게 된다. 하지만 부정적 영향을 미칠 수 있다는 점을 생각하는 것도 중요하다. 보조기를 착용한 상태에서는 어떤 자세에서 서기로 옮겨가거나 서기에서 다른 자세로 바꾸는 것을 방해할 수 있다. 평가 내내 서 있는 자세의 항목에는 좋은 영향을 미칠 확률이 매우 높지만, 섰다가 다른 자세로 옮기거나 다른 자세에서 선 자세로 바꾸는 항목에는 나쁜 영향을 미칠 것이다. 예를 들어, 52번 항목(바닥에서: 큰 벤치를 잡고 선다)에서, 보조기구 없이 잡고 서기를 시작하는 아동이라면 보행기와 같은 보조도구를 사용하는 것 자체가 방해가 될 수 있다. 여기서, 보조도구를 사용하지 않았을 때의 점수는 1점이 되고, 보조도구를 사용한다면 0점이 된다.

보조도구를 착용하고 검사할 때, 고려해야 할 사항들은 다음과 같다.

눕기와 뒤집기: 없음

앉기: 35번, 36번, 37번 항목
보조도구를 사용하여 평가할 때에는 재평가뿐 아니라 초기평가에서도 단지 이 세 가지 항목뿐이지만, 앉기 영역을 포함해서 평가한다. 이 세 가지 항목 중 어느 하나라도 평가의 대상이 될 경우, 세 가지 항목을 모두 평가해야 한다.

네발기기 및 무릎서기: 없음

서기: 각 점수기준에 따라 모든 항목을 관찰한다("양팔 자유롭게" 제외). 예를 들어, 59번 항목(작은 벤치에 앉은 자세: 팔을 사용하지 않고 일어선다)에서, 일어설 때 보조도구를 사용할 수 있지만, 각 점수 기준에 맞게 관찰해야 한다. 즉, 1점에 대해서는 아동이 보조도구를 이용하여 일어서기를 시작할 수 있다. 2점에 대해서는 아동이 팔로 벤치를 짚고 일어서야 하고, 이 때 보조도구를 사용할 수 있다. 3점에 대해서는 아동이 일어서는 모양을 만들 때 보조도구를 사용할 수 있다. 52번, 54번 그리고 55번 항목에서 보조도구 없는 채점 시, 큰 벤치 대신 높이가 맞는 보조도구를 쓸 수 있고, 아니면 보조도구를 사용한 채점 시에는 큰 벤치에 보조도구를 더하여 사용할 수 있다.

걷기, 달리기 그리고 점프: 각 점수기준에 따라 가능한 모든 항목을 관찰한다("양팔 자유롭게" 제외). 예를 들어, 69번 항목(선 자세: 앞으로 10걸음 걷는다)에서, 보조도구를 사용해서 서기 및 앞으로 걷기를 보조할 수 있고, 각 점수의 평가기준에서 요구하는 기준에 대해서 관찰해야 한다. 즉, 1점은 아동이 앞으로 3걸음 미만으로 걸을 때 보조도구를 사용할 수 있다. 2점은 아동이 앞으로 3~9걸음 걸을 때 보조도구를 사용할 수 있다. 3점은 아동이 앞으로 10걸음 걸을 때 보조도구를 사용할 수 있다.
84~88번 항목에서 사용하는 보조도구는 안전해야 한다. 보조도구를 사용하였을 때, 안전해 보이지 않으면 0점을 주어야 한다.

서기 또는 걷기, 달리기 그리고 점프 영역의 항목들을 평가할 때, 보조도구는 원하는 항목이 포함된 영역을 처음 시작할 때부터 적용한다. 이는 재평가뿐 아니라, 초기평가 때도 적용된다.

보조기 착용 시 평가

대부분의 치료사들이 서기 및 걷기, 달리기 그리고 점프 영역에서 보조기가 기능에 미치는 영향을 평가할 때 보조기를 사용하겠지만, 사실 보조기는 어느 영역에서든 적용할 수 있다. 하지만 아동에 따라서는 난이도가 낮은 영역의 일부에서 보조기가 대동작기능에 미치는 부정적 · 긍정적 영향에 대한 평가가 중요할 수도 있다. 또한 여기에는 아동의 현재의 기능수준이 매우 큰 영향을 미치기도 한다.

보조기를 착용하고 평가할 때, 평가항목이 속한 영역의 처음부터 적용한다. 비교를 위한 반복측정 때도 동일하게 적용한다.

이동성 보조도구/보조기 착용 시 점수 측정

보조도구가 점수에 가장 많은 영향을 미칠 때는 서기나 걷기에서 "양팔을 자유롭게" 항목으로 예상된다(즉, 53번, 56~64번 그리고 69~83번 항목). 예를 들어, 아동이 아무것도 잡지 않고 선 자세를 유지할 수 없거나, 두 손을 잡지 않고 발걸음을 떼지 못하는 아동이 양손으로 보행기를 잡은 상태에서의 점수는 아래와 같이 달라진다.

	보조도구 없음	보조도구 사용 시
53	1	3
56	0	1~3
69	0	1~3

아동의 기능이 보조도구/보조기의 결과로 변했다면, 그 점수와 연관된 칸 속에 A로 표시한다. 예를 들어, 57번 항목(선 자세: 양팔을 자유롭게 왼발을 들고 10초간 선다)에서, 아동이 초기 평가에서 2점을 맞고, 그 다음에 보조도구/보조기를 착용하고 3점을 받았다면, 점수는 다음과 같을 것이다.

57. STD: .... 0 ___ 1 ___ 2 √ 3 A 57.

(여기서 '√'은 일반적인 조건에서 "평가함"을 의미하고, 'A'는 보조와 함께 기능적 성취를 나타냄) 보조도구/보조기 착용 후에도 기능이 달라지지 않았다면, 점수 변경 없이 그대로 둔다.

이동성 보조도구/보조기 착용 시 총점 계산

보조도구/보조기 착용 시의 전체 총점과 목표 총점의 계산법은 보조도구를 사용하지 않았을 때와 같다. 보조도구/보조기 착용 시 전체 총점은 보조도구/보조기를 사용하여 측정한 각 영역들에 대한 전체 모든 항목에서의 점수를 합해서 구한다. 항목 점수가 변하면, 'A'로 표시한다. 항목 점수에 변함이 없을 때는, '√'로 표시한다. 보조도구/보조기 착용 시 목표 총점은 목표 영역으로 정한 영역에서 계산한다.

예를 들어, 서기에서 다음과 같은 점수를 받았다고 가정해보자:

항목	0	1	2	3	
52. 바닥에서:	0 ___	1 ___	2 ___	3 √	52.
53. 선 자세:	0 ___	1 √	2 ___	3 A	53.
54. 선 자세:	0 ___	1 √	2 ___	3 ___	54.
55. 선 자세:	0 ___	1 √	2 ___	3 ___	55.
56. 선 자세:	0 √	1 ___	2 A	3 ___	56.
57. 선 자세:	0 √	1 A	2 ___	3 ___	57.
58. 선 자세:	0 √	1 A	2 ___	3 ___	58.
59. 작은 벤치에 앉은 자세:	0 ___	1 √	2 ___	3 A	59.
60. 무릎서기 자세:	0 √	1 A	2 ___	3 ___	60.
61. 무릎서기 자세:	0 √	1 A	2 ___	3 ___	61.
62. 선 자세:	0 √	1 A	2 ___	3 ___	62.
63. 선 자세:	0 √	1 A	2 ___	3 ___	63.
64. 선 자세:	0 √	1 A	2 ___	3 ___	64.

D 영역 총점

보조도구 사용 없이 측정한 D 영역의 총 원점수는 7점이다.

보조도구/보조기를 착용한 D 영역의 총 원점수는 20점이다.

다운증후군 아동의 GMFM-88의 시행 및 점수 측정

다운증후군 아동의 시간 경과에 따른 대동작기능의 변화를 측정하기 위해 GMFM-88의 타당도 조사가 이루어졌다(Russell et al., 1998). GMFM-66은 다운증후군 아동의 대동작기능 측정에 적합하지 않은데, 그 이유는 GMFM-66 항목들의 난이도는 큰 표본수의 뇌성마비 아동들로부터 결정된 것으로 다운증후군 아동에서는 항목 가중치가 완전히 달라질 수 있기 때문이다. GMFM-88은 다운증후군 아동의 평가에 사용할 수 있지만, 저자들은 "보호자의 보고점수"를 사용하는 것이 표준적인 채점 방식으로 측정하는 것보다 신뢰도, 타당도 그리고 민감도가 높다고 하였다. 이 접근법은 뇌성마비 아동에게는 조사되지 않았다. 보호자 보고점수의 사용에 대한 지침서는 이 장의 끝 부분에 나와있다.

다운증후군 아동은 평가 및 치료에 있어서 뇌성마비 아동과 다르게 접근해야 한다. Gemus 등(2001)은 GMFM-88을 이용해 다운증후군 아동의 운동기능을 평가한 임상경험을 근거로 아동이 표준화된 평가에 잘 적응할 수 있는 전략을 제공하였다. 이러한 전략들은 아래의 지침에 소개되어 있다.

다운증후군 아동의 검사를 위한 검사자 자격

다운증후군 아동은 같은 연령의 뇌성마비 아동에 비해 더 잘 움직인다. 또한 물리치료 환경에 노출되지 않았던 경우도 많기 때문에 뇌성마비 아동만큼 물리치료적 평가에 익숙하지 않다. 평가자는 평가를 계획할 때 위와 같은 사항들과 이 장에서 기술될 다른 정보 처리와 관련된 부분들을 고려해야 한다. 평가자들은 거의 완전한 평가 결과를 얻기 위해 평가시 환경과 평가 전략에 익숙해야 한다.

위와 같은 문제를 인지하고, 필요할 때마다 항목이나 영역을 바꾸어가며 평가할 수 있을 만큼, GMFM 항목들을 잘 숙지하고 있어야 한다.

평가소요 시간

평가소요 시간은 뇌성마비 아동과 동일하다. 하지만 평가시간 동안 짧은 휴식시간을 자주 제공하거나, 평가를 여러 번으로 나누어서 해야 할 때도 있다. 한 번으로 평가가 끝나지 못한 경우, 다음 번에 이어서 평가를 할 수 있는데, 이때 뇌성마비 아동에게 적용되었던 원칙이 그대로 적용된다.

일반 시행 지침

장비

뇌성마비 아동에서와 같다. 하지만 치료환경에 노출된 적이 없는 아동이라면, 가능한 아동에게 익숙한 장비를 사용하도록 한다(즉, 되도록 치료실 장비가 아니어야 함). 크기가 작은 물건의 경우, 아이에게 익숙한 것을 가져오도록 하여 친숙함과 편안함을 제공하도록 하는 것도 좋은 방법이다.

환경

평가 환경은 뇌성마비 아동에서와 같다. 하지만 되도록이면 다운증후군 아동이 주의를 다른데 빼앗기지 않도록 주변정리에 신경써야 한다. 독립적 이동성이 좋은 아동이라면, 아동이 열 수 없는 문을 사용하는 방에서 평가하도록 하고, 평가에 필요없는 물건들은 미리 치워 놓는다. 평가하는 방의 크기는 필요한 물건만 갖출 수 있을 정도로 너무 넓어도 좋지 않다. 걷기 및 뛰기 항목을 평가할 때는 공간을 많이 사용해야 하므로 이러한 항목들에 대해서는 별도의 큰 방에서 평가할 수 있다.

특별히 평가 때, 아동 보호자의 참석여부가 중요하다. 보호자의 보고점수를 포함할 경우, 아동의 운동기능에 대해 가장 잘 아는 보호자가 동반해야만 한다.

많은 다운증후군 아동들은 청각적 지시보다는 시각 자극에 더 잘 반응한다. 보호자 또는 아동과 친숙한 가족(손위 남매들이 유용함)이 GMFM의 많은 항목에서 "대장놀이"식으로 평가받는 아동의 역할모델을 해주는 것이 도움이 될 수 있다. 평가에 앞서 위와 같은 역할을 해 줄 사람이 참석할 수 있도록 사전에 보호자와 상의한다.

평가복

이 부분도 뇌성마비 아동에서와 같다. 평가 때 검사자가 아동의 움직임을 잘 관찰할 수 있도록 최대한 적게 입힌다. 짧은 바지와 티셔츠가 가장 좋으며, 신발을 벗기고 검사한다.

검사

뇌성마비 아동의 GMFM-88의 평가를 위한 지침이 다운증후군 아동에게도 적용된다. 하지만 평가 시 참석할 사람과 가장 좋은 점수를 받기 위하여 평가 구성을 어떻게 해야할지에 대해 세심하게 고려해야 한다.

다운증후군 아동의 중증도는 대동작기능분류체계(GMFCS)로 판단할 수 없다. 대신 근긴장도와 대동작 운동능력으로 심한 정도를 판단할 수는 있다. 표 6.1은 운동손상 평가척도(motor impairment rating scale) (Palisano et al., 2001)로 다운증후군 아동을 대상으로 GMFM-88의 타당화 연구에 사용되었다. 하지만 향후 분류체계의 타당도 조사가 필요하다.

평가자는 순서대로 평가하는 것이 가장 수월하겠지만, 아동은 순서대로 따라 하기가 쉽지 않을 수도 있다. 가능하다면, 아동 및 보호자에게 어떤 것을 할 것인지에 대해 간단히 설명한다. 아동이 가장 편안해하거나 자신있어 하는 영역부터 시작한다.

표 6.1
다운증후군 아동을 위한 운동손상 평가척도*

경도(Mild)	움직임 패턴이 정상아동의 운동발달과 비슷한 단계이다. 놀이 시 아동의 근긴장도, 근력 그리고 움직임의 시작을 의도적으로 조절하고, 놀이시간 동안 적응과 유지가 충분하다.
중등도(Moderate)	아동이 놀이시간 동안 움직임을 시작하고, 적응하고, 유지할 수 있지만, 움직임 패턴이 정상아동에 비해 덜 효율적이다. 일부 체중지지 관절에서 움직임이 과도하고, 기저면이 넓고, 균형감각이 낮고, 근긴장도 및 근력이 과제 요구도에 적합하지 않을 때는 보상움직임이 나타난다.
중도(Severe)	아동이 놀이 동안 움직임을 시작, 적응 및 유지하기가 어렵다. 움직임의 빈도와 신체 지구력이 제한적이다. 움직임 패턴은 비효율적이고, 낮은 근긴장도, 감소된 근력 그리고 수의적 움직임 조절력의 제한에 따른 보상적 움직임이 나타난다.

*Palisano 등의 허가를 받아 게재함(2001).

연령이 높은 아동에게는 영역이나 항목을 직접 선택하게 한다. 하지만 이때, 예/아니오 식의 질문으로 아동이 평가를 거부하는 일이 발생해서는 안 된다. 오히려 스스로 무엇을 할 것인지에 대한 결정을 내리고, 어떻게 할 것인지를 선택한다.

아동은 많은 항목을 자발적으로 수행하는데, 특히 평가실에 필요한 장비와 장난감이 잘 구비되어 있다면, 활동 수행에 촉진제 역할을 한다. 보통 절반 이상의 평가항목 정도는 아동의 자발적인 움직임을 방해하지 않으면서 잘 관찰할 수 있다. 하지만 평가자는 평가도구를 잘 숙지하고 있어야 하고, 아동이 어떤 항목을 수행하고 있으며, 점수는 몇 점에 해당하는지 즉시 측정할 수 있어야 한다. 자발적 움직임의 관찰과 나머지 항목에 대해 정확하게 시범을 보이거나 지시하는 식의 평가 진행이 평가자와 아동 모두에게 바람직하다. 구두 지시를 최소화하면서 따라하게 하는 것이 가장 성공적으로 평가를 마칠 수 있는 방법이다. 보호자 또는 다른 친숙한 어른이 평가에 참여하면 아주 편안하게 위와 같이 평가를 수행할 수 있다. 이러한 접근법은 평가자에게 점수 측정과 다음 항목을 준비할 시간을 주고, 아동은 즐겁게 평가에 참여하게 된다.

다운증후군 아동을 위한 특정 점수 측정 지침

단일항목 점수 측정

뇌성마비 아동의 GMFM-88의 점수 측정 지침이 다운증후군 아동에게도 자동적으로 적용된다. 다시 말하자면, GMFM-66은 다운증후군 아동에게 적합하지 않은데, 난이도 측정이 뇌성마비 아동에 근거한 것이므로 다운증후군 아동과는 완전히 다를 수 있기 때문이다.

자동 항목 점수 측정

다운증후군 아동의 평가 때, 다음 항목들에 대해 자동적으로 점수를 줄 수 있게 되는 특정 상황들이 있다. 뇌성마비 아동에게는 적용되지 않는다.

앉기: 21, 22, 23번 그리고 24번 항목

아동이 자발적으로 앉아서 팔을 짚지 않고 자세를 5초 이상 유지하면, 23번과 24번은 항목은 3점이다. 21번과 22번 항목의 경우, 머리를 똑바로 세우고 가운데로 유지하면, 3점이다. 하지만 아동이 스스로 앉은 자세에서 머리를 가운데로 가져오거나 똑바로 세우지 못하면, 3점 기준을 충족시키지 못하는 것이므로, 이 두 항목에 대해 지침에 기술된 대로 평가를 실시하여 해당하는 점수를 준다.

네발기기와 무릎서기: 44번 및 45번 항목

아동이 앞으로 1.8m를 교대로 네발기기를 하면, 44번과 45번 항목은 3점이다. 아동이 교대로 네발기기와 모듬발기기 형태로 1.8m를 이동하면, 44번 항목은 3점을 주고, 45번 항목은 각 회에서 교대로 네발기기를 한 거리를 계산하여 점수를 준다.

아동이 1.8m를 네발기기 한 것으로는 38번 항목의 점수는 줄 수 없다.

서기: 53, 56번 그리고 54, 55번 그리고 57, 58번 항목

아동이 최소한 3초간 자발적으로 선 자세를 유지하면, 53번 항목은 3점 그리고 56번 항목은 2점을 준다. 그 다음 56번 항목의 3점 기준(즉, 20초간 유지)에 맞는지 평가한다.

아동이 최소한 57번 그리고 58번 항목에서 2점을 맞으면, 54번 그리고 55번 항목은 자동적으로 3점을 준다. 54번과 58번 항목은 55번 및 57번 항목과 함께 평가한다.

걷기, 달리기 그리고 점프: 67, 68, 69, 70번 그리고 84, 85번 그리고 86, 87번 항목

아동이 최소한 10걸음을 자발적으로 앞으로 걸으면 67, 68, 69번 항목은 3점이다. 아동이 10걸음 마지막 순간에 넘어지지 않고 멈추면, 70번 항목은 기본적으로 1점에 해당하고 2점, 3점에 대해서는 더 검사해야 한다.

아동을 관찰했을 때, 86번 항목이 3점이면 84번 항목도 3점이다. 아동이 86번 항목을 3점 미만으로 받을 경우, 84번 항목은 지침대로 따로 검사한다.

마찬가지로, 아동이 87번 항목에서 3점을 받으면, 85번 항목도 3점이다. 87번 항목이 3점 미만이면, 85번 항목은 지침대로 따로 검사한다.

부모보고 점수

평가 때는 아동의 대동작기능을 가장 잘 아는 보호자가 참여하여 보고한다. 평가 후(일주일 이내)에 보고해도 되지만, 상황이 어려울 수 있고, 평가에도 도움이 되지 않을 것이다.

평가 동안, 아동이 어떤 항목에 대해서는 유사하거나 더 어려운 항목도 수행할 것으로 기대되었으나, 전혀 수행하지 못하여 점수를 받지 못하는 수도 있다. 이러한 항목들에 대해서는 "관찰한 점수"(0점과 2점 사이)에 평가자가 이 항목을 검사하기 위한 최고의 노력을 기울였다는 전제하에 '√' 표기를 해야 한다. 그런 다음, 평가자는 보호자에게 이 항목에 대해 평가상황이 아닌 일상에서 아동의 전형적인 운동 행동에 대해 물어볼 수 있다.

보호자가 "아니오"라고 답하면, 평가자는 보호자에게 아동이 평상 시 어떻게 해당 항목을 전형적으로 수행하는지를 정확한 질문을 통해 기술하게 하고, 적절한 부모보고 점수를 정한다. 이것은 평가지에 'R'로 기록한다. 예를 들어, 38번 항목에서 아동이 엎드려 누운 자세를 취하지만, 평가자와 보호자가 아무리 애를 써도 앞으로 30cm 이상 기지 않는 경우를 생각해 보자. 보호자에게 아동의 평소 행동을 물어본 결과, 집에서는 마루에서 놀면서 1.8m는 기어다닌다고 보고했다고 한다면, 평가자가 관찰한 점수는 1점이고, 부모보고 점수는 3점이 된다.

38. 엎드려 누운 자세: .... 0 ___ 1 √ 2 ___ 3 R 38.

총점 및 목표 총점 계산

뇌성마비 아동용 GMFM-88 지침이 다운증후군 아동에게도 적용된다.

부모보고 총점 계산

부모보고 총점의 계산은 관찰점수를 구하는 방법과 같다. 부모보고 점수가 있는 항목들에 대해서는 총점에 '√' 표시 대신 'R'로 표기한다. 부모보고 점수가 없을 때는 관찰점수로 총점을 구한다.

예를 들어, 아동이 네발기기와 무릎서기에서 다음과 같이 점수를 받았다고 해보자:

38. 엎드려 누운 자세: .... 0 ___ 1 √ 2 ___ 3 R 38.
39. 네발 자세: .... 0 ___ 1 √ 2 ___ 3 R 39.

40. 네발 자세: ································ 0 ___ 1 ___ 2 ___ 3 √ 40.
41. 엎드려 누운 자세: ················· 0 ___ 1 ___ 2 ___ 3 √ 41.
42. 네발 자세: ································ 0 ___ 1 ___ 2 √ 3 ___ 42.
43. 네발 자세: ································ 0 ___ 1 ___ 2 ___ 3 √ 43.
44. 네발 자세: ································ 0 ___ 1 ___ 2 ___ 3 √ 44.
45. 네발 자세: ································ 0 ___ 1 ___ 2 ___ 3 √ 45.
46. 네발 자세: ································ 0 ___ 1 ___ 2 ___ 3 √ 46.
47. 네발 자세: ································ 0 √ 1 R 2 ___ 3 ___ 47.
48. 매트 위에 앉은 자세: ············ 0 √ 1 ___ 2 R 3 ___ 48.
49. 무릎서기 자세: ························ 0 √ 1 ___ 2 ___ 3 ___ 49.
50. 무릎서기 자세: ························ 0 √ 1 ___ 2 ___ 3 ___ 50.
51. 무릎서기 자세: ························ 0 √ 1 ___ 2 ___ 3 ___ 51.

C 영역 총점

C 영역의 관찰 원점수 총점은 22점이다.

C 영역의 부모보고 원점수 총점은 29점이다.

CHAPTER

6

제2절: GMFM-88과 GMFM-66의 항목별 측정 지침

PART 2: GMFM-88 AND GMFM-66 ITEM SCORING GUIDELINES

이 장에서는 GMFM-88 및 GMFM-66 항목들이 자세히 설명되어 있다. GMFM-66은 GMFM-88에서 선별된 항목들로 구성되었고, 평가지에서는 별표(*)로 표시되어 있다. '영역'은 원본 GMFM-88의 자세에 따른 소평가로, 이러한 소평가 또는 "영역별 점수"는 GMFM-66에는 기입되지 않는다.

이 장 마지막 부분에는 용어에 대한 설명이 있다.

눕기와 뒤집기 LYING & ROLLING

눕기와 뒤집기 영역에서는 엎드려 누운 자세와 바로 누운 자세에서 17개 항목을 평가한다. 평가 항목에서는 다음과 같은 능력을 살펴본다.

- 엎드려 누운 자세 또는 바로 누운 자세에서 뒤집기
- 바로 누운 자세에서 또는 엎드려 누운 자세 중 몇 가지에서 특정 과제 수행하기

눕기와 뒤집기 영역에서 사용되는 다음의 용어들은 이 장의 끝부분에 실려 있는 용어 설명 또는 항목의 지시사항 중 일부로 정의해 놓았다. 순서는 다음과 같다.

- 바로 누운 자세(supine)
- 비대칭적
- 양쪽 손가락 서로 만지작거리기
- 양손을 몸 앞으로 가져오기
- 목의 굴곡 시작하기
- 고관절과 무릎의 완전굴곡
- 엎으려 누운 자세
- 머리 똑바로 들기
- 반대쪽 팔을 펴서 앞으로 뻗기
- 반대쪽 팔 자유롭게 쓰기

GMFM-88과 GMFM-66의 점수 측정 지침

1. 머리를 신체중심선에 두고 바로 누운 자세: 팔 · 다리를 대칭으로 유지하며 머리를 돌린다.

0. 머리를 신체중심선에 유지할 수 없다.
1. 머리를 신체중심선에 1~3초 유지한다.
2. 머리를 신체중심선에 유지하지만, 머리를 돌리면 팔 · 다리가 비대칭이 된다.
3. 팔 · 다리를 대칭으로 유지하며 머리를 돌린다.

시작 자세

아동의 머리를 신체중심선에 위치시켜 눕히고, 가능하다면 팔은 대칭적으로 편하게 둔다(팔을 편 채로 몸에 붙일 필요는 없다). 이렇게 하면 적합한 점수를 결정하기 쉬울 것이다.

지시사항

아동에게 머리를 한쪽에서 다른 한쪽으로 돌리게 하거나, 한쪽에서 다른 쪽으로 장난감을 움직여서 따라가게 한다.

아동에게 팔은 움직이지 말고 가만히 있으라고 한다. 하지만 어린 아동의 경우는 손으로 장난감을 잡으려 할 수 있으므로, 이때 상지가 "대칭적"으로 움직이는지 "비대칭적"으로 움직이는지 관찰한다. 이것은 판단하기 어려울 수 있고, 특히 동영상 촬영을 이용할 경우 더 그러하다. 예를 들어 한쪽에서 다른 쪽으로 팔을 움직여 장난감을 잡으려 할 때, 상지에서는 뚜렷한 비대칭 자세가 나오지만, 하지에서는 변화가 없는 모습이 관찰되었다면 이것은 단순히 아동이 장난감을 향해 손을 뻗는 동작이었을 수 있다. 이때는 3점에 해당할 가능성이 높다.

머리 위치에 따라 뚜렷한 비대칭 자세가 관찰되면, 2점(팔 · 다리의 비대칭 자세)을 준다.

***2. 바로 누운 자세:** 양손을 신체중심선으로 가져와서 양쪽 손가락을 서로 만지작거린다.

0. 양손을 신체중심선으로 가져오기를 시작하지 못한다.
1. 양손을 신체중심선으로 가져오기를 시작한다.
2. 양손을 몸의 앞쪽으로 가져오기는 하지만, 양쪽 손가락을 서로 만지지는 못한다.
3. 양손을 신체중심선으로 가져와서 양쪽 손가락을 서로 만지작거린다.

시작 자세

아동을 바로 눕게 하고, 되도록 머리를 신체중심선에 위치하도록 하며, 팔은 편히 둔다.

지시사항

아동에게 양손을 모으라고 하거나 치료사가 시범을 보인다. 어린 아동은 장난감에 대한 기대가 있을 때 흔히 자발적으로 양손을 모은다.

"양쪽 손가락 서로 만지작거리기"의 의미는 적어도 한 손가락 끝이 다른 쪽 손과 충분한 시간 동안 모아져서 각 손의 손가락 끝끼리 맞닿은 것이 어느 정도 확실한 것(한 손가락이라도 반대쪽 손가락과 맞닿아야 하는데, 주먹을 쥔 손에 잠깐 닿는 것은 해당하지 않는다)을 말한다.

손을 맞대고 몸을 만지거나 공간으로 뻗는 상태도 괜찮다. "양손을 몸의 앞쪽으로 가져온다"는 것은 아동이 양손을 몸의 앞으로(즉, 양 어깨 사이) 움직이는 것을 말한다. 양손으로 몸을 만지거나 공간으로 뻗어도 괜찮다.

3. 바로 누운 자세: 머리를 45° 들어 올린다.

0. 목의 굴곡을 시작하지 못한다.
1. 목의 굴곡을 시작하지만, 머리는 못 든다.

2. 머리를 45° 미만으로 들어 올린다.
3. 머리를 45°까지 들어 올린다.

시작 자세

아동을 바로 눕히고, 머리가 신체중심선에 오게 한다.

지시사항

이 항목은 아동이 과제를 이해하고 협력하면 쉽게 수행할 수 있다.

어린 아동에게는 좀 어려울 수 있으므로 우선 장난감에 관심을 갖도록 유도한다. 그런 다음, 아동이 장난감에 대한 관심을 유지하고 있을 때, 차차 장난감을 발쪽으로 움직이다가 아동의 시야에서 장난감을 없앤다. 이때 아동은 머리를 들어 장난감을 보려고 할 것이다.

또는 아이에게 가자고 하면서 안아 올리려는 시늉을 하면 고개를 들 수도 있다. 이 항목은 자발적으로 이루어질 때가 많다.

머리를 목의 굴곡 쪽으로 어느 정도 움직여야만(즉, 머리를 들거나 턱을 당김) 1점, 즉 "목의 굴곡을 시작한다"로 점수를 줄 수 있다. 이 항목은 동적 항목의 한 예로, 1점 이상을 주기 위해서는 특정 방향의 움직임이 관찰되어야만 한다.

4. 바로 누운 자세: 오른쪽 고관절과 무릎을 완전한 범위까지 굴곡한다.

0. 오른쪽 고관절과 무릎의 굴곡을 시작하지 못한다.
1. 오른쪽 고관절과 무릎의 굴곡을 시작한다.
2. 오른쪽 고관절과 무릎을 부분적으로 굴곡한다.
3. 오른쪽 고관절과 무릎을 완전한 범위까지 굴곡한다.

시작 자세

아동을 바로 눕히고, 되도록 머리를 신체중심선에 오게 하고 다리는 편하게 펴 놓는다.

지시사항

연령이 높은 아동에게는 양쪽 다리를 가슴 쪽으로 움직이라고 한다. 어린 아동은 놀면서(무릎 또는 발을 손이나 입으로 움직임) 또는 화를 내면서(발차기) 저절로 이 항목을 수행한다. 또는 좋아하는 장난감을 한 발 또는 양발 위에 놓음으로써 고관절과 무릎의 굴곡을 유도할 수 있다.

이 항목에서는 일반적인 점수 측정 지침을 사용하여 점수를 준다(즉, 1점=10% 미만 등).

고관절과 무릎을 "완전한 범위"까지 굴곡한다는 것은 아동의 무릎이 가슴에 닿거나 또는 거의(아동의 허벅지 그리고/또는 배의 크기에 따라 좌우됨) 닿고, 종아리가 허벅지 뒤쪽에 닿아야 한다는 뜻이다.

5. 바로 누운 자세: 왼쪽 고관절과 무릎을 완전한 범위까지 굴곡한다.

0. 왼쪽 고관절과 무릎의 굴곡을 시작하지 못한다.
1. 왼쪽 고관절과 무릎의 굴곡을 시작한다.
2. 왼쪽 고관절과 무릎을 부분적으로 굴곡한다.
3. 왼쪽 고관절과 무릎을 완전한 범위까지 굴곡한다.

시작 자세

아동을 바로 눕히고, 되도록 머리를 신체중심선에 오게 하고 다리는 편하게 펴 놓는다.

지시사항

연령이 높은 아동에게는 양쪽 다리를 가슴 쪽으로 움직이라고 한다. 어린 아동은 놀면서(무릎 또는 발을 손이나 입으로 움직임) 또는 화를 내면서(발차기) 저절로 이 항목을 수행한다. 또는 좋아하는 장난감을 한 발 또는 양발 위에 놓음으로써 고관절과 무릎의 굴곡을 유도할 수 있다.

이 항목에서는 일반적인 점수 측정 지침을 사용하여 점수를 준다(즉, 1점=10% 미만 등).

고관절과 무릎을 "완전한 범위"까지 굴곡한다는 것은 아동의 무릎이 가슴에 닿거나 또는 거의(아동의 허벅지 그리고/또는 배의 크기에 따라 좌우됨) 닿고, 종아리가 허벅지 뒤쪽에 닿아야 한다는 뜻이다.

***6. 바로 누운 자세:** 오른팔을 뻗고, 오른손이 신체중심선을 넘어 장난감 쪽으로 간다.

0. 신체중심선 쪽으로 오른팔 뻗기를 시작하지 못한다.
1. 신체중심선 쪽으로 오른팔 뻗기를 시작한다.

2. 오른팔을 뻗지만, 오른손이 신체중심선을 넘어가지 못한다.
3. 오른팔을 뻗고, 오른손이 신체중심선을 넘어 장난감 쪽으로 간다.

시작 자세

아동을 바로 눕히고, 되도록 머리를 가운데 오게 하고 팔을 편안하게 둔다(팔이 신체중심선 위에 있거나 신체중심선을 넘어가지 않는 한 어떤 자세라도 좋다). 아동이 쉽게 만질 수 있도록 장난감을 가슴 위 정도에 두되, 손을 가슴에서 떼어 뻗어야 할 정도의 거리는 유지해야 한다.

지시사항

대부분의 아동들은 신체중심선에서 작은 장난감을 보여 주고 잡아 보라고 하면 반응을 보인다. 이때, 아동의 오른손이 신체중심선을 넘어갈 때까지 점차 장난감을 왼쪽으로 움직여서 따라 오게 한다. 장난감을 보여 주는 위치는 아동의 능력에 따라 다르게 할 수 있다.

많은 치료사들이 반대쪽 팔을 바닥에 붙여 두려고 하는데, 꼭 그럴 필요는 없다.

항상 양손을 함께 쓰려 하거나 장난감과 가까운 손을 뻗어 장난감을 잡으려 하는 아동에게는 큰 장난감을 사용한다. 아동의 오른쪽에서 왼쪽으로 장난감을 옮기면서 양쪽 팔을 함께 뻗도록 유도하면(양손이 서로 닿지 않아도 됨), 오른손을 신체중심선 왼쪽까지 뻗게 하려는 목표를 이룰 수 있다.

***7. 바로 누운 자세:** 왼팔을 뻗고, 왼손이 신체중심선을 넘어 장난감 쪽으로 간다.

0. 신체중심선 쪽으로 왼팔 뻗기를 시작하지 못한다.
1. 신체중심선 쪽으로 왼팔 뻗기를 시작한다.
2. 왼팔을 뻗지만, 왼손이 신체중심선을 넘어가지 못한다.
3. 왼팔을 뻗고, 왼손이 신체중심선을 넘어 장난감 쪽으로 간다.

시작 자세

아동을 바로 눕히고, 되도록 머리를 가운데 오게 하고 팔을 편안하게 둔다(팔이 신체중심선 위에 있거나 신체중심선을 넘어가지 않는 한 어떤 자세라도 좋다). 아동이 쉽게 만질 수 있도록 장난감을 가슴 위 정도에 두되, 손을 가슴에서 떼어 뻗어야 할 정도의 거리는 유지해야 한다.

지시사항

대부분의 아동들은 신체중심선에서 작은 장난감을 보여 주고 잡아 보라고 하면 반응을 보인다. 이때, 아동의 왼손이 신체중심선을 넘어갈 때까지 점차 장난감을 오른쪽으로 움직여서 따라 오게 한다. 장난감을 보여 주는 위치는 아동의 능력에 따라 다르게 할 수 있다.

많은 치료사들이 반대쪽 팔을 바닥에 붙여 두려고 하는데, 꼭 그럴 필요는 없다.

항상 양손을 함께 쓰려 하거나 장난감과 가까운 손을 뻗어 장난감을 잡으려 하는 아동에게는 큰 장난감을 사용한다. 아동의 왼쪽에서 오른쪽으로 장난감을 옮기면서 양쪽 팔을 함께 뻗도록 유도하면(양손이 서로 닿지 않아도 됨), 왼손을 신체중심선 오른쪽까지 뻗게 하려는 목표를 이룰 수 있다.

8. 바로 누운 자세: 오른쪽으로 뒤집는다.

0. 뒤집기를 시작하지 못한다.
1. 뒤집기를 시작한다.
2. 부분적으로 뒤집는다.
3. 엎드린 자세까지 오른쪽으로 뒤집는다.

시작 자세

아동을 바로 눕히고, 되도록 머리는 신체중심선에 오게 하고, 팔과 다리는 편한 자세로 둔다.

지시사항

연령이 높은 아동에게는 간단히 엎드리라고 한다. 어린 아동은 보통 장난감을 보여 주면 그쪽으로 뒤집을 것이다.

이 항목에서는 일반적인 점수 측정 지침을 사용해서 점수를 준다(즉, 1점=10% 미만 등). 잘 관찰하여 오른쪽으로 뒤집으려는 시도가 보이면 점수를 주도록 한다.

아동이 엎드린 자세로 완전히 뒤집었으면, 오른팔을 앞으로 빼지 못해도 3점을 준다.

9. 바로 누운 자세: 왼쪽으로 뒤집는다.

0. 뒤집기를 시작하지 못한다.

1. 뒤집기를 시작한다.
2. 부분적으로 뒤집는다.
3. 엎드린 자세까지 왼쪽으로 뒤집는다.

시작 자세

아동을 바로 눕히고, 되도록 머리는 신체중심선에 오게 하고, 팔과 다리는 편한 자세로 둔다.

지시사항

연령이 높은 아동에게는 간단히 엎드리라고 한다. 어린 아동은 보통 장난감을 보여 주면 그쪽으로 뒤집을 것이다.

이 항목에서는 일반적인 점수 측정 지침을 사용해서 점수를 준다(1점=10% 미만 등). 잘 관찰하여 왼쪽으로 뒤집으려는 시도가 보이면 점수를 주도록 한다.

아동이 엎드린 자세로 완전히 뒤집었으면, 왼팔을 앞으로 빼지 못해도 3점을 준다.

***10. 엎드려 누운 자세:** 머리를 바로 세워 든다.

0. 머리 들기를 시도하지 못한다.
1. 머리 들기를 시작하나, 턱이 매트에서 떨어지지 않는다.
2. 머리는 들지만 바로 유지하지 못하는데, 이때 턱은 매트에서 떨어진다.
3. 머리를 바로 세워 들고 유지한다.

시작 자세

아동을 엎드린 자세로 눕혀 머리가 매트에 닿도록 하고, 팔과 다리를 편안한 자세로 유지하게 한다(배와 골반이 매트에 닿아 있어야 한다). 얼굴은 바닥을 향하거나 옆으로 돌려도 된다.

이 항목은 엎드려 누운 자세에서 머리를 들려는 시도를 하는 심한 뇌성마비(혹은 미성숙아)까지도 포함시키고자 한 것이다.

팔의 자세를 다양하게 허용함으로써 광범위한 기능 수준의 아동을 평가할 수 있다(전완에 체중이 실리면, 자동적으로 머리를 드는 아동도 포함한다).

지시사항

연령이 높은 아동에게는 머리를 들고 앞을 보라고 지시한다. 어린 아동의 경우에는 누군가 아동 앞에서 장난감으로 관심을 유도하거나 이름을 불러 주며 평가한다.

"머리를 바로 세워 든다"는 것은 머리를 수직으로 세운다는 뜻이다. 이는 시상면(sagittal plane)에서만 적용된다(즉, 두 눈은 앞을 향해야 하지만, 반드시 같은 높이가 되어야 할 필요는 없다).

머리를 한쪽으로 돌린 상태로 머리를 드는, 혹은 들려고 시도하는 아동의 경우 1점 또는 2점에 해당한다(아동의 턱이 매트에서 떨어지는지의 여부에 달렸다).

머리를 약간 기울이거나 돌리는 아동의 경우에도 "바로 세운다"는 기준(시상면에서 보았을 때 수직으로 세움)에 맞다면, 3점을 준다.

11. 전완으로 지지하고 엎드려 누운 자세: 머리를 바로 세워 들고, 팔꿈치는 펴고, 가슴을 들어 올린다.

0. 머리 들기를 시도하지 못한다.
1. 머리 들기를 시작하지만, 턱이 매트에서 떨어지지 않는다.
2. 머리를 들지만, 바로 들지 못하고 전완으로 체중을 지지한다.
3. 머리를 바로 세워 들고, 두 팔꿈치는 펴고 가슴을 들어 올린다.

시작 자세

아동을 엎드린 자세로 눕히고, 양쪽 전완으로 체중을 지지하게 한 후, 다리는 편안하게 신전시킨다. 머리 들기가 어려운 아동은 머리를 매트에 대고 있을 것이다. 그렇지 않은 경우에는 머리를 매트에서 뗄 것이다.

지시사항

아동에게 머리를 똑바로 들고 팔을 펴게 한다. 연령이 높은 아동은 말로 지시하거나 시범을 보여 주면 따라 할 것이다. 어린 아동은 앞에 장난감을 놓아 주면, 반응을 끌어내기가 쉽고 차차 고개를 들 것이다.

아동이 머리를 완전히 바로 들지 못하더라도 전완으로 체중을 지지하면 2점을 준다. 머리를 바로 세워 들거나 고개를 뒤로 젖히는 경우도 2점에 해당되는데, 이때도 역시 전완으로 체중을 지지해야 한다.

3점을 주기 위해서는 머리를 바로 들어야 하고, 두 팔꿈치는 매트에서 떨어질 만큼 쭉 펴고, 체중은 양손으로 지지하며, 가슴은 매트에서 떨어져 있어야 한다.

특히 팔꿈치를 펼 때, 매트에서 골반이 들리는 아동은 골반이 들리기 전에 어디까지 수행할 수 있었는지에 따라 점수를 부여한다.

12. 전완으로 지지하고 엎드려 누운 자세: 오른쪽 전완으로 체중을 지지하고 왼팔을 앞으로 완전히 뻗는다.

0. 오른쪽 전완으로 체중을 지지하지 못한다.
1. 오른쪽 전완으로 체중을 지지하여 왼팔이 자유롭지만 앞으로 뻗지 못한다.
2. 오른쪽 전완으로 체중을 지지하고, 왼팔을 앞으로 부분적으로 뻗는다.
3. 오른쪽 전완으로 체중을 지지하고, 왼팔을 앞으로 완전히 뻗는다.

시작 자세

아동을 엎드린 자세로 눕히고 양쪽 전완으로 체중을 지지하게 한 후, 다리는 편하게 신전시킨다. 머리의 자세는 상관없다.

지시사항

아동의 앞쪽에 장난감을 놓아두되, 그 거리는 아동의 팔 길이 정도로 한다. 그리고 장난감의 높이는 아동의 눈높이(즉, 매트보다 15cm 정도 높게)에 맞춘다. 왼팔을 매트에서 들어 올려 뻗어서 장난감을 잡도록 격려한다.

"왼팔을 앞으로 완전히 뻗는다"는 것은 아동이 왼팔을 매트에서 들어 팔꿈치를 완전히 펴고 어깨를 앞으로 굴곡시키면서 손을 뻗는 것이다. 구축(contracture)이 있는 경우를 포함하여 팔을 부분적으로 앞으로 뻗는 아동은 2점을 준다.

1점에 대해서는 "왼팔이 자유롭다"란 내용이 있다. 즉, 팔을 앞으로 뻗기 위해 실렸던 체중을 반대로 옮겨가는 것이 관찰되어야 한다. 이때 팔이 매트에서 들릴 수도 있겠으나, 꼭 그럴 필요는 없다.

2점의 "왼팔을 앞으로 부분적으로 뻗는다"에서 왼팔이 매트에서 들릴 필요는 없다.

3점에서 "왼팔을 앞으로 완전히 뻗는다"는 왼팔이 매트에서 떨어져야 한다는 의미이다. 체중을 지지하고 있는 팔은 매트에 닿고 체중지지를 하고 있기만 하면, 자세는 중요하지 않다(종종 팔을 가슴 앞으로 가로질러 체중을 지지하기도 한다).

13. 전완으로 지지하고 엎드려 누운 자세: 왼쪽 전완으로 체중을 지지하고, 오른팔을 앞으로 완전히 뻗는다.

0. 왼쪽 전완으로 체중을 지지하지 못한다.
1. 왼쪽 전완으로 체중을 지지하여 오른팔이 자유롭지만 앞으로 뻗지 못한다.
2. 왼쪽 전완으로 체중을 지지하고, 오른팔을 앞으로 부분적으로 뻗는다.
3. 왼쪽 전완으로 체중을 지지하고, 오른팔을 앞으로 완전히 뻗는다.

시작 자세

아동을 엎드린 자세로 눕히고 양쪽 전완으로 체중을 지지하게 한 후, 다리는 편하게 신전시킨다. 머리의 자세는 상관없다.

지시사항

아동의 앞쪽에 장난감을 놓아두되, 그 거리는 아동의 팔 길이 정도로 한다. 그리고 장난감의 높이는 아동의 눈높이(즉, 매트보다 15cm 정도 높게)에 맞춘다. 오른팔을 매트에서 들어올려 뻗어서 장난감을 잡도록 격려한다.

"오른팔을 앞으로 완전히 편다"는 것은 아동이 오른팔을 매트에서 들어 팔꿈치를 완전히 펴고 어깨를 앞으로 굴곡시키면서 손을 뻗는 것이다. 구축이 있는 경우를 포함해서 팔을 앞으로 부분적으로 뻗는 아동은 2점을 준다.

1점에 대해서는 "오른팔이 자유롭다"란 내용이 있다. 즉, 팔을 앞으로 뻗기 위해 실렸던 체중이 반대로 옮겨가는 것이 관찰되어야 한다. 이때 팔이 매트에서 들릴 수도 있겠으나, 꼭 그럴 필요는 없다.

2점의 "오른팔을 앞으로 부분적으로 뻗는다"에서 오른팔이 매트에서 들릴 필요는 없다.

3점에서 "오른팔을 앞으로 완전히 뻗는다"는 오른팔이 매트에서 떨어져야 한다는 의미이다. 체중을 지지하고 있는 팔은 매트에 닿고 체중지지를 하고 있기만 하면, 자세는 중요하지 않다(종종 팔을 가슴 앞으로 가로질러 체중을 지지하기도 한다).

14. 엎드려 누운 자세: 오른쪽 방향으로 바로 누운 자세까지 되뒤집는다.

0. 오른쪽으로 되뒤집기를 시작하지 못한다.
1. 오른쪽으로 되뒤집기를 시작한다.

2. 오른쪽으로 부분적으로 되뒤집는다.
3. 오른쪽으로 되뒤집기를 한다.

시작 자세

아동을 팔과 다리를 편안하게 엎드린 자세로 눕히고, 머리는 되도록 아래로 향하게 한다.

지시사항

아동에게 오른쪽으로 바로 눕도록 되뒤집어 보라고 말로 지시하거나 시범을 보여준다. 어린 아동은 장난감이나 보호자 쪽으로 뒤집을 것이다.

팔의 자세를 바꾸어 줌으로써(예: 오른쪽 어깨를 굴곡하여 팔을 머리 아래에 위치시켜 줌) 어떻게든 힘을 쓰면서 머리를 전혀 들어 올리지 않고 바로 누운 자세로 "뒤집히게 되는 것"은 허용되지 않는다.

이 항목에서는 일반적인 점수 측정 지침을 사용해서 점수를 준다(1점=10% 미만 등). 오른쪽으로 되뒤집으려는 어떠한 움직임이라도 확인되어야만 점수를 줄 수 있다.

아동이 바로 누운 자세로 완전히 되뒤집기를 하면, 발이 교차되어 있어도 3점을 준다.

15. 엎드려 누운 자세: 왼쪽 방향으로 바로 누운 자세까지 되뒤집는다.

0. 왼쪽으로 되뒤집기를 시도하지 못한다.
1. 왼쪽으로 되뒤집기를 시작한다.
2. 왼쪽으로 부분적으로 되뒤집는다.
3. 왼쪽으로 되뒤집기를 한다.

시작 자세

아동을 팔과 다리를 편안하게 엎드린 자세로 눕히고, 머리는 되도록 아래로 향하게 한다.

지시사항

아동에게 왼쪽으로 바로 눕도록 되뒤집어 보라고 말로 지시하거나 시범을 보여준다. 어린 아동은 장난감이나 보호자 쪽으로 뒤집을 것이다.

팔의 자세를 바꾸어 줌으로써(예: 왼쪽 어깨를 굴곡하여 팔을 머리 아래에 위치시켜 줌) 어떻게든 힘을 쓰면서 머리를 전혀 들어 올리지 않고 바로 누운 자세로 "뒤집히게 되는 것"은 허용되지 않는다.

이 항목에서는 일반적인 점수 측정 지침을 사용해서 점수를 준다(1점=10% 미만 등). 왼쪽으로 되뒤집으려는 어떠한 움직임이라도 확인되어야만 점수를 줄 수 있다.

아동이 바로 누운 자세로 완전히 되뒤집기를 하면 발이 교차되어 있어도 3점을 준다.

16. 엎드려 누운 자세: 팔 · 다리를 움직여 오른쪽으로 90°까지 몸의 방향을 돌린다(pivoting).

0. 오른쪽으로 몸의 방향 돌리기를 시작하지 못한다.
1. 팔 · 다리를 움직여 오른쪽으로 몸의 방향 돌리기를 시작한다.
2. 팔 · 다리를 움직여 오른쪽으로 90° 미만으로 몸의 방향을 돌린다.
3. 팔 · 다리를 움직여 오른쪽으로 90° 이상 몸의 방향을 돌린다.

시작 자세

아동을 편안하게 엎드린 자세로 눕히고, 머리는 되도록 밑으로 향하게 한다.

지시사항

아동의 오른쪽에 장난감을 놓고, 오른쪽으로 몸의 방향을 돌리도록 유도한다. 아동이 90°까지 회전할 것으로 예상될 때는 장난감을 90° 너머에 둔다.

장난감을 90° 위치에 둘 경우, 일부 아동은 어느 정도까지 몸의 방향을 돌리다가 장난감 쪽으로 오른손을 뻗어 과제를 수행했다고 생각할 수 있다!

팔 · 다리를 어떻게 움직이더라도 엎드린 자세만 유지한다면 괜찮다.

많은 아동이 몸의 방향을 돌리기보다는 뒤집거나 네발기기를 하려 할 것이다. 이런 경우에는 장난감을 아동의 바로 오른쪽 옆에 놓았다가 아동의 움직임에 따라 점차 장난감을 이동한다.

17. 엎드려 누운 자세: 팔 · 다리를 움직여 왼쪽으로 90°까지 몸의 방향을 돌린다(pivoting).

0. 왼쪽으로 몸의 방향 돌리기를 시작하지 못한다.
1. 팔 · 다리를 움직여 왼쪽으로 몸의 방향 돌리기를 시작한다.
2. 팔 · 다리를 움직여 왼쪽으로 90° 미만으로 몸의 방향을 돌린다.

3. 팔 · 다리를 움직여 왼쪽으로 90° 이상 몸의 방향을 돌린다.

시작 자세

아동을 편안하게 엎드린 자세로 눕히고, 머리는 되도록 밑으로 향하게 한다.

지시사항

아동의 왼쪽에 장난감을 놓고 왼쪽으로 몸의 방향을 돌리도록 유도한다. 아동이 90°까지 회전할 것으로 예상될 때는 장난감을 90° 너머에 둔다.

장난감을 90° 위치에 둘 경우, 일부 아동은 어느 정도까지 몸의 방향을 돌리다가 장난감 쪽으로 왼손을 뻗어 과제를 수행했다고 생각할 수 있다!

팔 · 다리를 어떻게 움직이더라도 엎드린 자세만 유지한다면 괜찮다.

많은 아동이 몸의 방향을 돌리기보다는 뒤집거나 네발기기를 하려 할 것이다. 이런 경우에는 장난감을 아동의 바로 왼쪽 옆에 놓았다가 아동의 움직임에 따라 점차 장난감을 이동한다.

앉기 SITTING

앉기 영역은 앉기의 다양한 면을 다루는 20개 항목으로 이루어진다. 평가 항목에서는 다음과 같은 능력을 살펴본다.

- 다양한 앉기 자세를 유지하기
- 다양한 자세 또는 상황에서 앉기 자세를 취하기
- 앉은 자세로부터 다른 다양한 자세로 움직이기
- 앉은 자세를 유지하면서 특정 과제를 수행하기

"앉기"는 31번 항목에서처럼 "양발을 앞으로 펴고 앉은 자세"라고 특별히 기술되어 있지 않다면, 'W' 앉기를 포함해서 어떠한 앉기 자세라도 허용된다. 일부 치료사들은 'W' 앉기를 여러 항목에서 허용하는 것에 우려를 표현해 왔다.

만약, 아동이 처음에 'W' 앉기를 하다가 그 다음 검사 시에는 다리를 펴고 앉게 되었다면, 시간의 흐름에 따른 실제 변화를 확인하기가 어렵다는 것이다.

하지만 'W' 앉기를 가능한 한 많이 포함시켜야 한다는 의견을 지지하는 견해도 많다.

왜냐하면 이것이 뇌성마비 아동에게는 매우 기능적인 자세가 될 때가 종종 있기 때문이다.

아동이 'W' 앉기를 포함해서 어떤 특정 앉기 자세를 강하게 고집할 때, 검사지 끝부분에 이에 관해 기록한다. 이것이 긍정적이든 부정적이든 간에 점수에 영향을 미친다고 생각되면, 그 다음 평가 때도 이전 평가 때와 같은 앉기 자세를 취하게 할 수 있다.

앉기 영역에서 사용되는 다음의 용어들은 이 장의 끝부분에 실려 있는 용어 설명 또는 항목의 지시사항 중 일부로 정의해 놓았다. 순서는 다음과 같다.

- 앉기(sitting)
- 머리 가누기(head control)
- 'W' 앉기('W' sit)
- 머리를 똑바로 들기(lifts head upright)
- 머리를 신체중심선으로 들기(lifts head to midline)
- 양팔로 지탱하기(arms propping)
- 양팔을 자유롭게(arms free)
- 옆으로 앉기(side sitting)
- 자세를 조절하며(with control)
- 무너지는(crash)
- 네발 자세(4 point)
- 팔로 보조하기(arms assisting)
- 양발로 지탱하고 앉기(siting, feet supported)
- 양발로 지탱하지 않고 앉기(sitting, feet free)
- 바닥에서(on the floor)

***18. 바로 누운 자세에서 치료사가 아동의 양손을 잡은 상태:** 머리를 가누며 스스로 몸을 당겨 앉는다.

0. 당겨서 앉힐 때 머리 가누기를 시작하지 못한다.
1. 당겨서 앉힐 때 머리 가누기 시작 동작이 나온다.
2. 당겨서 앉힐 때 머리 가누기가 부분적으로 이루어진다.
3. 머리를 가누며 스스로 몸을 일으켜 앉는다.

시작 자세

아동을 바로 눕히고, 되도록 머리는 신체중심선에 두고 팔과 다리는 편하게 신전시킨다.

지시사항

치료사는 아동이 일어나 앉을 수 있을 만큼의 충분한 공간을 확보함과 동시에 아동의 손을 안전하게 잡고 있을 만큼 가까이 있어야 한다. 작은 아동의 경우에는 치료사가 아동의 옆에서 검사해도 되지만, 큰 아동의 경우에는 보통 치료사가 다리를 벌린 채로 앉아 있어야 한다(아동의 다리를 고정시키고 있지 않도록 주의한다).

치료사는 몸을 앞으로 숙여 아동의 손을 확실히 잡는다. 아동의 팔꿈치는 최대한 편 상태에 둠으로써 아동이 스스로 팔꿈치를 구부리면서 일어나 앉을 수 있게 하고, 이때 치료사는 살짝 뒤쪽으로 몸을 기울인다. 아동에게 스스로 몸을 당겨 일어나 앉으라고 지시한다. 머리 가누는 정도와 일어나 앉기에 얼마나 참여하는지 관찰한다. "머리 가누기"의 의미는 머리를 척추와 일직선으로 또는 척추보다 약간 앞으로 유지하는 능력이다. 용어 설명에서 "앉기"의 정의를 확인한다.

아동이 몸을 당겨 일어날 때, 대부분의 과정을 수행하면 3점을 준다(팔꿈치를 완전히 편 상태에서 시작하는 것은 불가능할 수 있으므로 팔꿈치를 비교적 편 상태에서 구부리는 쪽으로 변화가 있어야 한다). 처음부터 끝까지 머리는 척추와 일직선이 되거나 약간 앞쪽에 위치해 있어야 한다.

아동이 몸을 당겨 일어날 때나, 어느 때이든 머리를 조절하려는 어떤 시도를 보인다면 1점을 준다.

아동이 몸을 당길 때에는 반드시 도움이 필요하나, 어느 때이든 머리를 조절하는 모습이 보인다면 2점을 준다. 많은 아동은 치료사가 당길 때 팔꿈치를 구부린 채로 꽉 붙잡고 있거나 혹은 동작을 시작할 때, 머리가 약간 뒤로 처져 있는 경우가 있는데, 이 아동들도 2점에 해당된다.

19. 바로 누운 자세: 오른쪽으로 돌면서 일어나 앉는다.

0. 오른쪽으로 돌면서 일어나 앉기를 시작하지 못한다.
1. 오른쪽으로 돌면서 일어나 앉기를 시작한다.
2. 오른쪽으로 돌면서 부분적으로 일어나 앉는다.

3. 오른쪽으로 돌면서 일어나 앉는다.

시작 자세

아동을 바로 눕히고, 되도록 머리는 신체중심선으로 오게 하고 팔과 다리는 편하게 신전시킨다.

지시사항

아동에게 처음에는 오른쪽으로 구르고서 일어나 앉도록 지시한다. 이 방법으로 앉기를 배운 아동이라면, 이 항목을 이해하겠지만, 그렇지 않은 경우 자세한 설명이 필요할 것이다.

많은 아동이 바로 누운 자세에서 엎드려 누운 자세로 뒤집은 다음 일어나 앉는다. 이 방법을 사용할 경우, 점수 측정 기준에 전혀 맞지 않으므로 0점이 된다.

아동이 오른쪽으로 구르면, 일반적인 점수 측정 지침에 따라 점수를 준다(즉, 1점 =10% 미만 등).

20. 바로 누운 자세: 왼쪽으로 돌면서 일어나 앉는다.

0. 왼쪽으로 돌면서 일어나 앉기를 시작하지 못한다.
1. 왼쪽으로 돌면서 일어나 앉기를 시작한다.
2. 왼쪽으로 돌면서 부분적으로 일어나 앉는다.
3. 왼쪽으로 돌면서 일어나 앉는다.

시작 자세

아동을 바로 눕히고, 되도록 머리는 신체중심선으로 오게 하고, 팔과 다리는 편하게 신전시킨다.

지시사항

아동에게 처음에는 왼쪽으로 구르고서 일어나 앉도록 지시한다. 이 방법으로 앉기를 배운 아동이라면, 이 항목을 이해하겠지만, 그렇지 않은 경우 자세한 설명이 필요할 것이다.

많은 아동이 바로 누운 자세에서 엎드려 누운 자세로 뒤집은 다음 일어나 앉는다. 이 방법을 사용할 경우, 점수 측정 기준에 전혀 맞지 않으므로 0점이 된다.

아동이 왼쪽으로 구르면, 일반적인 점수 측정 지침에 따라 점수를 준다(즉, 1점=10% 미만 등).

***21. 치료사가 흉곽을 지지하고 매트 또는 벤치에 앉은 자세:** 머리를 바로 세워 들고 3초 동안 유지한다.

0. 머리 들기를 시작하지 못한다.
1. 머리 들기를 시작한다.
2. 바로 세워 든 자세는 아니지만, 머리를 들고 3초 동안 유지한다.
3. 머리를 바로 세워 들고 3초 동안 유지한다.

시작 자세

아동의 머리를 앞으로 숙여 편안하게 앉힌다. "앉기"는 체중을 엉덩이에 싣고, 몸을 "어느 정도 세우도록" 지지하는 능력으로 정의된다. 아동이 어느 방향으로든지 몸을 많이 기울이며 양팔로 지탱하고 앉더라도, 팔꿈치는 체중지지면(예: 벤치, 매트나 바닥)에서 떨어져 있어야 한다. 그렇지 않으면 아동은 "앉기"에 해당하는 용어 정의에 맞게 몸을 세우고 있지 못하는 것이다. 마찬가지로, 몸을 바로 세운 상태로부터 어느 방향으로든 45° 이상을 기울여 있는 경우 "앉기"로 볼 수 없다.

지시사항

치료사는 아동 뒤에 앉아서 양손을 아동의 흉곽에 대도록 한다. 아동 앞에 앉아서 아동의 눈높이에 맞게 장난감을 들어 줄 다른 사람이 함께 있으면 더욱 좋다. 이것이 여의치 못할 경우, 벽면거울을 이용하면 아동의 집중을 유지시키는 데 도움이 된다.

아동에게 고개를 들고 앞에 있는 장난감을 보도록 지시한다. 아동이 고개를 "바로 세워" 들어야 한다. "바로 세워"란 머리를 수직으로 세우는 것으로, 시상면(sagittal plane)에서만 적용된다(즉, 두 눈은 앞을 향해야 하지만, 반드시 같은 높이가 되어야 할 필요는 없다).

***22. 치료사가 흉곽을 지지하고 매트 또는 벤치에 앉은 자세:** 머리를 신체중심선에서 들고 10초 동안 유지한다.

0. 머리 들기를 시작하지 못한다.
1. 머리 들기를 시작하지만, 머리를 신체중심선에서 유지하지 못한다.
2. 머리를 신체중심선에서 들지만, 10초 미만으로 유지한다.
3. 머리를 신체중심선에서 들고 10초 동안 유지한다.

시작 자세

아동을 어떤 자세든 편안하게 앉힌다. 머리를 앞으로 숙인 자세여야 한다.

지시사항

치료사는 아동 뒤에 앉아서 양손을 아동의 흉곽에 대도록 한다. 아동 앞에 앉아서 아동의 눈높이에 맞게 장난감을 들어 줄 다른 사람이 함께 있으면 더욱 좋다. 이것이 여의치 못할 경우, 벽면거울을 이용하면 아동의 집중을 유지시키는 데 도움이 된다.

아동에게 고개를 들고 앞에 있는 장난감을 보도록 지시한다. 아동은 고개가 "신체중심선"에 위치하도록 들어야 한다. "신체중심선"에 위치한다는 것은 머리가 "가운데" 또는 시상면과 관상면(frontal plane) 모두에서 수직상태인 것을 뜻한다(즉, 두 눈이 앞을 향하고 같은 높이에 있어야 함).

***23. 팔(양팔)로 지탱하고 매트에 앉은 자세:** 5초 동안 유지한다.

0. 팔(양팔)로 지탱하여 앉은 자세를 유지할 수 없다.
1. 팔(양팔)로 지탱하여 1초 미만으로 유지한다.
2. 팔(양팔)로 지탱하여 1~4초 유지한다.
3. 팔(양팔)로 지탱하여 5초 동안 유지한다.

시작 자세

아동을 매트 위에 어떤 자세든 편안하게 앉힌다. 팔은 지탱하고 앉기에 가장 편한 자세로 둔다. 앞쪽, 옆쪽 아니면 허벅지와 같은 신체 부위를 지지하고 앉힌다. 아동은 한 팔로만 지탱하거나, 한 팔을 다른 팔 위로 포개서 지탱해도 된다(예: 편마비 아동). 이 항목은 관찰 측정 항목으로서 몸을 세운 자세를 유지할 목적으로 팔이 몸 또는 매트에 닿고 있으면 "팔(양팔)로 지탱하기"란 용어의 정의에 해당된다.

지시사항

치료사는 아동이 최선을 다하기에 가장 적합하기만 하다면, 어떤 자세도 취하게 할 수 있다. 치료사는 아동이 어리거나 기능이 안 좋은 경우에는 아동의 뒤에 있어야 하고, 다른 한 사람이 아동 앞에서 관심을 유도하게 한다. 아동이 거울을 보게 하는 것도 도움이 된다. 연령이 높은 아동에게는 5초 동안 자세를 유지하라고 말로 유도한다.

***24. 매트에 앉은 자세:** 양팔을 자유롭게 하여 3초 동안 앉은 자세를 유지한다.

0. 양팔을 지탱하지 않으면 앉은 자세를 유지하지 못한다.
1. 한 팔로 지탱하고 유지한다.
2. 양팔을 자유롭게 하여 3초 미만으로 앉은 자세를 유지한다.
3. 양팔을 자유롭게 하여 3초 동안 앉은 자세를 유지한다.

시작 자세

아동을 어떤 자세든 편안하게 앉힌다. 팔의 자세는 상관없다.

지시사항

치료사는 아동의 뒤쪽 또는 앞쪽에 있을 수 있다. 많은 아동이 "양팔로 지탱하기" 자세로 시작해서, 치료사의 구두적 지시 또는 시범에 따라 한 손 또는 양손을 매트에서 뗄 것이다. 어린 아동은 주로 양팔로 지탱하게 해서 앉힌 후에 장난감을 앞에서 보여 주며, 팔을 뻗어 잡게 하거나 양손을 쓸 수 있는 게임(예: 손뼉치기)을 유도하면, 한 손 또는 양손을 바닥에서 뗄 것이다. "양팔을 자유롭게"란 앉기 자세를 취하거나 유지할 때, 팔로 체중을 지지하지 않은 것을 말한다(손뼉치기 또는 양손 맞잡기는 허용됨).

***25. 작은 장난감을 앞에 두고 매트에 앉은 자세:** 몸을 앞으로 기울여 장난감을 만지고, 팔로 지탱하지 않고 다시 몸통을 세워 앉는다.

0. 몸을 앞으로 기울이기를 시작할 수 없다.
1. 몸을 앞으로 기울이지만, 다시 몸통을 세워 앉지 못한다.
2. 몸을 앞으로 기울여 장난감을 만진 후, 팔로 지탱해서 다시 몸통을 세워 앉는다.
3. 몸을 앞으로 기울여 장난감을 만지고 팔로 지탱하지 않고 다시 몸통을 세워 앉는다.

시작 자세

아동을 어떤 자세든 편안하게 앉힌다. 팔의 자세는 아동의 능력에 따라 다양할 수 있지만(예: 양팔을 자유롭게 쓸 수 있으면 3점이다), 이 항목을 시도할 수 있을 만큼 안정적으로 앉아야 한다.

지시사항

아동이 몸을 기울여야만 손을 뻗을 수 있는 정도의 충분히 먼 거리에 장난감을 놓아 둔다.

여기에는 많은 요인들이 영향을 미칠 수 있다(예: 초기 앉은 자세의 정렬 상태, 뻗은 팔의 가동범위). 적어도 한 번은 아동에게 장난감을 만져 보게 하여, 장난감이 몸을 기울인 채 팔을 뻗어야만 만질 수 있는 거리에 있는지 확인한다. 대부분의 아동에게는 발을 앞으로 뻗고 앉은 자세에서 양쪽 발목 사이가 장난감의 위치가 될 것이다. 연령이 높은 아동은 장난감을 만지고 반대쪽 팔을 짚지 않고, 다시 바로 앉으라고 지시한다. 어린 아동일수록 검사가 어렵다. 이럴 때는 좀 더 큰 장난감으로 "양팔을 자유롭게"를 유도해 본다.

***26. 매트에 앉은 자세:** 오른편 45° 뒤쪽에 있는 장난감을 만지고 다시 처음 자세로 앉는다.

0. 장난감 만지기를 시도하지 못한다.
1. 손 뻗기를 시도하지만, 뒤쪽으로 뻗지는 못한다.
2. 뒤쪽으로 손을 뻗지만, 장난감을 만지지 못하거나 다시 처음 자세로 앉지 못한다.
3. 오른편 45° 뒤쪽에 있는 장난감을 만지고 다시 처음 자세로 앉는다.

시작 자세

아동을 어떤 자세든 편안하게 앉힌다('W' 앉기도 포함). 팔의 자세는 정해져 있지 않지만, 이 항목을 시도할 수 있을 만큼 안정적으로 앉아야 한다.

지시사항

장난감을 아동의 엉덩이를 기준으로 오른편 45° 뒤쪽, 아동이 손을 폈을 때의 팔 길이와 같은 거리에 둔다(아동의 호기심을 높이기 위해서 좀 더 먼 거리에 장난감을 놓아두어도 되지만, 더 가까워서는 안 된다). 아동이 오른쪽으로 몸을 돌려서 장난감을 만질 것이라는 생각이 들겠지만, 많은 아동들은 몸통회전이 거의 또는 전혀 없이 장난감을 만진다. 이때 오른손으로 장난감을 확실히 만졌다면, 3점으로 인정한다. 연령이 많은 아동에게는 오른손으로 장난감을 만져 보고 다시 바로 앉으라고 말로 지시하면 된다. 보통, 어린 아동일수록 평가하기 어렵다. 치료사가 아동의 오른쪽으로 장난감을 옮겨가는 식으로 보여 주면서 집중을 유도하다가 적절한 위치에서 멈추면 아동은 장난감을 잡고자 손을 뻗을 것이다. 아이가 장난감에 집중하게 하는 것이 중요하다. 2점을 주기 위해서는, 아동이 몸 뒤쪽으로 손을 뻗을 때 대전자(greater trochanter)를 넘어가야 한다.

***27. 매트에 앉은 자세:** 왼편 45° 뒤쪽에 있는 장난감을 만지고, 다시 처음 자세로 앉는다.

0. 장난감 만지기를 시도하지 못한다.
1. 손 뻗기를 시도하지만, 뒤쪽으로 뻗지는 못한다.
2. 뒤쪽으로 손을 뻗지만 장난감을 만지지 못하거나, 다시 처음 자세로 앉지 못한다.
3. 왼편 45° 뒤쪽에 있는 장난감을 만지고, 다시 처음 자세로 앉는다.

시작 자세

아동을 어떤 자세든 편안하게 앉힌다('W' 앉기도 포함). 팔의 자세는 정해져 있지 않지만, 이 항목을 시도할 수 있을 만큼 안정적으로 앉아야 한다.

지시사항

장난감을 아동의 엉덩이를 기준으로 왼편 45° 뒤쪽, 아동이 손을 폈을 때의 팔 길이와 같은 거리에 둔다(아동의 호기심을 높이기 위해서 좀 더 먼 거리에 장난감을 놓아두어도 되지만, 더 가까워서는 안 된다). 아동이 왼쪽으로 몸을 돌려서 장난감을 만질 것이라는 생각이 들겠지만, 많은 아동들은 몸통회전이 거의 또는 전혀 없이 장난감을 만진다. 이때 왼손으로 장난감을 확실히 만졌다면, 3점으로 인정한다. 연령이 많은 아동에게는 왼손으로 장난감을 만져 보고 다시 바로 앉으라고 말로 지시하면 된다. 보통, 어린 아동일수록 평가하기 어렵다. 치료사가 아동의 왼쪽으로 장난감을 옮겨가는 식으로 보여 주면서 집중을 유도하다가 적절한 위치에서 멈추면 아동은 장난감을 잡고자 손을 뻗을 것이다. 아이가 장난감에 집중하게 하는 것이 중요하다. 2점을 주기 위해서는, 아동이 몸 뒤쪽으로 손을 뻗을 때 대전자를 넘어가야 한다.

28. 오른쪽 옆으로 앉은 자세: 양팔을 자유롭게, 5초 동안 유지한다.

0. 오른쪽 옆으로 앉은 자세를 유지하지 못한다.
1. 양팔로 지탱하고 5초 동안 유지한다.
2. 오른팔로 지탱하고 5초 동안 유지한다.
3. 양팔을 자유롭게, 5초 동안 유지한다.

시작 자세

아동이 매트 위에서 오른쪽 옆으로 앉은 자세를 취하도록 만들어 준다(즉, 체중이 오른쪽 좌골에 잘 실리게 하고, 두 다리는 발이 왼쪽으로 가도록 굴곡시키고, 양발은 왼쪽 엉덩이에 가깝게 일직선이 되도록 한다). 처음에 양팔로 지탱하고 앉게 하는 것으로 시작하여 차차 오른팔로만 지탱하거나 두 팔을 모두 바닥에서 떼게 한다. 팔은 신체 위 혹은 매트에 대고 지탱할 수 있다. 하지만 팔을 매트에 대고 지탱한 경우, 팔꿈치는 매트에서 떨어져 있어야 하는데, 그렇게 되지 않으면 옆으로 앉기보다는 옆으로 누운 자세에 가까워지기 때문이다.

지시사항

아동에게 왼팔 또는 양팔을 모두 들라고 지시한다. 위에 기술한 세 가지 중 하나의 자세를 정하여 취하게 한 후, 5초를 세도록 한다. 아동이 5초를 유지하지 못하면, 한 단계 아래 수준으로 시도한 후, 5초가 유지되는지 확인한다.

치료사는 안정적인 시작 자세를 취할 수 있도록 도와주되, 일단 시간을 측정하기 시작한 후부터는 도와주면 안 된다. 많은 아동은 치료사를 모방하게 하거나 손 게임을 유도하면 "양팔을 자유롭게" 자세를 시도할 것이다.

29. 왼쪽 옆으로 앉은 자세: 양팔을 자유롭게, 5초 동안 유지한다.

0. 왼쪽 옆으로 앉은 자세를 유지하지 못한다.
1. 양팔로 지탱하고 5초 동안 유지한다.
2. 왼팔로 지탱하고 5초 동안 유지한다.
3. 양팔을 자유롭게, 5초 동안 유지한다.

시작 자세

아동이 매트 위에서 왼쪽 옆으로 앉은 자세를 취하도록 만들어 준다(즉, 체중이 왼쪽 좌골에 잘 실리게 하고, 두 다리는 발이 오른쪽으로 가도록 굴곡시키고, 양발은 오른쪽 엉덩이에 가깝게 일직선이 되도록 한다). 처음에 양팔로 지탱하고 앉게 하는 것으로 시작하여 차차 왼팔로만 지탱하거나 두 팔을 모두 바닥에서 떼게 한다. 팔은 신체 위 혹은 매트에 대고 지탱할 수 있다. 하지만 팔을 매트에 대고 지탱한 경우, 팔꿈치는 매트에서 떨어져 있어야 하는데, 그렇게 되지 않으면 옆으로 앉기보다는 옆으로 누운 자세에 가까워지기 때문이다.

지시사항

아동에게 왼팔 또는 양팔을 모두 들라고 지시한다. 위에 기술한 세 가지 중 하나의 자세를 정하여 취하게 한 후, 5초를 세도록 한다. 아동이 5초를 유지하지 못하면, 한 단계 아래 수준으로 시도한 후, 5초가 유지되는지 확인한다.

치료사는 안정적인 시작 자세를 취할 수 있도록 도와주되, 일단 시간을 측정하기 시작한 후부터는 도와주면 안 된다. 많은 아동은 치료사를 모방하게 하거나 손 게임을 유도하면 "양팔을 자유롭게" 자세를 시도할 것이다.

***30. 매트 위에 앉은 자세:** 자세를 조절하며 엎드려 눕는다.

0. 엎드려 눕기를 시작하지 못한다.
1. 엎드려 눕기 시작한다.
2. "앞으로 무너지듯" 엎드려 눕는다.
3. 자세를 조절하며 엎드려 눕는다.

시작 자세

아동을 어떤 자세든 편안하게 앉힌다. 앞의 여러 항목들처럼, 팔의 자세는 다양하게 허용되지만, 아동은 이 항목을 시도할 수 있을 만큼 안정적으로 앉아야 한다.

지시사항

엎드린 상태로 자세를 조절하며 바꿀 때 아동이 팔을 사용할 것이다. "자세를 조절하며"란 움직임을 통제할 수 있다는 것이다. 연령이 높은 아동에게는 배를 바닥에 대고 엎드리라고 말로 지시한다. 앞으로 넘어지듯 엎드리기를 좋아하는 아동에게는 조심해서 엎드려 보라고 한다. 시범이 필요할 수도 있다.

"앞으로 무너지듯"의 의미는 "넘어지거나, 충돌하거나 또는 쓰러진다"는 뜻이다. 즉, 조절된 움직임이 아니라는 것이다. 무너져서 넘어져 바로 누웠다가 엎드린 자세까지 뒤집는 것은 점수에 해당되지 않는다. 어린 아동에게는 장난감이나 책을 보여 주며 엎드려 눕게 한다. 이 항목을 수행하기 매우 어려울 수도 있다. 왜냐하면 어린 아동은 다양한 형태의 네발 자세를 취하려 하는 경우가 흔하기 때문이다.

***31. 매트 위에 양발을 앞으로 펴고 앉은 자세:** 오른쪽으로 네발 자세를 취한다.

0. 오른쪽으로 네발 자세 취하기를 시작하지 못한다.
1. 오른쪽으로 네발 자세를 취하기 시작한다.
2. 오른쪽으로 네발 자세를 부분적으로 취한다.

3. 오른쪽으로 네발 자세를 취한다.

시작 자세

아동을 매트 위에서 발을 몸 앞으로 쭉 펴고 편한 자세로 앉힌다. 30번 항목과는 다르다('W' 앉기는 허용되지 않는다).

지시사항

아동이 여러 모양의 오른쪽 앉기를 취하거나, 오른쪽 다리를 사용하여 앞으로 그리고 오른쪽으로 움직여 자세를 취하려 할 것이다. 양팔로 체중을 지지하며 자세를 취할 수도 있을 것이다. 먼저 한쪽 전완 또는 양쪽 전완으로 체중을 지지한 후, 팔을 나중에 펴든지 바로 양손으로 체중을 지지하든지 간에 순서는 중요하지 않다. 하지만 엎드렸다가 네발 자세를 취하는 것은 안 된다(엎드려 누운 자세에서 네발 자세를 취하는 것은 41번 항목에서 평가한다).

연령이 높은 아동은 구두지시에 잘 따르겠지만, 많은 경우 자세한 설명을 필요로 할 것이다. 시범 또는 "통과하기 놀이(walking them through it)" 같은 것이 필요할 수 있다.

어린 아동은 전략적으로 장난감을 이용해서 유도한다. 이 항목은 네발기기를 하는 어린 아동에게 쉽게 적용할 수 있다.

이 항목에서는 일반적인 점수 측정 지침에 따라 점수를 준다(즉, 1점=10% 미만 등).

***32. 매트 위에 양발을 앞으로 펴고 앉은 자세:** 왼쪽으로 네발 자세를 취한다.

0. 왼쪽으로 네발 자세 취하기를 시작하지 못한다.
1. 왼쪽으로 네발 자세를 취하기 시작한다.
2. 왼쪽으로 네발 자세를 부분적으로 취한다.
3. 왼쪽으로 네발 자세를 취한다.

시작 자세

아동을 매트 위에서 발을 몸 앞으로 쭉 펴고 편한 자세로 앉힌다. 30번 항목과는 다르다('W' 앉기는 허용되지 않는다).

지시사항

아동이 여러 모양의 왼쪽 앉기를 취하거나, 왼쪽 다리를 사용하여 앞으로 그리고 왼쪽으로 움직여 자세를 취하려 할 것이다. 양팔로 체중을 지지하며 자세를 취할 수도 있을 것이다. 먼저 한쪽 전완 또는 양쪽 전완으로 체중을 지지한 후, 나중에 팔을 펴든지 바로 양손으로 체중을 지지하든지 간에 순서는 중요하지 않다. 하지만 엎드렸다가 네발 자세를 취하는 것은 안 된다(엎드려 누운 자세에서 네발 자세를 취하는 것은 41번 항목에서 평가한다).

연령이 높은 아동은 구두지시에 잘 따르겠지만, 많은 경우 자세한 설명을 필요로 할 것이다. 시범 또는 "통과하기 놀이(walking them through it)" 같은 것이 필요할 수 있다.

어린 아동은 전략적으로 장난감을 이용해서 유도한다. 이 항목은 네발기기를 하는 어린 아동에게 쉽게 적용할 수 있다.

이 항목에서는 일반적인 점수 측정 지침에 따라 점수를 준다(즉, 1점=10% 미만 등).

33. 매트 위에 앉은 자세: 팔로 짚지 않고 90°까지 방향을 돌린다(pivoting).

0. 방향 돌리기를 시작하지 못한다.
1. 방향 돌리기를 시작한다.
2. 팔로 보조하여 90°까지 방향을 돌린다.
3. 양팔의 보조 없이 90°까지 방향을 돌린다.

시작 자세

아동은 매트 위에서 어느 자세로든 앉아서 시작할 수 있다. 팔로 보조를 하던 안 하던 팔의 자세는 다양할 수 있고, 아동은 이 항목을 수행할 수 있을 만큼 안정적으로 앉아야 한다.

지시사항

아동에게 앉은 상태에서 왼쪽 또는 오른쪽으로(방향은 상관없음) 방향을 돌리도록 지시한다. 시범을 보여 주면 아동이 따라 하기 쉽다. 어린 아동은 장난감을 향해 방향을 돌릴 것이다. 엎드려 누운 자세에서 몸의 방향 돌리기를 보는 항목처럼, 장난감을 아동의 시야 내에서 90° 너머로 놓는 것이 좋다. 유감스럽게도 어린 아동은 옆으로 방향 돌리기(pivoting) 대신에 네발 자세를 취하기가 쉽다.

2점에서 "팔로 보조하여"의 의미는 어떤 형태로든 양팔로 지지한다는 것이다(즉, 양다리의 움직임에 따라서 손도 함께 바닥을 짚으면서 움직이거나, 균형을 잡거나 다리를 움직이려고 양손을 다리 위에 놓기).

3점에서 "팔의 보조 없이"의 의미는 어떤 형태로든지 방향을 돌릴 때, 팔이 사용되는 것이 보이지 않는다는 뜻이다. 이때 팔은 몸에 대거나 들고 있거나, 그 밖의 어디에 있어도 무방하다(양손 쥐기도 포함).

***34. 벤치에 앉은 자세:** 양팔과 양발로 지탱하지 않고, 10초 동안 유지한다.

0. 벤치에 앉은 자세를 유지하지 못한다.
1. 양팔을 짚고 양발로 지탱하여 10초 동안 유지한다.
2. 양팔은 자유롭지만, 양발로 지탱하여 10초 동안 유지한다.
3. 양팔과 양발로 지탱하지 않고, 10초 동안 유지한다.

시작 자세

아동을 양 무릎이 벤치 끝에 오게 하여 양발이 바닥에 닿지 않게 앉힌다. 이때 아동의 능력에 따라 양팔의 자세와 양발의 지지 여부가 좌우된다.

3점을 주기 위해서는 아동을 큰 벤치 위에 앉혀서 양발이 바닥에 닿지 않아야 한다(장비 부분, 큰 벤치 설명 참조). 1점 또는 2점을 주기 위해서는 아동을 그대로 큰 벤치에 앉아 있게 하고, 작은 벤치를 발받침으로 사용해도 되고, 큰 벤치를 사용하지 않고 작은 벤치에 발이 바닥에 닿게 앉혀도 된다(장비 부분, 작은 벤치 설명 참조).

지시사항

아동을 3점 항목의 내용과 같은 자세로 큰 벤치에 앉힌다(즉, 양발이 바닥에 닿지 않도록). 아동이 안정적으로 앉으면 양팔을 들어 "양팔을 자유롭게" 자세를 취해 보게 한다. 치료사는 아동이 "양팔을 자유롭게" 자세를 취하기 전 또는 후에 혼자 앉아 있게 한다. 아동은 10초 동안 자세를 유지해야 한다.

아동이 10초 동안 자세를 유지하지 못하면, 양발로 지탱하도록 하고, 필요하면 양발로 지탱하면서 동시에 손(한 손 혹은 양손)으로도 지탱하게 한다.

평가수준이 정해지면, 그 수준에서 최대 3회 시도하거나, 한 단계 이상 수준을 높여서 다시 최대 3회 시도한다(즉, 수준별로 3회씩 시도할 필요가 없다). 점수를 주기 위해서는 어느 수준에서건 아동이 10초 동안 자세를 유지해야만 한다.

손으로 짚어야 자세를 유지할 수 있는 아동은 발의 지지 여부에 상관없이 최대 점수가 1점이다.

***35. 선 자세:** 작은 벤치에 앉는다.

0. 작은 벤치에 앉기를 시작하지 못한다.
1. 작은 벤치에 앉기를 시작한다.
2. 작은 벤치에 부분적으로 앉는다.
3. 작은 벤치에 앉는다.

시작 자세

아동을 작은 벤치 앞에 세운다(장비 부분, 작은 벤치 설명 참조). 이때 벤치를 보는 쪽으로 서거나, 반대로 서거나 벤치 옆으로 나란히 위치하는 것 모두 가능하다. 이때 아동은 지지 없이 서 있어도 되고, 한 손 또는 양손으로 벤치를 잡고 서 있는 자세에서 시작할 수도 있지만, 몸통을 조금이라도 벤치에 기대서는 안 된다.

지시사항

이 항목에서는 아동에게 서 있는 자세에서 벤치에 앉은 자세로 몸을 낮춰 앉는 시범을 보여 준다. 아동은 어떤 방법을 사용해서든지 벤치에 앉기만 하면 된다. 경우에 따라 벤치로 기어 올라간 다음, 몸을 돌려 앉을 수도 있고, 스스로 몸을 낮추며 앉아도 된다.

연령이 높은 아동에게는 벤치에 앉으라고 지시한다. 어린 아동에게는 시범을 보여주거나 장난감으로 유도하면 수행하기가 수월하다. 이 항목에서는 일반적 점수 측정 지침에 따라 점수를 준다(즉, 1점=10% 미만 등). 아동이 벤치에 앉으려는 시도가 분명해 보일 때만 1점을 준다.

***36. 바닥에서:** 작은 벤치에 앉는다.

0. 작은 벤치에 앉기를 시작하지 못한다.
1. 작은 벤치에 앉기를 시작한다.
2. 작은 벤치에 부분적으로 앉는다.
3. 작은 벤치에 앉는다.

시작 자세

아동을 벤치 앞의 바닥에 둔다. "바닥에서"란 선 자세를 제외한 모든 자세를 뜻한다. 누운 자세 또는 앉은 자세 그리고 여러 형태의 네발 자세나 무릎서기 자세가 포함된다.

아동이 벤치 쪽을 보거나 반대쪽을 보거나, 벤치 옆으로 나란히 위치하는 것 모두 가능하다.

지시사항

35번 항목과 반대로, 이 항목에서는 바닥에서부터 몸을 세워서 작은 벤치에 앉는 시범이 필요하다. 35번 항목에서처럼 아동은 어떤 방법으로든 작은 벤치에 앉으면 된다. 많은 경우, 우선 선 자세부터 취하지만, 일부는 선 자세를 취하지 않고 바로 벤치에 앉기도 한다.

연령이 높은 아동에게는 벤치에 앉으라고 지시한다. 시범을 보여 주어도 좋다. 이 항목을 수행하는 것이 힘들어서 많은 격려가 필요한 아동들이 있을 것이다. 이때 전략적으로 벤치 위에 장난감을 놓아 두는 것이 도움이 되기도 한다. 이 항목에서는 일반적 점수 측정 지침에 따라 점수를 준다(즉, 1점=10% 미만 등). 35번 항목처럼 1점을 주기 위해서는 아동이 벤치에 앉으려는 시도가 분명히 나타나야 한다. 여기에는 시작 자세에서부터 몸을 세워서 벤치 쪽으로 움직이는 노력이 포함되어야 한다. 2점(10~100% 미만)은 아동 스스로 벤치 앞으로 일어설 수 있는 경우(또는 벤치를 잡고 거의 일어선 자세를 취한 경우)에만 부여한다.

일부 치료사들은 일반적 점수 측정 지침에 따라 이 항목의 점수를 측정하는 것에 우려를 표현한 바 있다. 시작 자세와 3점을 주기 위해 필요한 내용들을 기억하고 있으면, 아동이 과제를 몇 퍼센트나 수행했는지 계산하는 데 도움이 될 것이다.

*37. 바닥에서: 큰 벤치에 앉는다.

0. 큰 벤치에 앉기를 시작하지 못한다.
1. 큰 벤치에 앉기를 시작한다.
2. 큰 벤치에 부분적으로 앉는다.
3. 큰 벤치에 앉는다.

시작 자세

아동을 벤치 앞의 바닥에 앉힌다. "바닥에서"란 선 자세를 제외한 모든 자세를 뜻한다. 여기에는 누운 자세 또는 앉은 자세 그리고 다양한 형태의 네발 자세나 무릎서기 자세가 포함된다(장비 부분, 큰 벤치 설명 참조).

지시사항

아동이 스스로 바닥에서 몸을 일으켜 세워 큰 벤치에 앉을 수 있는지를 보고자 하는 것이다. 35번과 36번 항목처럼 아동은 어떠한 방법으로든 일어날 수 있다.

연령이 높은 아동에게는 벤치를 타고 올라가서 어떻게든 앉은 자세를 취하게 한다. 적절한 방법을 제안해 주기 위해 시범이 필요할 수도 있다. 아동이 이 과제를 수행할 수 있도록 많은 격려가 필요할 것이다. 어린 아동은 종종 높은 가구 위로 타고 올라가는 것을 즐기지만, 그 이후에 앉기 자세를 취하게 하려면 자세한 시범과 격려가 필요하다.

이 항목 역시 일반적 점수 측정 지침에 따라 점수를 준다(즉, 1점=10% 미만 등). 35번 및 36번 항목처럼, 벤치에 앉으려는 시도를 보이는 아동에게는 1점을 준다. 이때 시작 자세로부터 일어나려고 하면서 벤치 쪽으로 조금이라도 움직여야 한다. 2점(10~100% 미만)은 스스로 벤치 앞으로 일어서는 경우(또는 벤치를 잡고 거의 일어선 자세를 취한 경우)에 준다.

네발기기와 무릎서기 CRAWLING & KNEELING

이 영역에는 14개 항목이 포함되며, 네발 자세와 무릎서기 자세의 다양한 면을 검사한다. 평가 항목에서는 다음과 같은 능력을 살펴본다.

- 다양한 네발 자세와 무릎서기 자세 취하기 그리고/또는 유지하기
- 엎드린 자세, 네발 자세 또는 무릎서기 자세에서 앞으로 움직이기
- 네발 자세에서 특정 과제 수행

이 영역에서 사용되는 다음의 용어들은 용어 설명 그리고/또는 해당 항목에서 지시사항의 일부로 정의해 놓았다. 순서는 다음과 같다.

- 배밀이(creep)
- 네발 자세(4 point)
- 네발기기(crawl)
- 모둠발기기(hitch): 홱 당겨서 앞으로 기기
- 네발 교대로 기기(crawl reciprocally)
- 무릎서기(high kneeling)
- 손 짚기(holding on)

- 팔 사용(using arms)
- 양팔을 자유롭게(arms free)
- 반무릎서기(half kneeling)
- 무릎 걷기(kneel walk)

38. 엎드린 자세: 앞으로 1.8m 배밀이한다.

0. 앞으로 배밀이를 시작하지 못하다.
1. 60cm 미만만큼 배밀이하여 앞으로 나간다.
2. 60cm ~ <1.8m 배밀이하여 앞으로 나간다.
3. 1.8m 배밀이하여 앞으로 나간다.

시작 자세

아동을 2.5m 길이 매트 한쪽 끝에 편한 자세로 엎드리게 해 놓는다.

지시사항

아동을 배가 땅에 닿은 상태에서 팔과 다리를 이용해 앞으로 배밀이하도록 시킨다.

"배밀이(creeping)"는 엎드린 자세에서 배가 땅에 닿아 체중지지를 하면서 팔다리를 이용해 앞으로 기어가는 것을 말한다. 포복 기기(commando crawling)에서 변형된 어떠한 기기 자세라도 모두 포함된다.

매트 위에 장난감을 놓아 두어 아동이 배밀이로 기어가야 할 목표물이 되도록 한다. 장난감은 1.8m 너머에 두어, 아동이 1.8m 미만으로 배밀이하고 손을 뻗어 장난감을 잡는 일이 없도록 한다. 이동거리를 판단하기 위하여 아동의(손 보다는) 신체 어떤 부분을 기준으로 한다. 네발기기를 할 수 있는 어린 아동은 시범을 보여주어도 이 항목을 잘 이해하지 못하는 경우가 많다. 이때는 네발기기를 할 수 없는 정도의 낮은 터널을 만들어 주는 것도 도움이 된다.

4~8세 사이 아동에서는 뱀소리를 흉내내며 아동과 함께 "뱀처럼 기기 경주(snack race)"를 하는 것이 유용할 수 있다.

***39. 네발 자세:** 양손과 양 무릎에 체중을 지지하고, 10초 동안 유지한다.

0. 양손과 양 무릎에 체중을 지지하지 못한다.

1. 양손과 양 무릎에 3초 미만으로 체중지지를 유지한다.
2. 양손과 양 무릎에 3~9초 동안 체중지지를 유지한다.
3. 양손과 양 무릎에 10초 동안 체중지지를 유지한다.

시작 자세

아동을 매트 위에 편하게 네발 자세로 만들어 준다. "네발 자세"는 양손과 양 무릎으로 체중을 지지하는 것으로 정의된다. 머리, 몸통 그리고 골반이 매트에서 떨어져 있어야 하고, 하퇴(lower legs)도 매트에 닿지 말아야 한다. 특히 팔과 다리의 정렬 상태는 앞에 제시한 범위 내에서 다양하게 취할 수 있다.

지시사항

아동이 네발 자세에서 편해 보이면, 요구되는 시간만큼 자세를 유지하라고 지시한다. 이 항목을 수행할 수 있도록 주의를 유지하기 위하여 시선을 끄는 것이 도움될 수 있다. 치료사는 초를 재기 전에 아동에게서 손을 떼어야 한다. 치료사가 손을 뗀 후에 순간적일지라도 눈에 띌 정도로 자세를 유지하려는 시도가 보이면 1점을 준다.

*40. 네발 자세: 양팔이 자유로운 상태로 앉는다.

0. 앉기를 시작하지 못한다.
1. 앉기를 시작한다.
2. 한 팔(양팔)을 지탱하고 앉는다.
3. 양팔이 자유로운 상태로 앉는다.

시작 자세

아동을 매트 위에 편하게 네발 자세로 만들어 준다(이 항목을 수행하기 위해서 아동은 네발 자세를 유지할 수 있어야 한다).

지시사항

아동에게 앉아보라고 한다. 어린 아동에게는 시범을 보이거나, 혼자 이 항목을 시도하기 전에 신체적 도움을 제공하여 연결동작이 일어나도록 해주어야 할 수도 있다. 손을 사용한 놀이에 참여하게 함으로써 팔을 자유롭게 하고 앉아 있게 할 수 있다. 한 팔 또는 양팔로 짚고 앉는 경우에는 2점을 준다.

***41. 엎드린 자세:** 네발 자세를 취하고, 양손과 양 무릎으로 체중을 지지한다.

0. 네발 자세를 시작하지 못한다.
1. 네발 자세를 시작한다.
2. 네발 자세를 부분적으로 취한다.
3. 네발 자세를 취하고, 양손과 양 무릎으로 체중을 지지한다.

시작 자세

아동을 매트 위에 편하게 엎드려 누운 자세로 만들어 준다.

지시사항

아동에게 네발 자세를 취하게 한다. 체중을 양손과 양 무릎으로 지지하고 머리, 몸통과 골반 그리고/또는 하퇴가 매트에서 떨어져 있기만 하다면, 네발 자세의 정렬은 얼마든지 다양할 수 있다는 점을 기억한다.

어린 아동은 흔히 스스로 네발 자세를 취하지만, 그렇지 않다면 말로 혹은 전략적으로 장난감을 위치시켜 아동을 유도할 수도 있다.

이 항목에서는 일반적 점수 측정 지침에 따라 점수를 준다(즉, 1점=10% 미만 등). 네발 자세를 시작할 때는 여러 모양이 가능하다.

***42. 네발 자세:** 오른팔을 앞으로 뻗고, 손을 어깨 높이 위로 든다.

0. 오른팔 앞으로 뻗기를 시작하지 못한다.
1. 오른팔 앞으로 뻗기를 시작한다.
2. 오른팔 앞으로 뻗기를 부분적으로 취한다.
3. 오른팔을 앞으로 뻗되, 손을 어깨높이 위로 든다.

시작 자세

아동을 매트 위에 편하게 네발 자세로 있게 한다. 이 항목을 수행하기 위해서 아동은 네발 자세를 유지할 수 있어야 한다.

지시사항

연령이 높은 아동이라면, 단순히 팔을 뻗어서 오른손이 어깨 높이 위까지 올라가도록 들어보라고 한다. 많은 경우, 치료사의 손이나 장난감을 향해 팔을 뻗어보라고 하는 식의 유도가 필요할 수 있다.

장난감의 위치는 아동이 오른팔을 앞으로 뻗어 손이 어깨 높이 위를 유지하도록 안내하는 신호가 될 수 있으므로 중요하다.

네발 자세가 기준에 맞게 유지되는 한, 양쪽 다리와 왼팔의 정렬 상태는 중요하지 않다.

이 항목은 일반적인 점수 측정 지침에 따라 점수를 준다(즉, 1점=10% 미만 등).

팔을 앞으로 뻗어 손을 어깨 높이 위까지 들지만, 팔꿈치가 완전히 신전되지 않더라도 3점을 준다(어깨 높이 위로 팔을 앞으로 뻗는 것이 팔꿈치의 완전 신전보다 중요하다). 그렇지만, 오른손이 머리를 넘어 앞쪽으로 보낼 만큼 충분히 앞으로 뻗은 상태여야 한다.

***43. 네발 자세:** 왼팔을 앞으로 뻗고, 손을 어깨 높이 위로 든다.

0. 왼팔 앞으로 뻗기를 시작하지 못한다.
1. 왼팔 앞으로 뻗기를 시작한다.
2. 왼팔 앞으로 뻗기를 부분적으로 취한다.
3. 왼팔을 앞으로 뻗되, 손을 어깨 높이 위로 든다.

시작 자세

아동을 매트 위에 편하게 네발 자세로 있게 한다. 이 항목을 수행하기 위해서 아동은 네발 자세를 유지할 수 있어야 한다.

지시사항

연령이 높은 아동이라면, 단순히 팔을 뻗어서 왼손이 어깨 높이 위까지 올라가도록 들어보라고 한다. 많은 경우, 치료사의 손이나 장난감을 향해 팔을 뻗어보라고 하는 식의 유도가 필요할 수 있다.

장난감의 위치는 아동이 왼팔을 앞으로 뻗어 손이 어깨 높이 위를 유지하도록 안내하는 신호가 될 수 있으므로 중요하다.

네발 자세가 기준에 맞게 유지되는 한, 양쪽 다리와 오른팔의 정렬 상태는 중요하지 않다.

이 항목은 일반적인 점수 측정 지침에 따라 점수를 준다(즉, 1점=10% 미만 등).

팔을 앞으로 뻗어 손을 어깨 높이 위까지 들지만, 팔꿈치가 완전히 신전되지 않더라도 3점을 준다(어깨 높이 위로 팔을 앞으로 뻗는 것이 팔꿈치의 완전 신전보다 중요하다). 그렇지만, 왼손이 머리를 넘어 앞쪽으로 보낼 만큼 충분히 앞으로 뻗은 상태여야 한다.

***44. 네발 자세:** 네발 또는 모둠발로 기어서 앞으로 1.8m 나간다.

0. 네발 또는 모둠발로 기기를 시작하지 못 한다.
1. 네발 또는 모둠발로 기어서 앞으로 60cm 미만까지 나간다.
2. 네발 또는 모둠발로 기어서 앞으로 60cm ~ < 1.8m 나간다.
3. 네발 또는 모둠발로 기어서 앞으로 1.8m 나간다.

시작 자세

2.5m 길이 매트의 한쪽 끝 위치에서 아동이 편하게 네발 자세를 취하고 있게 한다. 아동이 잠깐이라도 네발 자세를 유지할 수 있어야 이 항목을 시도할 수 있다.

지시사항

아동에게 매트 반대쪽 끝을 향해 앞으로 네발기기 하도록 지시한다.

"네발기기"는 양손과 양 무릎으로 움직이는 것으로 정의된다. 양팔과 양쪽 다리를 교대로 움직일 필요는 없다.

"모둠발 이동(hitching)"은 홱 당겨 움직이는 모습을 뜻한다. 여기서는 "토끼 뛰기(bunny hopping)" 혹은 아동이 양팔 및/또는 양다리를 이용해 변형된 앉기 자세를 유지하는 상태에서 앞으로 움직이는 형태인 "엉덩이로 나가기(bottom hitching)"가 포함된다.

아동이 엉덩이로 나가기를 하더라도 시작 자세는 네발 자세여야 한다.

아동이 기어서 앞으로 이동하도록 장난감을 목표물로 매트 위에 놓아두는 것도 좋다. 장난감은 1.8m 너머에 두어 아동이 1.8m 미만으로 기어가서 손을 뻗어 장난감을 잡는 일이 없도록 한다. 치료사는 시작 자세에서 장난감을 아동과 가까이 두고, 차차 움직여가면서 아동이 앞으로 계속 나가도록 유도할 수 있다. 이동거리를 판단하기 위하여 아동의(손보다는) 신체의 어떤 한 부분을 기준으로 한다.

***45. 네발 자세:** 교대로 네발기기를 하여 앞으로 1.8m 나간다.

0. 교대로 네발기기를 하여 앞으로 나가지 못한다.
1. 교대로 네발기기를 하여 앞으로 60cm 미만까지 나간다.
2. 교대로 네발기기를 하여 앞으로 60cm ~ < 1.8m 나간다.
3. 교대로 네발기기를 하여 앞으로 1.8m 나간다.

시작 자세

2.5m 길이 매트의 한쪽 끝 위치에서 아동이 편하게 네발 자세를 취하고 있게 한다. 아동이 잠깐이라도 네발 자세를 유지할 수 있어야 이 항목을 시도할 수 있다.

지시사항

아동에게 매트의 다른 끝을 향해 교대로 네발기기 하도록 지시한다.

"교대로 네발기기"는 양쪽 팔과 양다리를 모두 교대로 움직이면서 네발기기 하는 것으로 정의된다. 이런 교대적 움직임에 협응동작이 반드시 요구되지는 않는다. "토끼 뛰기" 나 "엉덩이로 나가기"는 포함시키지 않는다.

대부분의 아동에게 교대로 네발기기(토끼 뛰기가 아닌)를 할 것에 대해 상기시켜 주어야 한다. 아동이 앞으로 기어가도록 장난감 목표물을 매트 위에 놓아 두는 것이 좋다. 장난감은 1.8m 너머에 두어, 아동이 1.8m 미만으로 기어가서 손을 뻗어 장난감을 잡는 일이 없도록 한다. 또한 치료사는 시작 자세에서 장난감을 아동 가까이에 두었다가 차차 움직이면서 아동이 앞으로 기어가도록 유도할 수 있다. 이동거리를 판단하기 위하여 아동의 (손 보다는) 신체의 어떤 한 부분을 기준으로 한다.

***46. 네발 자세:** 양손과 양 무릎/양발로 4계단을 기어오른다.

0. 계단 기어오르기를 시작하지 못한다.
1. 양손과 양 무릎/양발로 한 계단을 기어오른다.
2. 양손과 양 무릎/양발로 2~3계단을 기어오른다.
3. 양손과 양 무릎/양발로 4계단을 기어오른다.

시작 자세

표준 규격(한 계단이 15~18cm 높이)으로 최소 4~6계단 앞 바닥에서 아동이 편안하게 네발 자세를 취하게 해준다. 아동이 서려고 하면 선 자세에서 시작할 수도 있다.

지시사항

아동에게 계단을 기어오르게 한다. 어린 아동에게는 시범을 보이거나 장난감을 이용해 과제를 수행하도록 유도할 수도 있다.

낙상에 의한 부상을 예방하기 위하여 치료사는 아동 뒤에 있는 것이 좋다. 이 항목을 수행할 때, 어떠한 형태의 배밀이나 네발기기를 해도 무방하지만, 반드시 한 번에 한 계단씩 앞으로 기어올라가야 한다(즉, 앉은 자세에서 뒤로 기어올라가는 것은 허용되지 않는다).

양팔과 양다리가 네 번째 계단에 도달하면 3점을 준다. 손이 네 번째 계단에 도달하면 중단하려고 하는 아동들이 있으므로, 여섯 계단을 사용한다면 양팔과 양다리가 요구되는 거리까지 도달하게 할 수 있다.

47. 네발 자세: 양손과 양 무릎/양발로 4계단 뒤로 기어서 내려온다.

0. 계단 기어 내려오기를 시작하지 못한다.
1. 양손과 양 무릎/양발로 한 계단을 기어 내려온다.
2. 양손과 양 무릎/양발로 2~3계단을 기어 내려온다.
3. 양손과 양 무릎/양발로 4계단을 기어 내려온다.

시작 자세

최소 4~6계단(한 계단이 15~18cm 높이)의 꼭대기 위치에서 아동이 편안하게 네발 자세를 취하고 있게 한다.

지시사항

아동에게 한 번에 한 계단씩 기어 내려오도록 지시한다. 어린 아동에게는 시범을 보이거나 장난감을 이용해 유도하는 것이 필요할 수 있다.

낙상에 의한 부상을 예방하기 위하여 치료사는 아동 뒤에 있는 것이 좋다. 많은 아동이 이 과제의 시도에 예민하게 반응하므로 많은 주의와 격려가 필요하다. 아동을 격려할 때는 만지는 일이 없도록 주의한다.

어떤 형태의 배밀이나 네발기기도 가능하지만, 한 번에 한 계단씩 발이 뒤로 내려가야 한다(즉, 앉은 채로 앞으로 움직이거나 엎드려서 미끄러져 내려가는 것은 안 된다).

양팔과 양다리가 네 번째 계단에 도달하면 3점을 준다. 대부분의 아동들이 발이 바닥에 닿으면 내려오기를 멈추려 할 것이다. 이때 4계단을 사용했다면, 양팔과 양다리가 요구하는 거리만큼 움직여지지 않았으므로 점수기준에 맞지 않는다.

***48. 매트 위에 앉은 자세:** 양팔을 이용해서 무릎서기 자세를 취한 후, "양팔을 자유롭게" 자세를 10초 동안 유지한다.

0. 무릎서기 자세를 만들어 주어도 유지하지 못한다.

1. 무릎서기 자세를 만들어 주면 잡고 10초간 유지한다.
2. 팔로 짚고 무릎서기 자세를 취한 후, 10초간 유지한다.
3. 양팔을 이용해서 무릎서기 자세를 취한 후, 팔을 자유롭게 10초간 유지한다.

시작 자세

이 항목은 다양한 시작 자세가 허락되는 몇 가지 항목 중 하나이다.

3점을 주기 위해서는, 아동을 어떤 자세로든 매트 위에 앉혀 놓는다.

2점을 주기 위해서는, 아동을 매트 위에 같은 자세로 앉히되 벤치 앞에 둔다.

1점을 주기 위해서는, 아동이 벤치를 잡고서 무릎으로 선 자세를 취하게 한다.

지시사항

이 항목은 아동이 앉은 자세에서 무릎서기 자세를 취할 수 있겠는지, 그리고 벤치가 필요한지 여부를 결정하기 위해서 몇 번의 "시험적 시도"가 필요할 수 있다. 그 후에야 채점을 위한 3회의 시도가 시작될 수 있다. 엉덩이가 하퇴부 그리고/또는 매트에 닿지만 않으면 무릎서기를 취했다고 보며, 정렬 상태는 그다지 중요하지 않다.

3점을 주기 위해서는, 아동에게 팔을 사용하여 무릎서기 자세를 취해보라고 지시한다. "양팔을 이용해서"의 의미는 한 손 또는 양손으로 매트나 신체의 어느 한 부분을 잡아서 무릎서기 자세를 취하는 데 도움받음을 뜻한다. 팔을 사용하지 않고 무릎서기 자세를 취해도 괜찮다. 일단 무릎서기 자세를 취했으면, 아동에게 양팔을 자유롭게 10초간 자세를 유지하게 한다(용어 설명의 "양팔 자유롭게" 확인).

2점을 주기 위해서는, 아동에게 한 손 또는 양손으로 벤치를 짚어서 지탱하거나 균형을 잡으면서 무릎서기 자세를 취하도록 지시한다. "짚는 대상"은 벤치와 같이 열거된 도구 혹은 다른 적절한 물건으로서 한 손 또는 양손을 사용할 수 있다. 사람에게 몸을 지탱하는 것은 허용되지 않는다. 일단 무릎서기 자세를 취했으면, 아동에게 그 자세를 10초간 유지하게 한다. 10초 동안 계속해서 벤치를 잡고 있어도 되고, 아니면 한 손 또는 양손을 모두 자유롭게 떼어도 된다. 벤치를 조금이라도 이용해서 무릎서기 자세를 취하거나 유지하는 경우는 2점을 준다.

1점을 주기 위해서는, 아동에게 벤치를 한 손 또는 양손으로 짚고 무릎서기 자세를 취하게 한 상태에서 10초 동안 유지하라고 지시한다.

1점에서 3점까지 모두 10초를 유지했을 때만 점수를 준다. 많은 아동들은 서기 자세를 취하는 과정 중에서만 무릎서기 자세를 취한다. 벤치 위에 장난감을 올려 두고 아이의 관심을 유도하면, 10초간 자세를 유지시키는데 도움이 된다.

49. 무릎서기 자세: 양팔을 이용해서 오른쪽 반무릎서기 자세를 취한 후, "양팔을 자유롭게" 자세를 10초 동안 유지한다.

0. 오른쪽 반무릎서기 자세를 만들어 주어도 유지하지 못한다.
1. 오른쪽 반무릎서기 자세를 만들어 주면, 손을 짚고 10초 동안 유지한다.
2. 손을 짚어서 오른쪽 반무릎서기 자세를 취한 후, 10초 동안 유지한다.
3. 양팔을 이용해서 오른쪽 반무릎서기 자세를 취한 후, 양팔을 자유롭게 10초 동안 유지한다.

시작 자세

이 항목 또한 시작 자세가 다양할 수 있는 항목 중 하나이다.

3점을 주기 위해서는, 아동이 매트 위에서 무릎서기 자세를 취할 수 있어야 한다.

2점을 주기 위해서는, 3점에서와 마찬가지로 매트 위에 무릎서기 자세를 취하게 하되 앞에 벤치를 놓아둔다.

1점을 주기 위해서는, 치료사가 자세를 취해준 다음, 아동에게 벤치를 잡고 자세를 유지하게 한다. 벤치를 잡고 반무릎서기 자세를 유지할 수 없다면 0점이다.

지시사항

이 항목은 아동이 무릎서기 자세에서 오른쪽 반무릎서기 자세를 취할 수 있는지, 그리고 벤치가 필요한 지를 알아보기 위해서 몇 번의 "시험적 시도"가 필요하다. 그 후에야 점수 측정을 위한 3번의 시도를 시작할 수 있다(용어 설명의 "무릎서기 자세" 확인).

반무릎서기는 체중이 한쪽 무릎과 반대쪽 발에 실리는 자세이다. 이때 엉덩이가 하퇴 그리고/또는 매트에 닿지 않아야 한다.

3점을 주기 위해서는, 아동에게 팔을 사용하여 오른쪽 무릎으로 반무릎서기를 취해보도록 한다(용어 설명의 "팔의 사용" 확인). 물론 손을 이용하지 않고 반무릎서기 자세를 취할 수도 있다. 일단 반무릎서기 자세를 취했으면, 양팔을 자유롭게 10초간 자세를 유지하게 한다(용어 설명의 "양팔을 자유롭게" 확인).

2점을 주기 위해서는, 아동에게 한 손 또는 양손으로 벤치를 짚고 오른쪽으로 반무릎서기를 취하도록 지시한다(용어 설명의 "손 짚기" 확인). 일단 반무릎서기 자세를 취했으면, 아동에게 10초간 자세를 유지시킨다. 10초간 계속해서 벤치를 잡고 있을 수도 있고, 아니면 한 손 또는 양손을 모두 자유롭게 떼어도 된다. 벤치를 조금이라도 이용해서 무릎서기 자세를 취하거나 유지하는 경우는 2점 이하를 준다.

1점을 주기 위해서는, 아동에게 한 손 또는 양손으로 벤치를 짚고 반무릎서기 자세를 취하도록 지시한다.

각 점수를 주기 위해서는, 10초의 자세유지 시간이 꼭 지켜져야 한다. 많은 아동들이 선 자세를 취하는 과정 중에만 반무릎서기 자세를 취한다. 벤치 위에 장난감을 올려 두어 아이의 관심을 유도하면, 10초간 자세를 유지시키는데 도움이 된다.

50. 무릎서기 자세: 양팔을 이용해서 왼쪽 반무릎서기 자세를 취한 후, "양팔을 자유롭게" 자세를 10초 동안 유지한다.

0. 왼쪽 반무릎서기 자세를 만들어 주어도 유지하지 못한다.
1. 왼쪽 반무릎서기 자세를 만들어 주면 손을 짚고 10초 동안 유지한다.
2. 손을 짚어서 왼쪽 반무릎서기 자세를 취한 후, 10초 동안 유지한다.
3. 양팔을 이용해서 왼쪽 반무릎서기 자세를 취한 후, 양팔을 자유롭게 10초 동안 유지한다.

시작 자세

이 항목 또한 시작 자세가 다양할 수 있는 항목 중 하나이다.

3점을 주기 위해서는, 아동이 매트 위에서 무릎서기 자세를 취할 수 있어야 한다.

2점을 주기 위해서는, 3점에서와 마찬가지로 매트 위에 무릎서기 자세를 취하게 하되 앞에 벤치를 놓아둔다.

1점을 주기 위해서는, 치료사가 자세를 취해준 다음, 아동에게 벤치를 잡고 자세를 유지하게 한다. 벤치를 잡고 반무릎서기 자세를 유지할 수 없다면 0점이다.

지시사항

이 항목은 아동이 무릎서기 자세에서 왼쪽 반무릎서기 자세를 취할 수 있는지, 그리고 벤치가 필요한 지를 알아보기 위해서 몇 번의 "시험적 시도"가 필요하다. 그 후에야 점수 측정을 위한 3번의 시도를 시작할 수 있다(용어 설명의 "무릎서기 자세" 확인).

반무릎서기는 체중이 한쪽 무릎과 반대쪽 발에 실리는 자세이다. 이때 엉덩이가 하퇴 그리고/또는 매트에 닿지 않아야 한다.

3점을 주기 위해서는, 아동에게 팔을 사용하여 왼쪽 무릎으로 반무릎서기를 취해보도록 한다(용어 설명의 "팔의 사용" 확인). 물론 손을 이용하지 않고 반무릎서기 자세를 취할 수도 있다. 일단 반무릎서기 자세를 취했으면, 양팔을 자유롭게 10초간 자세를 유지하게 한다(용어 설명의 "양팔을 자유롭게" 확인).

2점을 주기 위해서는, 아동에게 한 손 또는 양손으로 벤치를 짚고, 왼쪽으로 반무릎서기 자세를 취하도록 지시한다(용어 설명의 "손 짚기" 확인). 일단 반무릎서기 자세를 취했으면, 아동에게 10초간 자세를 유지시킨다. 10초간 계속해서 벤치를 잡고 있을 수도 있고 아니면 한 손 또는 양손을 모두 자유롭게 떼어도 된다. 벤치를 조금이라도 이용해서 무릎서기 자세를 취하거나 유지하는 경우는 2점 이하를 준다.

1점을 주기 위해서는, 아동에게 한 손 또는 양손으로 벤치를 짚고, 반무릎서기 자세를 취하도록 지시한다.

각 점수를 주기 위해서는, 10초의 자세유지 시간이 꼭 지켜져야 한다. 많은 아동들이 선 자세를 취하는 과정 중에만 반무릎서기 자세를 취한다. 벤치 위에 장난감을 올려 두어 아이의 관심을 유도하면, 10초간 자세를 유지시키는데 도움이 된다.

***51. 무릎서기 자세:** 양팔을 자유롭게, 앞으로 10걸음 무릎걷기를 한다.

0. 앞쪽으로 무릎걷기를 시작하지 못한다.
1. 양손을 짚고, 앞으로 10걸음 무릎걷기를 한다.
2. 한 손을 짚고, 앞으로 10걸음 무릎걷기를 한다.
3. 양팔을 자유롭게, 앞으로 10걸음 무릎걷기를 한다.

시작 자세

아동에게 매트 위에서 무릎서기 자세를 취하게 한다.

아동이 열거된 어떤 장비든 하나(예: 작은 벤치, 평행봉) 또는 다른 대체물을 양손으로 짚으면 1점을 주고, 한 손으로 짚으면 2점을 준다. 사람에게 몸을 지탱하는 경우에는 점수를 줄 수 없다. 장비의 특정 부속품이 사용된 경우, 평가지의 비고(comment section)란에 기록하고 다음 번 평가 때도 똑같이 사용한다. 3점을 주기 위해서는, 아동이 양팔을 자유롭게 하고 무릎서기 자세를 취할 수 있어야 한다(용어 설명의 "양팔을 자유롭게" 확인). 이 항목을 시도하려면 양손을 짚고 무릎서기 자세를 취할 수 있어야 한다.

지시사항

아동에게 무릎걷기를 최소한 10걸음 걷게 한다. 앞으로 한 걸음은 한쪽 다리를 기준으로 "땅에서 올리기(push off)"에서 바닥에 닿기(floor contact)까지의 움직임이다.

앞으로 10걸음을 전진했을 때, 비로소 1점에서 3점까지의 점수를 줄 수 있다.

아동이 장비를 붙잡아야 할지, 한 손 또는 양손을 쓸 것인지, 그리고 어떤 장비가 아동이 붙잡기에 좋은지를 파악하기 위해 여러 번의 "시험적 시도"가 필요할 것이다. 아동이 무릎으로 걷기에 가장 편한 바닥을 선택하고, 장비가 앞쪽으로 쉽게 밀리는지 확인해야 한다.

서기 STANDING

이 영역은 13개 항목으로 구성되며, 서기의 여러 면을 다룬다. 평가 항목에서는 다음과 같은 능력을 살펴본다.

- 다양한 서기 자세 유지하기
- 여러 자세로부터 서기 자세 취하기
- 선 자세에서 측정 과제 수행하기

이 영역에 포함된 모든 항목은 신발을 벗고 수행한다는 점을 기억한다. 다음에 나오는 용어들은 용어 설명 또는 항목별 지시사항에 정의해 놓았다. 순서는 다음과 같다.

- 바닥에서(on the floor)
- 서기(standing)
- 손 짚기(holding on)
- 양팔을 자유롭게(arms free)
- 무릎서기(high kneeling)
- 반무릎서기(half kneeling)
- 털썩 주저앉기(crashes)
- 팔 사용(using arms)

- 자세를 조절하며(with control)
- 쪼그려 앉기(squat)

***52. 바닥에서:** 큰 벤치를 잡고 선다.

0. 잡고 일어서기를 시작하지 못한다.
1. 잡고 일어서기를 시작한다.
2. 부분적으로 잡고 일어선다.
3. 큰 벤치를 잡고 일어선다.

시작 자세

아동을 바닥 위에서 벤치 앞에 둔다. "바닥에서"란 선 자세를 제외한 모든 자세가 해당된다. 눕기 또는 앉기, 다양한 형태의 네발 자세 또는 무릎서기가 포함된다. 아동은 벤치에서 어떤 방향에 있더라도 상관없다. (마룻바닥이 아닌) 매트 위에서 시작해도 괜찮다(장비 부분, 큰 벤치 설명 참조).

지시사항

아동에게 벤치를 잡고 일어서게 한다.

어린 아동인 경우, 시범이 필요할 수도 있고, 말로 격려하거나 장난감을 이용해 유도하는 것이 필요할 수 있다. 이 항목은 선 자세의 질(quality)을 확인하는 것이 아니라, 아동의 잡고 일어서는 능력을 알아보는 것이다.

이 항목은 잡고 일어서기 및 시작 자세의 다양성을 허용하므로 일반적 점수 측정 지침에 따라 점수를 준다(예: 1점=10% 미만 등).

아동이 양발로 지탱하여 선 자세를 만들었을 때 3점을 준다. 높은 벤치에 몸의 일부 또는 팔을 기대도 된다.

***53. 선 자세:** 양팔을 자유롭게, 3초 동안 서서 유지한다.

0. 잡고 선 자세를 유지하지 못 한다.
1. 양손으로 잡고, 3초 동안 서서 유지한다.
2. 한 손만 잡고, 3초 동안 서서 유지한다.
3. 양팔을 자유롭게, 3초 동안 서서 유지한다.

시작 자세

아동을 되도록이면(매트보다는) 마룻바닥에 편한 자세로 세운다.

"서기(standing)"는 양발로 선 기립 자세로 정의된다. 특히 몸통과 하지에서 따로 정해진 정렬 상태는 없다. 선 자세 역시 아동이 손을 짚지는 않았는지 또는 한 손만 짚는지, 양손을 모두 짚는지에 따라 다양하다(용어 설명의 "손 짚기" 확인).

3점을 주기 위해서는, 아동이 양팔이 자유로운 상태에서 걷고 서기 위한 준비 자세로 지지가 있거나 없는 상태에서 바닥에 서 있는 자세를 만들어줄 수 있다(용어 설명의 "양팔을 자유롭게" 확인). 2점이나 1점을 주기 위해서는, 아동이 열거된 장비 중 어느 것 하나를 한 손이나 양손으로 짚고 서는 시작 자세를 만들어 주어야 한다.

지시사항

이 항목은 아동이 "손 짚기"가 필요할지, 그리고 한 손 또는 양손을 쓰는지 알아보기 위해 몇 번의 "시험적 시도"가 필요하다. 이 과정을 거친 후에 채점을 위한 3회의 시도를 시작할 수 있다.

3점을 주기 위해서는, 아동이 아무것도 짚지 않고 서서, 양팔을 자유롭게 3초 동안 서 있어야 한다.

2점을 주기 위해서는, 아동이 한 손으로 장비를 짚고 서서, 3초 동안 유지하여야 한다. 한 손 이외에 신체의 다른 부위를 장비에 기대는 것은 허용되지 않는다.

1점을 주기 위해서는, 아동이 양손으로 장비를 짚고 서서, 3초 동안 유지하도록 한다. 전완으로 장비에 기대거나 신체의 다른 부분이 장비에 닿더라도(몸통이 아닌), 양팔과 다리로 체중을 지지한다면 괜찮다.

***54. 선 자세:** 한 손으로 큰 벤치를 짚고, 3초간 오른발을 든다.

0. 오른발 들기를 시작하지 못 한다.
1. 양손으로 큰 벤치를 짚고, 3초 미만으로 오른발을 든다.
2. 양손으로 큰 벤치를 짚고, 3초간 오른발을 든다.
3. 한 손으로 큰 벤치를 짚고, 3초간 오른발을 든다.

시작 자세

아동을 (매트보다는) 마룻바닥 위에서 큰 벤치를 짚고 편한 자세로 서게 한다. 아동을 벤치 옆에 세워도 되지만, 벤치를 바라보고 세우는 것이 좋다. 특히 3점을 주기 위해서는 더욱 그렇다.

3점을 주기 위해서는, 아동이 한 손으로 벤치를 짚고 서는 것으로 자세를 시작한다.

1점이나 2점을 주기 위해서는, 아동이 양 손으로 벤치를 짚고 서서 시작한다.

아동이 벤치에 몸통을 기대서는 안 되지만, 3점(한 손) 또는 1점이나 2점(양손) 중 시도하는 점수에 따라서 한쪽 전완이나 양쪽 전완으로 기대는 것은 허용된다.

지시사항

이 항목은 아동이 한 손 또는 양손으로 벤치를 짚고 서기를 시작할 수 있는지 확인하기 위하여 몇 번의 "시험적 시도"가 필요하다. 오른쪽 다리가 바닥에서 완전히 떨어졌을 때 다리를 들었다고 본다.

3점을 주기 위해서는, 아동에게 한 손으로 벤치를 짚고 3초간 오른쪽 다리를 들고 있도록 한다. 양손으로 벤치를 잡고 오른쪽 다리를 든 다음, 한 손을 떼는 경우는 3점으로 인정하지 않는다.

1점이나 2점을 주기 위해서는, 아동에게 양손으로 벤치를 짚고 오른쪽 다리를 들고 있도록 한다. 3초 동안 정확히 다리를 들고 있는지 확인한다.

어린 아동에게는 발로 장난감을 밟게 하거나, 바지에 발을 넣어보라는 식으로 유도할 수 있다.

*55. 선 자세: 한 손으로 큰 벤치를 짚고, 3초간 왼발을 든다.

0. 왼발 들기를 시작하지 못 한다.
1. 양손으로 큰 벤치를 짚고, 3초 미만으로 왼발을 든다.
2. 양손으로 큰 벤치를 짚고, 3초간 왼발을 든다.
3. 한 손으로 큰 벤치를 짚고, 3초간 왼발을 든다.

시작 자세

아동을 (매트보다는) 마룻바닥 위에서 큰 벤치를 짚고 편한 자세로 서게 한다. 아동을 벤치 옆에 세워도 되지만, 벤치를 바라보고 세우는 것이 좋다. 특히 3점을 주기 위해서는 더욱 그렇다.

3점을 주기 위해서는, 아동이 한 손으로 벤치를 짚고 서는 자세로 시작한다.

1점이나 2점을 주기 위해서는, 아동이 양손으로 벤치를 짚고 서서 시작한다.

아동이 벤치에 몸통을 기대서는 안 되지만, 3점(한 손) 또는 1점이나 2점(양손) 중 시도하는 점수에 따라서 한쪽 전완이나 양쪽 전완으로 기대는 것은 허용된다.

지시사항

이 항목은 아동이 한 손 또는 양손으로 벤치를 짚고 서기를 시작할 수 있는지를 확인하기 위하여 몇 번의 "시험적 시도"가 필요하다. 왼쪽 다리가 바닥에서 완전히 떨어졌을 때, 다리를 들었다고 본다.

3점을 주기 위해서는, 아동에게 한 손으로 벤치를 짚고, 3초간 왼쪽 다리를 들고 있도록 한다. 양손으로 벤치를 잡고 왼쪽 다리를 든 다음, 한 손을 떼는 경우에는 3점으로 인정하지 않는다.

1점이나 2점을 주기 위해서는, 아동에게 양손으로 벤치를 짚고 왼쪽 다리를 들고 있도록 한다. 3초 동안 정확히 다리를 들고 있는지 확인한다.

어린 아동에게는 발로 장난감을 밟게 하거나 바지에 발을 넣어보라는 식으로 유도할 수 있다.

***56. 선 자세:** 양팔을 자유롭게, 20초 동안 선다.

0. 양팔을 자유롭게, 선 자세를 유지하지 못 한다.
1. 양팔을 자유롭게, 3초 미만으로 선다.
2. 양팔을 자유롭게, 3~19초 동안 선다.
3. 양팔을 자유롭게, 20초 동안 선다.

시작 자세

아동을 (매트보다는) 마룻바닥 위에 편한 자세로 세운다. 아동은 양팔을 자유롭게 하여 서기 위한 준비로 처음부터 잡고 하거나, 잡지 않고 시작할 수 있다(용어 설명의 "서기" 및 "양팔을 자유롭게" 확인).

지시사항

이 항목은 53번 항목과는 달리 지지보다는 양팔을 자유롭게 하고, 서 있는 시간에 따라 점수가 달라진다.

아동은 선 자세를 조절할 수 있지만, 어느 방향으로든 발걸음을 떼어서는 안 된다.

연령이 높은 아동에게는 "초를 세어보자"는 식으로 유도할 수 있다.

어린 아동에게는 걷지 말고 선 자세를 유지시키기 위해 손을 이용한 게임이 필요할 수도 있다.

***57. 선 자세:** 양팔을 자유롭게, 왼발을 들고 10초 동안 선다.

0. 양팔이 자유로운 상태로 왼발을 들지 못한다.
1. 양팔을 자유롭게, 왼발을 들고 3초 미만으로 선다.
2. 양팔을 자유롭게, 왼발을 들고 3~9초 동안 선다.
3. 양팔을 자유롭게, 왼발을 들고 10초 동안 선다.

시작 자세

아동을 양팔이 자유로운 상태로 편히 서 있게 한다. 마룻바닥 위에 서 있어야 한다. 매트를 사용하면 넘어져서 다칠 가능성을 줄일 수는 있겠지만, 항목을 수행하기가 더 어려워질 수도 있다(용어 설명의 "서기" 및 "양팔을 자유롭게" 확인).

지시사항

아동에게 바닥에서 발이 떨어지도록 왼발을 들고, 오른쪽 다리로 중심을 유지하면서 10초 동안 서 있게 한다.

연령이 높은 아동은 시간의 경과를 의식하면서 자세를 유지하도록 격려할 수 있다. 어린 아동이라면 (시각적으로 혹은 "양손을 들고 있는 자세"로) 시범을 보여주거나, 더 많이 격려를 해주면 최대로 긴 시간동안 유지할 수 있을 것이다.

***58. 선 자세:** 양팔을 자유롭게, 오른발을 들고 10초 동안 선다.

0. 양팔이 자유로운 상태로 오른발을 들지 못한다.
1. 양팔을 자유롭게, 오른발을 들고 3초 미만으로 선다.
2. 양팔을 자유롭게, 오른발을 들고 3~9초 동안 선다.
3. 양팔을 자유롭게, 오른발을 들고 10초 동안 선다.

시작 자세

아동을 양팔이 자유로운 상태로 편히 서 있게 한다. 마룻바닥 위에 서 있어야 한다. 매트를 사용하면 넘어져서 다칠 가능성을 줄일 수는 있겠지만, 항목을 수행하기가 더 어려워질 수도 있다(용어 설명의 "서기" 및 "양팔을 자유롭게" 확인).

지시사항

아동에게 바닥에서 발이 떨어지도록 왼발을 들고, 왼쪽 다리로 중심을 유지하면서 10초 동안 서 있게 한다.

연령이 높은 아동은 시간의 경과를 의식하면서 자세를 유지하도록 격려할 수 있다. 어린 아동이라면 (시각적으로 혹은 "양손을 들고 있는 자세"로) 시범을 보여주거나, 더 많이 격려를 해주면 최대로 긴 시간동안 유지할 수 있을 것이다.

*59. 작은 벤치에 앉은 자세: 팔을 사용하지 않고 일어선다.

0. 일어서기를 시작하지 못한다.
1. 일어서기를 시작한다.
2. 양팔을 사용해서 일어선다.
3. 양팔을 사용하지 않고 일어선다.

시작 자세

아동을 작은 벤치에 앉아 있게 한다. 벤치의 높이는 아동의 양발이 바닥에 닿고 무릎을 90° 굴곡시킬 수 있는 높이가 적당하다.

지시사항

아동에게 일어서라고 한다. 어린 아동은 앞의 테이블에 장난감을 올려놓는 방법이나, 치료사가 일어서라는 손짓을 해주는 식으로 일어서기를 유도할 수 있다.

3점을 주기 위해서는, 일어서는 동안 팔로 벤치나 신체의 일부를 짚지 않고 일어서서 양팔이 자유로운 상태로 서 있어야 한다.

2점을 주기 위해서는, 앉은 자세에서 일어서는 동안, 팔로 벤치나 신체의 일부를 짚고, 양팔이 자유로운 상태로 서 있어야 한다.

1점을 주기 위해서는, 벤치에서 일어서려는 시도가 보여야 한다.

*60. 무릎서기 자세: 팔을 사용하지 않고 오른쪽 반무릎서기 자세를 거쳐 일어선다.

0. 일어서기를 시작하지 못한다.
1. 일어서기를 시작한다.

2. 한 팔 혹은 양팔을 사용해서 일어선다.
3. 팔을 사용하지 않고 오른쪽 반무릎서기 자세를 거쳐 일어선다.

시작 자세

아동을 매트 위에 양팔이 자유로운 상태로 편하게 무릎서기 자세로 둔다(용어 설명의 "무릎서기" 및 "양팔을 자유롭게" 확인).

지시사항

아동에게 가구나 바닥을 짚는 것 같은 외부에 대한 지지 없이 무릎서기 자세로부터 일어서게 한다. 시범이 필요할 수 있다.

이 항목은 아동이 한 팔 또는 양팔을 사용하게 될지, 그리고 무릎서기 자세에서 선 자세로 옮겨갈 때, 반무릎 자세를 취하게 될지를 알아보기 위하여 몇 번의 "시험적 시도"가 필요할 수 있다.

3점을 주기 위해서는, 아동이 무릎서기 자세에서 팔로 매트나 몸을 짚지 않고 일어서야 한다. 무릎서기 자세에서 서기 자세로 옮겨갈 때, 반드시 오른쪽 반무릎서기 자세를 취해야 한다(용어 설명의 "반무릎서기" 확인).

2점을 주기 위해서는, 무릎서기 자세에서 일어서야 한다. 이때에는 팔로 매트나 몸을 의지해도 된다. 일어서는 과정에서 꼭 오른쪽 반무릎서기 자세를 거치지 않아도 된다. 양손을 짚고 쪼그려 앉은 자세와 같은 다른 자세도 허용된다.

1점을 주기 위해서는, 무릎서기 자세에서 일어서려는 시도를 보여주어야만 한다.

*61. 무릎서기 자세: 팔을 사용하지 않고, 왼쪽 반무릎서기 자세를 거쳐 일어선다.

0. 일어서기를 시작하지 못한다.
1. 일어서기를 시작한다.
2. 한 팔 혹은 양팔을 사용해서 일어선다.
3. 팔을 사용하지 않고, 왼쪽 반무릎서기 자세를 거쳐 일어선다.

시작 자세

아동을 매트 위에 양팔이 자유로운 상태로 편하게 무릎서기 자세로 둔다(용어 설명의 "무릎서기" 및 "양팔을 자유롭게" 확인).

지시사항

아동에게 가구나 바닥을 짚는 것 같은 외부에 대한 지지 없이 무릎서기 자세로부터 일어서게 한다. 시범이 필요할 수 있다.

이 항목은 아동이 한 팔 또는 양팔을 사용하게 될지 그리고 무릎서기 자세에서 선 자세로 옮겨갈 때, 반무릎 자세를 취하게 될지를 알아보기 위하여 몇 번의 "시험적 시도"가 필요할 수 있다.

3점을 주기 위해서는, 아동이 무릎서기 자세에서 팔로 매트나 몸을 짚지 않고 일어서야 한다. 무릎서기 자세에서 서기 자세로 옮겨갈 때, 반드시 왼쪽 반무릎서기 자세를 취해야 한다(용어 설명의 "반무릎서기" 확인).

2점을 주기 위해서는, 무릎서기 자세에서 일어서야 한다. 이때에는 팔로 매트나 몸을 의지해도 된다. 일어서는 과정에서 꼭 왼쪽 반무릎서기 자세를 거치지 않아도 된다. 양손을 짚고 쪼그려 앉은 자세와 같은 다른 자세도 허용된다.

1점을 주기 위해서는, 무릎서기 자세에서 일어서려는 시도를 보여주어야만 한다.

***62. 선 자세:** 양팔을 자유롭게, 자세를 조절하며 마룻바닥으로 내려앉는다.

0. 마룻바닥으로 내려앉기를 시작하지 못한다.
1. 마룻바닥에 털썩 주저앉는다.
2. 한 팔 혹은 양팔을 사용하여 자세를 조절하며, 마룻바닥으로 내려앉는다.
3. 양팔을 자유롭게, 자세를 조절하며 마룻바닥으로 내려앉는다.

시작 자세

아동을 매트 위에 편안하게 세워 둔다. 이 항목을 시도하려면 양팔이 자유로운 상태에서 선 자세를 유지할 수 있어야 한다. 이 상태에서 무엇이든지 짚고 마룻바닥으로 내려앉을 경우, 1점 또는 2점을 준다.

지시사항

아동에게 바닥으로 내려앉으라고 지시한다. 앉는 자세는 어떤 것이든 상관없다. 앉을 때 양손을 사용할 것인지, "손으로 짚고" 앉을 장비가 필요한 지 확인하기 위해서 몇 번의 "시험적 시도"가 필요할 수 있다. 점수 측정은 그 후에 시작한다.

3점을 주기 위해서는, 아동은 양손으로 바닥이나 몸을 짚지 않고, 자세를 조절하며 마룻바닥에 내려앉아야 한다. "자세를 조절하며"란, 동작이 제어되고 원하는 대로 이루어짐을 뜻한다.

2점을 주기 위해서는, 아동은 자세를 조절하며 마룻바닥에 내려앉아야 하지만, 양팔로 균형을 잡거나 바닥이나 몸을 짚거나, 아니면 매뉴얼에 열거된 기구 혹은 대체물을 잡아도 된다.

1점을 주기 위해서는, 마룻바닥에 털썩 주저앉는 경우이다. "털썩 주저앉기(crash)"란 "넘어지거나 무너진다"는 의미로 정의되지만, 실수가 아닌 앉으려는 의지가 분명해야 한다(원치 않게 바닥으로 넘어지는 것을 뜻하지 않는다).

***63. 선 자세:** 양팔을 자유롭게, 쪼그려 앉는다.

0. 쪼그려 앉기를 시작하지 못한다.
1. 쪼그려 앉기를 시작한다.
2. 한 팔 혹은 양팔을 이용하거나 붙잡고 쪼그려 앉는다.
3. 양팔을 자유롭게, 쪼그려 앉는다.

시작 자세

아동을 마룻바닥이나 매트 위에 편안하게 세워 둔다. 이 항목을 시도하려면, 양팔이 자유로운 상태에서 선 자세를 유지할 수 있어야 한다. 이 상태에서 무엇이든지 붙잡고 쪼그려 앉을 경우, 1점 또는 2점을 준다.

지시사항

아동에게 바닥에 쪼그려 앉으라고 한다.

"쪼그려 앉기"는 "땅에 가깝게 웅크리기" 또는 "양쪽 무릎을 구부리고 발뒤꿈치가 바닥에 닿도록 앉기"로 정의된다. 이 항목의 측정 목표는 양쪽 고관절/허리 그리고 무릎을 90° 이상 구부려 앉는 것이다.

앉을 때 양손을 사용할 것인지, "손으로 짚고" 앉을 장비가 필요한지 확인하기 위해 몇 번의 "시험적 시도"가 필요할 수 있다. 평가는 그 후에 시작한다.

3점을 주기 위해서는, 아동이 양팔을 자유롭게 하여 쪼그려 앉아야 한다(용어 설명의 "양팔을 자유롭게" 확인).

2점을 주기 위해서는, 아동이 쪼그려 앉을 수 있어야 하지만, 양팔로 균형을 잡거나,

바닥이나 몸을 짚거나, 아니면 매뉴얼에 열거된 기구 혹은 적당한 대체물을 잡아도 된다.

1점 주기 위해서는, 위에서 설명한 방법을 이용해 쪼그려 앉기를 시작해야 한다.

***64. 선 자세:** 양팔을 자유롭게, 바닥에서 물건을 줍고, 다시 일어선다.

0. 바닥에서 물건 줍기를 시작하지 못한다.
1. 바닥에서 물건 줍기를 시작한다.
2. 한 팔 혹은 양팔을 사용하여 바닥에서 물건을 줍는다.
3. 양팔을 자유롭게, 바닥에서 물건을 줍고, 다시 일어선다.

시작 자세

아동을 마룻바닥이나 매트 위에 편안하게 세워 둔다. 이 항목을 시도하려면 양팔을 자유롭게 하여 서 있을 수 있어야 하고, 물건을 줍기 시작하기만 한다면 아동이 무엇이든지 붙잡아도 1점 또는 2점을 준다.

아동 앞에는 작은 장난감을 놓는다.

지시사항

아동에게 장난감을 줍고, 다시 일어서게 한다.

앉을 때 양손을 사용할지, "손으로 짚고" 앉을 장비가 필요할지 확인하기 위해 몇 번의 "시험적 시도"가 필요할 수 있다. 평가는 그 후에 시작한다.

3점을 주기 위해서는, 아동은 바닥에서 장난감을 들어올리면서 다시 일어서고 지지하거나 균형을 잡기 위해서 바닥이나 신체 또는 어떤 장비에도 손을 짚지 말아야 한다.

2점을 주기 위해서는, 아동은 바닥에서 장난감을 주워 올리고 다시 서야 하지만, 한쪽 혹은 양팔로 신체 또는 바닥을 짚고 지지하거나 균형을 잡거나, 아니면 열거된 기구나 대체물을 잡아도 된다.

1점을 주기 위해서는, 위에서 설명한 방법을 이용해 바닥에서 장난감 줍기를 시작해야 한다.

걷기, 달리기 그리고 점프 WALKING, RUNNING, & JUMPING

이 영역은 선 자세에서 시작하는 다양한 활동을 평가하는 24개 항목으로 구성된다. 평가 항목에서는 다음과 같은 능력을 살펴본다.

- 다양한 걷기 활동의 수행
- 계단 오르고 내리기 또는 공 차기와 같은 특정 과제의 수행
- 다양한 "점프" 활동의 수행

위의 항목을 포함한 모든 항목은 신발을 벗고 수행한다.

시작 자세는 다른 설명이 없는 경우, 단순히 "선 자세"로, 아동이 양팔이 자유로운 상태에서 시작한다. 가구에 손을 대거나 기대면 안 되는 것은 물론, 양손을 붙잡고 서는 것도 안 된다. 이 내용은 69~83번 항목 그리고 86~88번 항목에 적용된다.

"걷기", "점프"와 같이 간단히 기술된 활동과 시작 자세가 단순히 "선 자세"인 경우, 아동은 양팔이 자유로운 상태(예: 팔로 붙잡거나 몸을 기대지 않고)에서 활동을 수행해야 한다. 이 내용 또한 항목 69~83번 항목 그리고 86~88번 항목에 적용된다.

이 영역에서 사용되는 다음의 용어들은 용어 설명 또는 항목의 지시사항의 일부로 정의해 놓았다. 순서는 다음과 같다.

- 서기(standing)
- 옆으로 한 발짝 가기(cruise one step)
- 앞으로 한 걸음 걷기(walk forward one step)
- 뒤로 한 걸음 걷기(walk backward one step)
- 양팔을 자유롭게(arms free)
- 연속 걸음(consecutive steps)
- 뛰기(run)
- 빠르게 걷기(walk quickly)
- 차기(kick)
- 양발로 점프(jump)
- 양발을 동시에(both feet simultaneous)
- 한 발로 서기(stand on one foot)
- 한 발로 깡충 뛰기(hop)
- 한 계단 올라가기/내려오기(walks up/down one step)

***65. 양손으로 큰 벤치 잡고 선 자세:** 오른쪽 옆으로 5발짝 간다.

0. 오른쪽 옆으로 걸음떼기를 시작하지 못한다.
1. 오른쪽 옆으로 걸음떼기를 시작해서 1발짝 미만 간다.
2. 오른쪽 옆으로 1~4발짝 간다.
3. 오른쪽 옆으로 5발짝 간다.

시작 자세

아동으로 하여금 큰 벤치를 마주 보고서 양손으로 잡고 서게 한다(장비 부분에서 큰 벤치 설명 참조). 몸통이 아닌 양팔과 다리로 체중을 지탱한다면, 전완부로 기대거나 신체 일부가 장비에 닿아 있어도 된다. 아동을 벤치 한쪽 끝에 세우고, 벤치는 오른쪽으로 5발짝 갈 수 있을 만큼 길어야 한다(평행봉으로 대체 가능).

지시사항

아동에게 오른쪽 옆으로 5발짝 가도록 한다. 아동의 이해를 돕기 위해 "손으로 직접 도와주기"를 포함한 시범이 필요할 수도 있다. 아동의 오른쪽에 좋아하는 장난감을 놓아 두면 반응을 유도하기가 수월하다. 양쪽 다리를 한 번에 옆으로 움직이는 것도 한 발짝으로 본다.

몸을 약간 돌리는 것은 괜찮지만, 앞쪽이 아니라 반드시 옆으로 걸음을 떼어야 한다.

***66. 양손으로 큰 벤치 잡고 선 자세:** 왼쪽 옆으로 5발짝 간다.

0. 왼쪽 옆으로 걸음떼기를 시작하지 못한다.
1. 왼쪽 옆으로 걸음떼기를 시작하여 1발짝 미만 간다.
2. 왼쪽 옆으로 1~4발짝 간다.
3. 왼쪽 옆으로 5발짝 간다.

시작 자세

아동으로 하여금 큰 벤치를 마주 보고서 양손으로 잡고 서게 한다(장비 부분에서 큰 벤치 설명 참조). 몸통이 아닌 양팔과 다리로 체중을 지탱한다면, 전완부로 기대거나 신체 일부가 장비에 닿아 있어도 된다. 아동을 벤치 한쪽 끝에 세운다. 벤치는 왼쪽으로 5발짝 갈 수 있을 만큼 길어야 한다(평행봉으로 대체 가능).

지시사항

아동에게 왼쪽 옆으로 5발짝 가도록 한다. 아동의 이해를 돕기 위해 "손으로 직접 도와주기"를 포함한 시범이 필요할 수도 있다. 아동의 왼쪽에 좋아하는 장난감을 놓아 두면, 반응을 유도하기가 수월하다. 양쪽 다리를 한 번에 옆으로 움직이는 것도 한 발짝으로 본다.

몸을 약간 돌리는 것은 괜찮지만, 앞쪽이 아니라 반드시 옆으로 걸음을 떼어야 한다.

*67. 두 손을 잡고 선 자세: 앞으로 10걸음 걷는다.

0. 앞으로 걷기를 시작하지 못한다.
1. 앞으로 3걸음 미만 걷는다.
2. 앞으로 3~9걸음 걷는다.
3. 앞으로 10걸음 걷는다.

시작 자세

아동이 양손으로 치료사를 잡고 서게 한다(용어 설명의 "서기" 확인). 치료사는 앞에 서서 걸음을 쉽게 하기 위해 몸을 기울이지 않도록 한다. 치료사가 아동의 손을 잡아 주어서 지지나 균형의 유지를 도와줄 수는 있지만, 아동은 대부분의 체중을 양쪽 다리에 싣고 기립 자세를 유지하여야 한다.

지시사항

아동의 양손을 잡아 주고, 최대한 멀리 10걸음까지 걷게 한다. 앞으로 한 걸음 걷는다는 것은 한쪽 다리가 뒤꿈치 및 발가락 떼기에서부터 바닥 닿기 또는 뒤꿈치 닿기까지 앞으로 나아가는 움직임을 말한다. 걸음은 연속해서 걸어야 한다. 연속 걷기가 되기 위해서는 걷다가 1~2초 정도 짧게 멈출 수는 있지만, 그 이상 멈추면 안 된다. 말로 격려하거나 장난감을 보여주고 앞으로 걷게 하는 것은 더 멀리 걸을 수 있는 동기부여가 될 수 있다.

*68. 한 손을 잡고 선 자세: 앞으로 10걸음 걷는다.

0. 앞으로 걷기를 시작하지 못한다.
1. 앞으로 3걸음 미만 걷는다.
2. 앞으로 3~9걸음 걷는다.
3. 앞으로 10걸음 걷는다.

시작 자세

치료사의 한 손(어느 쪽이든 상관없음)을 잡고 아동을 서게 한다(용어 설명의 "서기" 확인). 67번 항목과 같이 치료사는 아동의 앞 또는 옆에 서서 지지해 주거나 균형을 잡도록 도와주되, 아동의 체중 대부분은 양쪽 다리에 실리도록 해야 한다.

지시사항

아동의 한 손을 잡고 최대한 멀리 10걸음 걷게 한다. 앞으로 한 걸음 걷는다는 것은 한쪽 다리가 뒤꿈치 및 발가락 떼기에서부터 바닥 닿기 또는 뒤꿈치 닿기까지 앞으로 나아가는 움직임을 말한다. 말로 격려하거나 장난감을 보여주고, 앞으로 걷게 하는 것은 더 멀리 걸을 수 있는 동기부여가 될 수 있다. 67번 항목과 같이 걸음은 연속해서 걸어야 한다. 걷는 동안 1~2초 정도 짧게 멈출 수는 있지만, 더 길어지면 평가를 종료한다.

***69. 선 자세:** 앞으로 10걸음 걷는다.

0. 앞으로 걷기를 시작하지 못한다.
1. 앞으로 3걸음 미만 걷는다.
2. 앞으로 3~9걸음 걷는다.
3. 앞으로 10걸음 걷는다.

시작 자세

이 항목을 수행하려면, 아동은 양팔이 자유로운 상태에서 혼자 설 수 있어야 한다. 아동을 바닥에 편하게 세운다(용어 설명의 "서기" 및 "양팔을 자유롭게" 확인).

지시사항

아동에게 최대한 멀리 10걸음까지 걷게 한다. 앞으로 한 걸음 걷는다는 것은 한쪽 다리가 뒤꿈치 및 발가락 떼기에서부터 바닥 닿기 또는 뒤꿈치 닿기까지 앞으로 나아가는 움직임을 말한다. 걸음은 연속해서 걸어야 한다. 걷는 동안 1~2초 정도 짧게 멈출 수는 있지만, 더 길어지면 평가를 종료한다. 말로 격려하거나 장난감을 보여주고, 앞으로 걷게 하는 것은 더 멀리 걸을 수 있는 동기부여가 될 수 있다.

***70. 선 자세:** 앞으로 10걸음 걷고 멈춘 다음, 180° 돌아서 되돌아온다.

0. 앞으로 10걸음 걷지만, 넘어지지 않고 멈출 수 없다.

1. 앞으로 10걸음 걷고 멈출 수 있지만, 돌아서기를 시작하지 못한다.
2. 앞으로 10걸음 걷고 멈춘 다음, 180° 미만으로 돌아선다.
3. 앞으로 10걸음 걷고 멈춘 다음, 180° 돌아서 되돌아온다.

시작 자세

이 항목을 수행하려면, 아동은 양팔이 자유로운 상태로 혼자 설 수 있어야 한다. 아동을 바닥에 편하게 세운다(용어 설명의 "서기" 및 "양팔을 자유롭게" 확인).

지시사항

이 항목을 평가하기 위해서는 아동에게 여러 가지 사항을 지시해야 한다. 양팔이 자유로운 상태에서 앞으로 걸을 수 있어야만 이 항목을 시도할 수 있다. 모든 과정을 다 이해했는지 확인하기 위해서 몇 번의 "시험적 시도"가 필요할 수 있다. 정확한 순서를 잘 이야기해주어야 한다. 예를 들어, 아동은 멈춘 다음 돌아서야 한다(돌아서서 멈추는 것이 아님). 치료사는 각 시도 중에 아동을 잡지 않은 상태에서는 말이나 행동의 신호(cue)를 제공할 수 있다. 3점을 충족하기 위해서는, 아동이 시작 지점으로 돌아와야 하지만, 몇 걸음을 걷는지 셀 필요는 없다. 중요한 점은 아동이 앞으로 걷고, 넘어지지 않고 멈춘 다음, 180° 몸을 돌려서 다시 걷기 시작해야 한다는 것이다.

*71. 선 자세: 뒤로 10걸음 걷는다.

0. 뒤로 걷기를 시작하지 못한다.
1. 뒤로 3걸음 미만 걷는다.
2. 뒤로 3~9걸음 걷는다.
3. 뒤로 10걸음 걷는다.

시작 자세

이 항목을 수행하려면, 아동은 양팔이 자유로운 상태로 혼자 설 수 있어야 한다. 아동을 바닥에 편하게 세운다(용어 설명의 "서기" 및 "양팔을 자유롭게" 확인).

지시사항

아동에게 최대한 멀리 뒤로 10걸음 걷게 한다. 뒤로 한 걸음 걷는다는 것은 앞으로 걷는 것과 마찬가지로 한쪽 다리가 뒤쪽으로 나아가는 움직임을 말한다. 아동이 뒤쪽으로 움직이기만 하면 보폭은 중요하지 않다. 걸음은 연속해서 걸어야 한다. 걷는 동안 1~2초 정도 짧게 멈출 수는 있지만, 더 길어지면 평가를 종료한다.

말로 격려하거나 유도해 주면서 아동이 항목을 계속할 수 있도록 한다.

***72. 선 자세:** 양손으로 큰 물건을 들고, 앞으로 10걸음 걷는다.

0. 큰 물건을 들고, 걷기를 시작하지 못한다.
1. 한 손으로 작은 물건을 들고, 앞으로 10걸음 걷는다.
2. 양손으로 작은 물건을 들고, 앞으로 10걸음 걷는다.
3. 양손으로 큰 물건을 들고, 앞으로 10걸음 걷는다.

시작 자세

이 항목을 수행하려면 아동은 양팔이 자유로운 상태로 혼자 설 수 있어야 한다. 아동을 바닥에 편하게 세운다(용어 설명의 "서기" 및 "양팔을 자유롭게" 확인).

지시사항

이 항목을 수행하려면, 양팔이 자유로운 상태에서 앞으로 걸을 수 있어야 한다.

큰 물건을 사용할지, 작은 물건을 사용할지 결정하기 위해 몇 차례의 "시험적 시도"가 필요할 수도 있다. 작은 물건이란 작은 인형이나 장난감 트럭과 같이 아동이 한 손이나 양손으로 쉽게 들고 다닐 수 있는 것을 말한다. 큰 물건은 축구공이나 풍선과 같이 양손으로 들어야 하는 것이다.

아동에게 팔로 지지하지 않고 물건을 들고 앞으로 걷게 한다. 1점에서 3점을 받기 위해서는, 공통적으로 앞으로 10걸음을 걸을 수 있어야 하고, 물건의 크기와 한 손을 쓰는지, 양손을 쓰는지에 따라 점수가 달라진다.

어린 아동에서는 한 사람으로부터 받은 물건을 다른 사람에게 전달하도록 하여 조금 더 쉽게 항목을 수행하도록 유도할 수 있다.

***73. 선 자세:** 20cm 폭의 평행선 사이에서 앞으로 10걸음을 연속하여 걷는다.

0. 20cm 폭의 평행선 사이에서 앞으로 걷기를 시작하지 못한다.
1. 20cm 폭의 평행선 사이에서 앞으로 연속하여 3걸음 미만 걷는다.
2. 20cm 폭의 평행선 사이에서 앞으로 연속하여 3~9걸음 걷는다.

3. 20cm 폭의 평행선 사이에서 앞으로 연속하여 10걸음 걷는다.

시작 자세

이 항목을 수행하려면, 양팔이 자유로운 상태에서 앞으로 걸을 수 있어야 한다. 아동을 폭 20cm, 길이 6m인 평행선의 시작점에 편안하게 세운다(용어 설명의 "서기" 및 "양팔을 자유롭게" 확인).

지시사항

이 항목을 수행하려면 양팔이 자유로운 상태로 앞으로 걸을 수 있어야 한다.

평행선 사이를 걷기 위해 발의 일부가 살짝 선에 닿을 수는 있지만, 선을 넘어가면 안 된다. 걸음은 방해 받지 않고 연속해서 걸어야 한다. 발걸음과 발걸음 사이 멈추는 시간이 2초를 넘으면 안 되고, 선을 밟아서도 안 된다. 한 발이라도 선을 밟으면, 다시 검사를 한다. 아동에게 선을 밟지 말고, 그 사이에서 조심하여 앞으로 걷게 한다. 대부분의 아이들에게 시범이 필요할 것이다.

***74. 선 자세:** 2cm 폭의 일직선 위에서 앞으로 10걸음을 연속하여 걷는다.

0. 2cm 폭의 일직선 위에서 앞으로 걷기를 시작하지 못한다.
1. 2cm 폭의 일직선 위에서 연속하여 3걸음 미만 걷는다.
2. 2cm 폭의 일직선 위에서 연속하여 3~9걸음 걷는다.
3. 2cm 폭의 일직선 위에서 연속하여 10걸음 걷는다.

시작 자세

이 항목을 수행하려면, 아동은 양팔이 자유로운 상태로 혼자 설 수 있어야 한다. 아동을 폭 2cm, 길이 6m인 일직선의 시작 부분에 편한 자세로 세운다(용어 설명의 "서기" 및 "양팔을 자유롭게" 확인).

지시사항

이 항목을 수행하려면, 양팔이 자유로운 상태에서 앞으로 걸을 수 있어야 한다. 일직선 위를 걷기 위해, 발의 일부는 선 위에 놓여 있어야 한다. 걸음은 연속해서 걸어야 한다.

발걸음과 발걸음 사이의 멈추는 시간이 2초를 넘으면 안 되고, 발을 선 위에 놓은 채 걸어야 한다. 한 발이라도 선에서 벗어나면, 다시 시작한다.

아동에게 양발을 모두 선 위로 유지하면서 조심해서 앞으로 걷게 한다. 대부분의 아이들에게 시범이 필요할 것이다.

***75. 선 자세:** 오른발로 무릎 높이의 막대를 넘는다.

0. 오른발로 막대 넘기를 시작하지 못한다.
1. 오른발로 5~7.5cm 높이의 막대를 넘는다.
2. 오른발로 종아리 중간 높이의 막대를 넘는다.
3. 오른발로 무릎 높이의 막대를 넘는다.

시작 자세

이 항목을 수행하려면, 아동은 양팔이 자유로운 상태로 혼자 설 수 있어야 한다. 아동을 바닥에 편하게 세운다(용어 설명의 “서기” 및 “양팔을 자유롭게” 확인). 치료사는 아동 앞 또는 옆에서 막대기를 수평으로 잡는다.

지시사항

이 항목을 수행하려면 양팔이 자유로운 상태에서 앞으로 걸을 수 있어야 한다. 막대의 높이를 결정하기 위해 몇 번의 ‘연습’이 필요할 수 있다. 가장 낮은 높이에서 시작해서 점차 적절한 높이로 높여 가는 것이 좋다. 그 후에 평가를 시작한다.

아동에게 오른발부터 막대를 넘어가도록 지시한다. 정해진 높이에서 양다리가 모두 막대기에 닿지 않아야 한다. 아동은 막대기를 발로 건드리지 않고, 양팔이 자유로운 상태에서 넘어지지 않고 과제를 수행해야 한다.

***76. 선 자세:** 왼발로 무릎 높이의 막대를 넘는다.

0. 왼발로 막대 넘기를 시작하지 못한다.
1. 왼발로 5~7.5cm 높이의 막대를 넘는다.
2. 왼발로 종아리 중간 높이의 막대를 넘는다.
3. 왼발로 무릎 높이의 막대를 넘는다.

시작 자세

이 항목을 수행하려면, 아동은 양팔이 자유로운 상태로 혼자 설 수 있어야 한다. 아동을 바닥에 편하게 세운다(용어 설명의 “서기” 및 “양팔을 자유롭게” 확인). 치료사는 아동 앞 또는 옆에서 막대기를 수평으로 잡는다.

지시사항

이 항목을 수행하려면, 양팔이 자유로운 상태에서 앞으로 걸을 수 있어야 한다. 막대의 높이를 결정하기 위해 몇 번의 '연습'이 필요할 수 있다. 가장 낮은 높이에서 시작해서 점차 적절한 높이로 높여 가는 것이 좋다. 그 후에 평가를 시작한다.

아동에게 왼발부터 막대를 넘어가도록 지시한다. 정해진 높이에서 양다리가 모두 막대기에 닿지 않아야 한다. 아동은 막대기를 발로 건드리지 않고, 양팔이 자유로운 상태에서 넘어지지 않고 과제를 수행해야 한다.

***77. 선 자세:** 4.5m를 달리고, 멈춘 다음 되돌아온다.

0. 달리기를 시작하지 못한다.
1. 빠르게 걷기로 달리기를 시작한다.
2. 4.5m 미만으로 달린다.
3. 4.5m를 달리고, 멈춘 다음 되돌아온다.

시작 자세

이 항목을 수행하려면, 아동은 양팔이 자유로운 상태로 혼자 설 수 있어야 한다. 아동을 바닥에 편하게 세운다(용어 설명의 "서기" 및 "양팔을 자유롭게" 확인).

지시사항

이 항목을 수행하려면 양팔이 자유로운 상태에서 앞으로 걸을 수 있어야 한다.

달리기와 빠르게 걷기 중에서 무엇을 검사할지 결정하기 위해 몇 번의 "시험적 시도"가 필요할 수도 있다. 달리기가 가능한 경우, 아동에게 4.5m를 달리게 하고, 멈춘 다음 시작 위치로 되돌아오게 한다.

"달리기"란 양발이 동시에 바닥에서 떨어지는 순간이 있어야 함을 의미한다. "빠르게 걷기"란 매우 짧게라도 양발이 동시에 바닥에 닿는 순간이 있는 것이 특징이다. 많은 아동들이 시범을 보여주면 더 잘 하고, 치료사가 같이 수행하는 것이 도움이 되기도 한다.

3점을 주기 위해서는, 아동이 4.5m를 달리고, 넘어지지 않고 멈춘 다음, 다시 달려서 시작 위치로 돌아와야 한다.

2점을 주기 위해서는, 아동이 4.5m를 달려야 한다.

1점을 주기 위해서는, 아동이 빠른 걸음으로 4.5m까지 달리기를 시작해야 한다.

위의 설명 중에서 어느 것에도 해당되지 않는 아동들도 있다. 각 경우에 있어서, 관찰된 수행을 가장 잘 설명하는 가장 낮은 점수를 주어야 한다. 예를 들어, 아동이 6m를 달리고 멈춘 다음 넘어졌다면 2점을 준다.

***78. 선 자세:** 오른발로 공을 찬다.

0. 발차기를 시작하지 못한다.
1. 오른발을 들 수 있지만, 차지 못한다.
2. 오른발로 공을 차지만, 넘어진다.
3. 오른발로 공을 찬다.

시작 자세

이 항목을 수행하려면, 아동은 양팔이 자유로운 상태로 혼자 설 수 있어야 한다. 아동을 바닥에 편하게 세운다(용어 설명의 "서기" 및 "양팔을 자유롭게" 확인).

지시사항

이 항목을 시도하는 대부분의 아동은 양팔이 자유로운 상태로 걸을 수 있지만, 이것이 반드시 전제조건은 아니다.

바닥에서 아동 앞에 공을 놓는다. 공의 위치는 아동의 발 앞에서 최소 10cm 떨어진 곳이라면 크게 중요하지 않다.

아동에게 오른발로 공을 차도록 한다. "차다"란 발에 공이 닿았을 때, 오른발이 바닥에서 떨어져 있어야 함을 의미하며, 공이 발에서 가해지는 힘에 의해 움직여야 한다.

3점을 주기 위해서는, 아동이 넘어지지 않고 공을 차야 한다. 잠시 균형을 잃거나 균형을 유지하거나, 회복하기 위해 몇 발짝을 떼는 것은 허용된다.

점수를 부여하기 위해서는 반드시 오른발이 바닥에서 떨어져야 한다.

대부분의 아동이 이 항목을 재미있어 한다. "공을 잘 차는 아동"은 이 항목을 수행할 때, 추가로 잔걸음을 떼며 수행하지만 상관없다. 그러나 공차기에 익숙하지 않은 아동은 발을 앞쪽으로 조심스레 이리저리 움직이다 발이 공에 부딪혀 공이 앞으로 움직이게 된다. 이런 아동들은 가만히 서서 공만 차도록 지시해야 한다. 이 요건을 충족한다면, 추가로 몇 걸음을 걷더라도 괜찮다.

***79. 선 자세:** 왼발로 공을 찬다.

0. 발차기를 시작하지 못한다.
1. 왼발을 들 수 있지만, 차지 못한다.
2. 왼발로 공을 차지만, 넘어진다.
3. 왼발로 공을 찬다.

시작 자세

이 항목을 수행하려면, 아동은 양팔이 자유로운 상태로 혼자 설 수 있어야 한다. 아동을 바닥에 편하게 세운다(용어 설명의 "서기" 및 "양팔을 자유롭게" 확인).

지시사항

이 항목을 시도하는 대부분의 아동은 양팔이 자유로운 상태로 걸을 수 있지만, 이것이 반드시 전제조건은 아니다.

바닥에서 아동 앞에 공을 놓는다. 공의 위치는 아동의 발 앞에서 최소 10cm 떨어진 곳이라면 크게 중요하지 않다.

아동에게 왼발로 공을 차도록 한다. "차다"란 발에 공이 닿았을 때 왼발이 바닥에서 떨어져 있어야 함을 의미하며, 공이 발에서 가해지는 힘에 의해 움직여야 한다.

3점을 주기 위해서는, 아동이 넘어지지 않고 공을 차야 한다. 잠시 균형을 잃거나 균형을 유지하거나 회복하기 위해 몇 발짝을 떼는 것은 허용된다.

점수를 부여하기 위해서는, 반드시 왼발이 바닥에서 떨어져야 한다.

대부분의 아동이 이 항목을 재미있어 한다. "공을 잘 차는 아동"은 이 항목을 수행할 때 추가로 잔걸음을 떼며 수행하지만 상관없다. 그러나 공차기에 익숙하지 않은 아동은 발을 앞쪽으로 조심스레 이리저리 움직이다 발이 공에 부딪혀 공이 앞으로 움직이게 된다. 이런 아동들은 가만히 서서 공만 차도록 지시해야 한다. 이 요건을 충족한다면, 추가로 몇 걸음을 걷더라도 괜찮다.

***80. 선 자세:** 30cm 높이로 양발 동시에 제자리에서 점프한다.

0. 양발로 점프하기를 시작하지 못한다.
1. 5cm 미만 높이로 양발 동시에 제자리에서 점프한다.
2. 5~30cm 미만 높이로 양발 동시에 제자리에서 점프한다.

3. 30cm 이상 높이로 양발 동시에 제자리에서 점프한다.

시작 자세

이 항목을 수행하려면, 아동은 양팔이 자유로운 상태로 혼자 설 수 있어야 한다. 아동을 바닥에 편하게 세운다(용어 설명의 "서기" 및 "양팔을 자유롭게" 확인).

지시사항

이 항목을 시도하는 대부분의 아동은 양팔이 자유로운 상태로 걸을 수 있지만, 이것이 반드시 전제조건은 아니다.

"양발로 점프하기(jump)"에 해당하기 위해서는, 양발이 동시에 바닥에서 떨어져야 한다. 제자리에서 뛰고 착지할 때 양팔이 자유로워야 하고, 넘어지지 않아야 점수를 줄 수 있다. 아동에게 양발 동시에 최대한 높이 뛰라고 지시한다. "양발 동시에"의 기준은 양발이 동시에 바닥에서부터 떨어지는 것으로, 착지할 때 반드시 양발이 동시에 바닥에 닿을 필요는 없다. 정의된 거리는 바닥부터 양발까지의 뛰어오른 높이이다.

*81. 선 자세: 30cm 앞으로 양발 동시에 점프한다.

0. 양발 동시에 앞으로 점프하기를 시작하지 못한다.
1. 5cm 미만 앞으로 양발 동시에 점프한다.
2. 5~30cm 거리만큼 앞으로 양발 동시에 점프한다.
3. 30cm 이상 앞으로 양발 동시에 점프한다.

시작 자세

이 항목을 수행하려면, 아동은 양팔이 자유로운 상태로 혼자 설 수 있어야 한다.

바닥에 붙여 둔 선에 아동의 발가락이 닿게 하여 편안한 자세로 세운다(용어 설명의 "서기" 및 "양팔을 자유롭게" 확인). 아동의 눈에 쉽게 띄도록 시작 지점과 30cm 앞으로 떨어진 곳에 2개의 평행선을 바닥에 만들어 놓는다.

지시사항

아동은 양팔이 자유로운 상태로 점프하여 착지하고 넘어지지 않아야 점수를 얻을 수 있다.

점프하기에 해당되기 위해서는, 양발이 동시에 바닥에서 떨어져야 한다.

아동에게 양발을 동시에 최대한(30cm까지) 앞으로 점프하게 한다(용어 설명의 "양발을 동시에" 확인). 양발이 바닥으로부터 떨어진 거리가 점프한 거리이다.

***82. 선 자세:** 60cm 원 안에서 오른발로 10회 깡충 뛴다.

0. 오른발로 깡충 뛰기를 시작하지 못한다.
1. 60cm 원 안에서 오른발로 3회 미만 깡충 뛴다.
2. 60cm 원 안에서 오른발로 3~9회 깡충 뛴다.
3. 60cm 원 안에서 오른발로 10회 깡충 뛴다.

시작 자세

이 항목을 수행하려면, 아동은 양팔이 자유로운 상태로 혼자 설 수 있어야 한다. 아동으로 하여금 양팔이 자유로운 상태로 뚜렷이 표시된 직경 60cm 원 안에 편안히 서 있게 한다.

지시사항

아동에게 가능한 한 최대한(10회까지) 원 안에서(즉, 오른발은 일부라도 원 안에 있어야 함) 한 발로 깡충 뛰기를 시킨다. 아동이 원 안을 "돌아다녀도" 직경 60cm 원 안에서 움직이기만 하면 된다. 전략적으로 원 안에서 시작하는 것도 허용된다. 예를 들어, 아동이 지속적으로 앞쪽으로 이동하는 경우, 원의 뒤쪽에서 시작하는 것이 허용된다.

"한 발로 깡충 뛰기(hop)"가 되기 위해서 왼발은 계속 바닥에 닿지 말아야 하고, 넘어지지 않고서 오른발만 바닥에서 떨어졌다 착지하는 것을 반복해야 한다. 깡충 뛰기는 양팔이 자유로운 상태에서 이루어져야 한다(용어 설명의 "양팔을 자유롭게" 확인).

깡충 뛰기는 연속해서 10회 이루어져야 한다. 깡충 뛰기 사이에 2초 이상 쉬어서는 안 되고, 발이 원 밖에 나가지 않은 상태에서 횟수를 충족하여야 하고, 왼발은 바닥에 닿지 않아야 하며, 손으로 어떤 것을 잡아서 지탱하거나, 균형을 잡거나 넘어져서는 안 된다. 위의 중단 사유가 발생하면, 다시 시도한다.

***83. 선 자세:** 60cm 원 안에서 왼발로 10회 깡충 뛴다.

0. 왼발로 깡충 뛰기를 시작하지 못한다.
1. 60cm 원 안에서 왼발로 3회 미만 깡충 뛴다.
2. 60cm 원 안에서 왼발로 3~9회 깡충 뛴다.
3. 60cm 원 안에서 왼발로 10회 깡충 뛴다.

시작 자세

이 항목을 수행하려면, 아동은 양팔이 자유로운 상태로 혼자 설 수 있어야 한다. 아동으로 하여금 양팔이 자유로운 상태로 뚜렷이 표시된 직경 60cm 원 안에 편안히 서 있게 한다.

지시사항

아동에게 가능한 한 최대한(10회까지) 원 안에서(즉, 왼발은 일부라도 원 안에 있어야 함) 한 발로 깡충 뛰기를 시킨다. 아동이 원 안을 "돌아다녀도" 직경 60cm 원 안에서 움직이기만 하면 된다. 전략적으로 원 안에서 시작하는 것도 허용된다. 예를 들어, 아동이 지속적으로 앞쪽으로 이동하는 경우, 원의 뒤쪽에서 시작하는 것이 허용된다.

"한 발로 깡충 뛰기(hop)"가 되기 위해서 오른발은 계속 바닥에 닿지 말아야 하고, 넘어지지 않고 왼발만 바닥에서 떨어졌다 착지하는 것을 반복해야 한다. 깡충 뛰기는 양팔이 자유로운 상태에서 이루어져야 한다(용어 설명의 "양팔을 자유롭게" 확인).

깡충 뛰기는 연속해서 10회 이루어져야 한다. 깡충 뛰기 사이에 2초 이상 쉬어서는 안 되고, 발이 원 밖에 나가지 않은 상태에서 횟수를 충족하여야 하고, 오른발은 바닥에 닿지 않아야 하며, 손으로 어떤 것을 잡아서 지탱하거나, 균형을 잡거나 넘어져서는 안 된다. 위의 중단 사유가 발생하면, 다시 시도한다.

***84. 한쪽으로 난간 잡고 선 자세:** 한쪽으로 난간을 잡고, 발을 번갈아 움직이며 4계단을 올라간다.

0. 한쪽으로 난간을 잡고, 계단 올라가기를 시작하지 못한다.
1. 한쪽으로 난간을 잡고, 계속 같은 발부터 2계단 올라간다.
2. 한쪽으로 난간을 잡고, 양발을 불규칙적인 순서로 번갈아 움직이며 4계단 올라간다.
3. 한쪽으로 난간을 잡고, 양발을 번갈아 움직이며 4계단 올라간다.

시작 자세

이 항목을 수행하기 위해서 아동은 꼭 양팔이 자유로운 상태로 혼자 설 수 있어야 하는 것은 아니다(용어 설명의 "서기" 및 "양팔을 자유롭게" 확인). 장비 부분에 나와 있는 대로, 계단은 표준규격이어야 한다. 치료사는 아동의 뒤에 서서 아동이 다칠 위험을 최소화하여야 한다. 아동을 한 손 또는 양손으로 난간의 한쪽만 잡게 하고, 계단의 아래 쪽에 편안한 자세로 세운다.

지시사항

이 항목에서는 아동이 몇 계단 오르기를 시도할지와 양다리를 번갈아 사용하도록 지시할지를 결정하기 위해 몇 번의 "시험적 시도"가 필요할 수 있다.

아동은 한 번에 한쪽 다리씩 계단을 올라가야 하고, 두 다리가 모두 올라간 계단의 개수가 점수에 적용된다. 교대로 네 계단을 올라가지 않고, 단 한 번이라도 한쪽 다리로 한 계단을 올라간 다음, 반대쪽 다리로도 그 계단을 디뎠다면 2점이 된다.

한 손 또는 양손으로 한쪽 난간을 잡을 수 있지만, 체중은 주로 다리에 부하되어야 한다.

***85. 한쪽으로 난간 잡고 선 자세:** 한쪽으로 난간을 잡고, 발을 번갈아 움직이며 4계단 내려간다.

0. 한쪽으로 난간을 잡고 계단 내려가기를 시작하지 못한다.
1. 한쪽으로 난간을 잡고, 계속 같은 발부터 2계단 내려간다.
2. 한쪽으로 난간을 잡고, 양발을 불규칙적인 순서로 번갈아 움직이며 4계단 내려간다.
3. 한쪽으로 난간을 잡고, 양발을 번갈아 움직이며 4계단 내려간다.

시작 자세

아동에게 한 손 또는 양손으로 하나의 난간을 잡게 하고 계단의 맨 위에 편안하게 세운다. 이 항목을 수행하기 위해서 아동은 꼭 양팔이 자유로운 상태로 혼자 설 수 있어야 하는 것은 아니다.

장비 부분에 나와 있는 대로, 계단은 표준규격이어야 한다. 치료사는 아동의 앞에 서서 아동이 다치는 위험을 최소화한다.

지시사항

이 항목에서는 아동이 몇 계단을 시도할지와 양다리를 번갈아 사용하도록 지시할지를 결정하기 위해 몇 번의 "시험적 시도"가 필요할 수 있다.

아동은 한 번에 한쪽 다리씩 계단을 내려가야 하고, 두 다리가 모두 내려간 계단의 개수가 점수에 적용된다. 교대로 네 계단을 내려가지 않고, 단 한 번이라도 한쪽 다리로 한 계단을 내려간 다음, 반대쪽 다리로도 그 계단을 디뎠다면 2점이 된다.

한 손 또는 양손으로 한쪽 난간을 잡을 수 있지만, 체중은 주로 다리에 부하되어야 한다.

***86. 선 자세:** 양발을 번갈아 움직이며 4계단을 올라간다.

0. 양팔이 자유로운 상태로 계단 올라가기를 시작하지 못한다.
1. 계속 같은 발부터 2계단 올라간다.
2. 양발을 불규칙적인 순서로 번갈아 움직이며 4계단 올라간다.
3. 양발을 규칙적으로 번갈아 움직이며 4계단 올라간다.

시작 자세

이 항목을 수행하려면, 아동은 양팔이 자유로운 상태로 서서 걸을 수 있어야 한다. 아동으로 하여금 양팔이 자유로운 상태에서 계단 아래 쪽에 서게 한다(용어 설명의 "양팔을 자유롭게" 확인).

장비 부분에 나와 있는 대로, 계단은 표준규격이어야 한다. 치료사는 아동의 뒤에 서서 아동이 다칠 위험을 최소화한다.

지시사항

이 항목에서는 아동이 몇 계단을 시도할지와 양다리를 번갈아 사용하도록 지시할지를 결정하기 위해 몇 번의 "시험적 시도"가 필요할 수 있다.

아동은 한 번에 한쪽 다리씩 계단을 올라가야 하고, 두 다리가 모두 올라간 계단의 개수가 점수에 적용된다. 교대로 네 계단을 올라가지 않고, 단 한 번이라도 한쪽 다리로 한 계단을 올라간 다음, 반대쪽 다리로도 그 계단을 디뎠다면 2점이 된다.

손으로 난간이나 계단을 짚으면 안 된다(즉, 양팔은 자유로운 상태여야 한다).

한 손 또는 양손으로 한쪽 난간을 잡을 수 있지만, 체중은 주로 다리에 부하되어야 한다.

***87. 선 자세:** 양발을 번갈아 움직이며 4계단을 내려간다.

0. 양팔이 자유로운 상태로 계단 내려가기를 시작하지 못한다.
1. 계속 같은 쪽 발부터 2계단 내려간다.
2. 양발을 불규칙적인 순서로 번갈아 움직이며 4계단 내려간다.

3. 양발을 번갈아 움직이며 4계단 내려간다.

시작 자세

아동에게 한 손 또는 양손으로 하나의 난간을 잡게 하고, 계단의 맨 위에 편안하게 세운다(용어 설명의 "양팔을 자유롭게" 확인). 이 항목을 수행하려면, 아동은 양팔이 자유로운 상태로 서서 걸을 수 있어야 한다.

장비 부분에서 언급한 대로, 계단은 표준규격이어야 한다. 치료사는 아동의 앞에 서서 아동이 다칠 위험을 최소화한다.

지시사항

이 항목에서는 아동이 몇 계단을 시도할지, 양다리를 번갈아 사용하도록 지시할지를 결정하기 위해 몇 번의 "시험적 시도"가 필요할 수 있다.

아동은 한 번에 한쪽 다리씩 계단을 내려가야 하고, 두 다리가 모두 내려간 계단의 개수가 점수에 적용된다. 교대로 네 계단을 내려가지 않고, 단 한 번이라도 한쪽 다리로 한 계단을 내려간 다음, 반대쪽 다리로도 그 계단을 디뎠다면 2점이 된다.

손으로 난간이나 계단을 짚으면 안 된다(즉, 양팔은 자유로운 상태여야 한다).

***88. 15~18cm 높이의 계단 위에 선 자세:** 양발로 동시에 아래로 뛰어내린다.

0. 양발로 동시에 아래로 뛰어내리기를 시작하지 못한다.
1. 양발로 동시에 뛰어내리지만, 넘어진다.
2. 양발로 동시에 뛰어내리지만, 넘어지지 않으려고 손으로 바닥을 짚는다.
3. 양발로 동시에 뛰어내린다.

시작 자세

이 항목을 수행하려면 아동은 양팔이 자유로운 상태로 서 있을 수 있어야 한다. 15~18cm 높이의 튼튼한 벤치나 표준규격의 계단 위에 양팔을 자유롭고 편안하게 세운다(용어 설명의 "서기" 및 "양팔을 자유롭게" 확인).

지시사항

아동에게 계단에서 양발로 동시에 뛰어내리게 한다(용어 설명의 "양발을 동시에" 확인).

3점을 주기 위해서는, 아동이 양발로 동시에 계단에서 뛰어내리고, 넘어지거나 넘어지지 않기 위해 손으로 바닥을 짚지 않아야 한다.

2점은 주기 위해서는, 아동이 양발로 동시에 계단에서 아래로 뛰어내린 후, 넘어지지 않기 위해 한 손 또는 양손으로 바닥을 짚어도 된다.

1점은 아동이 양발로 동시에 계단에서 뛰어내리되, 넘어지지 않기 위해 손으로 바닥을 짚더라도 착지할 때 균형을 잡지 못하는 경우이다.

용어설명

EXPLANATION OF TERMS

눕기

바로 누운 자세

- 등을 바닥에 대고 눕는다.
- 척추가 체중지지면과 접촉한다.
- 특별한 언급이 없을 경우, 머리와 팔 · 다리는 어느 자세라도 좋다.

엎드려 누운 자세

- 배를 바닥에 대고 눕는다.
- 복부와 골반이 체중지지면과 접촉한다.
- 특별한 언급이 없을 경우, 머리와 팔 · 다리는 어느 자세라도 좋다.

앉기

앉기

- 체중을 엉덩이에 싣고 "어느 정도 바로 세운" 자세로 몸을 지지하는 능력이다. 아동이 어느 방향으로든 몸을 너무 많이 기울여 손으로 지탱하고 앉아야 하는 경우, 팔꿈치가 체중지지면(예: 벤치, 매트 또는 마룻바닥)에서 떨어져야 한다. 그렇지 않으면 아동이 "앉기"를 수행한 것으로 볼 수 없다. 몸통을 똑바로 세운 자세를 기준으로 어느 방향으로든 45° 이상 바닥 쪽으로 기울일 때도 "앉기"로 볼 수 없다.
- 특별한 언급(예: 31번 항목에서 "양발을 앞으로 펴고 앉은 자세")이 없는 경우, 앉기 자세의 형태에는 제한이 없다('W' 앉기를 포함함).

'W' 앉기

- 체중이 양쪽 좌골(ischium)과 대퇴의 후 · 내측부에 실린다.
- 고관절이 내회전되고 무릎은 몸 앞으로 굴곡되어 양발이 같은 쪽 고관절의 외측에 온다.

- 하퇴부가 내회전되어 체중이 하퇴 및 발의 전 · 외측부에 실리거나, 외회전되어 하퇴부 및 발의 전 · 내측부에 실릴 수 있다.

오른쪽 옆으로 앉기

- 체중은 오른쪽 좌골에 실리고 양쪽 다리를 왼쪽으로 굴곡시키며, 양발은 왼쪽 엉덩이에 가깝게 또는 일직선에 놓이게 된다.

양발로 지탱하고 앉기

- 벤치에 엉덩이와 무릎을 90°로 굴곡시키고, 양발은 바닥이나 작은 벤치 위에 놓은 채 앉는다.

양발을 지지하지 않고 앉기

- 벤치에 엉덩이와 무릎을 90°로 굴곡시키고, 발은 지지 없이 공중에 떠 있는 상태로 앉는다.

네발 자세

네발 자세

- 체중이 양손과 양 무릎에 실린다.
- 머리, 몸통 및 골반은 체중지지면 그리고/또는 하퇴부에서 떨어져야 한다.
- 정렬 상태, 특히 양팔과 양다리의 정렬 상태는 위 내용의 범위 내에서라면 다양한 형태가 가능하다.

배밀이

- 엎드려 누운 자세에서 배로 체중지지를 하면서 팔 · 다리를 이용해 움직이는 것이다.
- 포복기기로부터 다양하게 변형된 형태를 취할 수 있다.

네발기기

- 양손과 양 무릎으로 움직이며, 바닥에 복부를 대고 체중지지를 하지 않는다.
- 양팔과 다리가 교대로 움직일 필요가 없다.

급작스러운 움직임(Hitch, 빠른 움직임)

- 갑작스럽게 홱 움직인다.

- "토끼 뛰기(bunny hopping)" 또는 "엉덩이로 나가기(bottom hitching)"가 포함되며, 앉은 자세의 변형된 상태를 유지한 채, 양팔 그리고/또는 다리를 사용하여 앞으로 움직일 때 일어난다.

교대로 네발기기

- 양팔과 양다리를 번갈아서 양손과 양 무릎으로 움직인다(교대적인 움직임이 반드시 협응된 것일 필요는 없다).
- "토끼 뛰기" 또는 "엉덩이로 나가기"는 포함되지 않는다.

무릎 자세

무릎서기

- 양 무릎으로 체중지지
- 엉덩이가 하퇴 그리고/또는 체중지지면에서 떨어지기만 한다면, 다양한 정렬 상태가 허용된다.

반무릎서기

- 한쪽 무릎과 반대쪽 발로 체중지지
- 엉덩이가 하퇴 그리고/또는 체중지지면에서 떨어지기만 한다면, 다양한 정렬 상태가 허용된다.

무릎걷기

- 무릎으로 걷기
- 앞으로 한 발짝은 한 다리가 바닥에서 떨어져 바닥에 닿을 때까지의 움직임을 의미한다.

서기

서기

- 발로 기립해 선 자세
- 정렬 상태, 특히 몸통 및 하지는 다양한 자세를 취할 수 있다.
- 아동이 붙잡고 서는지 그리고 이때 한 손 또는 양손으로 붙잡고 서는지에 따라 정렬 상태가 다양해진다.

쪼그려 앉기

- 바닥에 가깝게 웅크리기
- 측정의 목적에 부합하려면, 양쪽 고관절/허리 그리고 양 무릎이 90° 이상 굴곡되어야 한다.

차기

- 발이 바닥에서 떨어지면서 공에 닿아야 한다.
- 발의 힘으로 공을 움직여야 한다.

한 발로 서기

- 반대쪽 발이 바닥에서 떨어져야 한다.

걷기 및 달리기

옆으로 한 발짝 떼기

- 양쪽 다리로 옆으로 움직인다(한 번에 한 다리씩).

앞으로 한 걸음 걷기

- "뒤꿈치 및 발가락 떼기(push–off)"에서 "바닥 닿기(floor contact)" 또는 뒤꿈치 닿기(heel strike)까지 앞으로 나아가는 움직임

뒤로 한 걸음 걷기

- "뒤꿈치 및 발가락 떼기"에서 바닥 닿기까지 뒤쪽으로 나아가는 움직임

연속걸음

- 중단 없이
- 걸음 사이에 멈추는 시간은 2초 미만이어야 함
- 73번과 74번 항목의 추가설명 참조

달리기

- (달리기와 빠르게 걷기를 구별하기 위해서) 양발이 동시에 바닥에서 떨어지는 순간이 있어야 한다.

빠르게 걷기

- 양발이 아주 잠깐이라도 동시에 바닥에 닿아야 한다.

한 계단 올라가기

- 아동이 한 번에 한쪽 다리씩 움직여서 양쪽 다리가 모두 한 계단 위로 올라간 것을 말한다.

한 발 깡충 뛰기 hopping 및 양발 점프 jumping

점프

- 양발이 바닥에서 떨어져야 한다.

양발을 동시에

- 양발이 동시에 바닥에서부터 떨어져야 하지만, 착지할 때 양발이 반드시 동시에 바닥에 닿을 필요는 없다.

한 발로 깡충 뛰기

- 아동은 한 발로 선 자세에서 시작해야 한다.
- 지지하고 선 다리가 바닥에서 떨어진 다음, 넘어지지 않고 착지해야 한다.
- 반대쪽 다리는 항상 바닥에서 떨어진 채로 있어야 한다.

머리

목의 굴곡 시작하기

- 머리가 목의 굴곡 방향으로 약간이라도 움직임이 있어야 한다(예: 턱을 안으로 당겨야 함).

머리조절

- 머리를 척추와 일직선 또는 그보다 약간 앞으로 유지하는 능력

머리 바로 세워 들기

- 머리를 수직으로 세우지만, 반드시 신체중심선 위에 올 필요는 없다. 시상면(sagittal plane)에만 적용된다(즉, 두 눈은 앞으로 향하지만, 반드시 두 눈이 평행을 이뤄야 할 필요는 없다).

머리를 신체중심선으로 들기

- 머리는 "중앙에" 또는 시상면과 정면(frontal plane) 모두에 수직이 되어야 한다(즉, 두 눈은 앞을 보고 평행을 유지해야 한다).

팔

양쪽 손가락 서로 만지작거리기

- 아동은 한 손의 손가락이 다른 손에 닿음을 확인할 수 있는 충분한 시간 동안 양손을 모아 유지하여야 한다.
- 적어도 한 손가락이 반대쪽 손에 닿아야 하므로, 주먹 쥔 손으로 잠깐 건드리는 것은 안 된다.
- 손이 몸에 닿은 채로 있어도 되고 공중에 들고 있어도 된다.

양손을 몸 앞으로 움직이기

- 양손을 몸 앞으로 움직여야 한다(즉, 양어깨 앞에 혹은 어깨 사이로). 양손으로 몸을 만지거나 공중으로 손을 뻗는다.

반대쪽 팔을 펴서 앞으로 뻗기

- 팔꿈치를 완전히 신전시키고 어깨를 앞으로 굴곡시키면서 앞으로 손을 뻗는다.
- 팔꿈치 신전이나 어깨를 앞으로 굴곡시키는 것이 충분하지 않으면 "팔을 펴서 앞으로 뻗기"에 적합하지 않다.

반대쪽 팔 자유롭게 쓰기

- 손을 앞으로 뻗으려는 의도에 의하여 뻗는 팔에 실려 있던 체중부하가 제거되는 모습이 관찰되어야 한다.
- 팔은 매트에서 떨어져 들릴 수도 있지만, 꼭 그래야만 하는 것은 아니다.

양팔로 지탱하기

- 똑바로 자세를 취하거나 유지할 목적으로 한쪽 팔 또는 양팔이 아동 자신의 몸이나 바닥과 접촉한 상태(82번 항목처럼 특별히 언급된 것이 없다면)를 말한다.

양팔을 자유롭게

- 기립 자세를 취하거나 유지할 목적으로(특별히 언급된 것이 없다면) 양팔(양손)이 아동의 신체 부위를 포함하여 어떤 접촉면과 닿지 않는 것이다.
- 다음과 같은 '예외' 사항은 기립 자세를 취하거나, 유지하는 것을 보조하는 것으로 여겨지지 않는다.
  - 양손으로 박수를 친다(예: 24번 항목).
  - 양손을 엉덩이에 댄다(예: 82번 항목).
  - 한 손 혹은 양손으로 반대쪽 다리를 잡는다(예: 82번 항목).
- "양팔을 자유롭게"가 서기와 걷기 항목에 포함되어 있을 때, 아동은 몸통으로 기대면 안 된다는 뜻도 포함되어 있다.

팔로 보조하기

- 양팔로 어느 형태로든 보조할 수 있다(예: 바닥에서 팔로 짚고 앉거나 팔로 짚으면서 방향 바꾸기).

팔의 사용

- 보다 높은 자세(예: 무릎서기 자세)를 취하기 위해서 한쪽 또는 양팔로 몸이나 체중지지면을 짚어 보조한다.
- 특별히 지시된 것이 없으면(예: 59번 항목), 어떤 장비도 손으로 붙잡아서는 안 된다.

손 짚기

- 지시된 대로 한 손 또는 양손으로 붙잡는다.
- 열거된 장비 또는 적절한 대체물만을 잡는 것을 말한다.
- 사람을 잡는 것은 포함하지 않는다.

다리

고관절과 슬관절의 완전 굴곡

- 아동의 무릎이 가슴에 닿거나 거의 닿아야 하고(아동의 허벅지 그리고/또는 복부의 사이즈에 따라 다르지만), 장딴지는 대퇴부 뒷면에 닿아야 한다.

움직임

자세를 조절하며

- 움직임이 조절되거나 지시대로 이루어진다.

무너지는

- 넘어지거나 갑자기 무너지는 움직임
- 조절되지 않은 움직임

기타

비대칭적

- 양측이 일치하지 않는 자세
- 다리보다는 팔의 자세를 주로 의미함
- 비대칭이 뚜렷해야 하며, 머리의 위치에 따라 많이 좌우됨

바닥에서

- 서기 외에 다른 시작 자세
- 눕기, 앉기, 다양한 네발 자세 또는 무릎서기 자세가 포함됨

CHAPTER

7

GMFM-88과 GMFM-66의 해석과 이용

INTERPRETATION AND USES OF THE GMFM-88 AND GMFM-66

이 장에서는 GMFM-88과 GMFM-66의 적절한 이용과 점수를 해석하는 방법에 대해 다루고 있다. 해석과 관련된 몇몇 쟁점을 강조하기 위해서 뇌성마비 아동(콜린)의 사례를 이 장 전체에서 언급할 것이다. 이 사례에 대한 GMFM-88과 GMFM-66 평가 정보는 이 장의 마지막에 나와 있다.

사례 시나리오: 콜린

콜린은 임신 32주에 태어난 것 말고는 임신과 연관된 다른 문제없이 태어났다. 콜린은 4일 동안 인공호흡기를 달고 있었고, 3주 동안 신생아집중치료실에 입원했었다. 생후 7주(재태연령 기준 39주)에 집으로 퇴원했을 때, 콜린은 잘 먹었고 건강해 보였다. 뇌초음파 검사도 정상이었다.

교정연령 6개월 때, 혼자 앉지 못하자 콜린의 부모는 처음으로 아이의 발달을 염려하기 시작했다. 교정연령으로 8개월 때 신생아추적 진료클리닉(neonatal follow-up clinic, 조산아의 퇴원 후 성장과 발달을 지속적으로 추적해 치료하는 병

원)에서 콜린이 뇌성마비 증세를 보인다고 했다. 콜린을 진찰한 소아과 의사는 콜린의 증상이 얼마나 '심각'한지, 독립적으로 걸을 수 있게 될지를 확신할 수 없다고 말했다.

콜린은 아동 재활 프로그램에 의뢰되어 물리치료와 작업치료를 받았다. 교정연령 19개월에 콜린의 물리치료사는 대동작기능평가를 시행하기로 했다.

GMFM-88과 GMFM-66 중에서 무엇을 선택할 것인가

어떤 GMFM 버전을 선택할 것인가는 평가의 목적이 기능의 측정인지, 한 시점에서의 상태를 기술하기 위해서인지, 대상자에 대한 외부 규준과의 평가 비교를 위한 것인지, 미래 상태를 예측하기 위한 것인지에 따라 결정된다. 아동의 진단명이나 연구하고자 하는 중재의 유형도 버전의 선택에 영향을 줄 수 있다. 원 GMFM과 그 후속 버전은 뇌성마비 아동에서 시간 경과에 따른 변화를 측정하는 평가도구로 개발되었다. GMFM은 재활치료 프로그램, 약물 치료, 보조기, 정형외과 및 신경외과 수술을 포함한 다양한 중재가 대동작기능에 미치는 영향을 평가하는 도구로 사용되고 있다.

이와 별도로 GMFM은 다른 용도로도 사용될 수 있다. 즉, 대동작 운동능력을 기술하고 소통함으로써 대동작기능의 단기적인 목표를 설정하고 중재를 계획하는 목적으로 사용될 수도 있다. GMFM-66의 기준 곡선(Reference Curve)과 함께 사용하면 비슷한 연령 및 비슷한 GMFCS 단계의 아동에 비해 얼마나 잘 발달하고 있는지 파악할 수 있다. 기준 곡선은 시간 경과에 따른 대동작기능을 추적하는 포맷으로 사용될 수 있는데, 장기목표에 기반을 둔 미래의 대동작기능을 현실적으로 추정할 수 있게 한다. 대동작기능의 추이곡선에서 추정된 대동작기능에 대한 정보는 가정, 이동수단, 공동체 및 학교 시설, 서비스 이용과 같은 요인을 포함하여 가정의 환경을 결정하는데 사용될 수 있다.

GMFM-88은 뇌성마비 아동의 대동작기능 변화를 측정하기 위해 제작되고 검증된 표준 평가도구이다. GMFM-66은 GMFM 항목에 라쉬 분석을 사용하여 항목을 난이도에 따라 정렬하고, 점수 변화 단위가 동일한 간격으로 조정되는 단일차원척도를 도출하기 위해 개발되었다(각 단위는 0에서 100까지의 범위에서 동일한 의미를 가진다). GMFM-66에 포함되지 않은 GMFM-88의 22개 항목은 GMFM-88의 A: 눕기와 뒤집기(13개 항목); B: 앉기(5항목); C: 네발기기와 무릎서기(4개 항목)이다. 그러므로

GMFM-88을 사용하면 초기 단계의 운동 발달을 보이는 아동이나 GMFCS 5단계의 아동과 같이 복잡한 운동장애를 보이는 아동에서 더 자세하게 운동능력을 기술할 수 있다. 그러나 GMFM-66도 사지마비형 뇌성마비 아동을 포함하여 3세 미만 아동의 기능 변화를 찾아낼 수 있다는 증거가 있다(Shi et al., 2006).

특정 기능 영역의 평가가 필요한 경우, GMFM-88로 특정 영역만을 평가할 수도 있다. 그러나 이 영역 점수의 신뢰도는 GMFM 전체 점수의 신뢰도만큼 강력하지 않다는 점에 유의해야 한다. 한 시점에서의 능력을 기술하거나, 척도의 구간 특성이 문제가 되지 않으면서 시간 경과에 따른 개별 아동의 변화를 측정하고자 할 목적으로 사용할 수 있다. GMFM-66은 보조기나 신발의 착용, 보행 보조도구의 사용을 허용하지 않으므로, 이러한 것을 사용하여 평가해야 하는 경우에는 반드시 GMFM-88을 이용해야 한다. GMFM-88은 컴퓨터 없이 채점할 수 있지만, GMFM-66의 데이터를 분석하려면, 대동작능력 산정기-2(Gross Motor Ability Estimator: GMAE-2) 프로그램이 필요하다. GMFM-88은 급성 뇌손상 및 유전성 강직성 마비 같은 뇌성마비 이외의 아동을 평가하는데도 사용할 수 있다. 다운증후군 아동을 위한 버전도 있는데, 다운증후군에 대한 심리측정학적 특성에 대한 근거는 GMFM-88을 기반으로 했다.

콜린은 첫 번째 대동작기능평가 시 여전히 눕기와 뒤집기, 앉기 기술이 발달 중인 상태였다. 따라서 콜린의 치료사는 GMFM-88로 콜린을 평가하였다. 6개월 뒤, 콜린의 대동작기능의 경과를 평가하기 위해 GMFM-88을 다시 적용했다. 콜린은 GMFCS 3단계로 분류되었다. 콜린의 초기 평가와 재평가 시, 평가지의 점수는 그림 7.1과 7.2에 요약되어 있다.

콜린의 점수

점수	*초기 평가(%)*	*재평가(%)*	*영역별 점수 변화(%)*
A 영역	65	73	8
B 영역	55	65	10
C 영역	36	60	24
D 영역	3	15	12
E 영역	0	0	0
GMFM 총점	**32**	**43**	**11**

GMFM-88의 적용 및 점수 측정

GMFM 항목의 시행과 점수 측정에 관한 내용은 제6장에 나와 있다. 개별 항목 점수는 GMFM 평가지에 기록된다. 아동이 항목을 시작하지 못하거나, 시작 자세를 취할 수 없거나, 시행을 거부한 경우 0점이 매겨진다. 5개 영역 각각의 퍼센트 점수를 계산한다. 총점은 5개 영역의 평균이다.

목표 점수는 특정 시기에 평가와 관련 있는 영역만 고려하여 계산할 수 있다. 예를 들어 C 영역과 D 영역만 고려한다면, 콜린의 목표 점수는 19.5% ([36+3]/2)에서 37.5% ([60+15]/2)로 변하여, 해당 GMFM-88 하위 영역에서 18%의 변화를 보인다. 목표 점수는 GMFM-66을 사용할 수 있게 되면서, 자주 사용되지는 않지만 신발, 보조기, 이동 보조도구와 함께 기능을 평가할 때 유용할 수 있다.

GMFM-88 점수 해석

GMFM-88은 전통적인 평가 이론의 원칙에 의해 개발되었고 타당도가 입증되었다. GMFM-88은 서열형 자료(ordinal data)이다. 서열형 자료는 순서적으로 숫자가 배열되어 마치 간격이 일정한 것 같지만, 실제로 점수 간의 거리는 일정하지 않을 수 있다. 예를 들어 GMFM의 개별 항목의 점수는 0, 1, 2 또는 3점으로, 0점은 과제를 시도할 수 없는 것, 1점은 과제를 시작하기는 하지만 10% 미만으로 수행하는 것, 2점은 아동이 과제를 10% 이상 100% 미만으로 수행하는 것, 3점은 과제의 100%를 완수하는 것이다. 난이도가 높아질수록 높은 점수로 매겨지지만, 이 난이도는 경험적으로 개발되었다. 비록 0점에서 1점, 1점에서 2점, 2점에서 3점으로 1점씩 증가하게 되어 있지만, 많은 아동 및 청소년 뇌성마비 환자를 대상으로 한 라쉬 분석을 통해 보았을 때, 0점과 1점, 1점과 2점, 2점과 3점의 간격(난이도)이 항목 안에서 또는 항목 간에 똑같지 않다는 것이 알려졌다.

콜린의 부모님과 치료사는 콜린의 진전에 기뻐했지만, 그 변화가 콜린의 나이와 기술 수준에서 예상되는 것이었는지 궁금했다.

점수는 비슷한 연령, 비슷한 GMFCS 단계를 가진 다른 뇌성마비 아동들이 득점할 수 있는 것과 관련지어 볼 수 있다. 부록 9에서는 연령군 및 GMFCS 단계별로 뇌성마비 아동 652명의 GMFM-88 점수표(표 A9.2)를 제공한다. 운동발달의 장기적 변화에 대한 연구의 일환으로 6개월과 12개월 간격으로 아동들의 점수 변동과 변이성의 지표도 제공한다(표

A9.3 및 A9.4). 아동들은 다양한 중재를 받았지만, 주로 물리치료를 받았다.

표 A9.3은 2~4세의 GMFCS 3단계 아동에서 6개월 뒤 예상되는 GMFM-88의 변화가 약 5%라는 것을 보여준다. 콜린이 보여준 11% 변화는 나이와 GMFCS 단계에서 기대되는 것에 비해 매우 긍정적으로 보였다. 콜린의 부모님은 콜린의 진전에 기뻐했지만, 점수의 변화가 무엇을 의미하는지는 잘 알 수 없었다.

일정시간 경과 후, 중재의 효과를 평가하기 위해 GMFM-88과 같은 서열형 자료를 사용하면, 변화를 과소 평가하거나 과대 평가할 수 있다(이 쟁점에 대한 자세한 토론은 제2장 참조). GMFM-88을 적용했을 때, 점수의 수적 변화의 의미가 모호할 수 있는데, 이는 아동의 연령과 GMFCS 단계에 따라 점수 변화의 의미가 다를 수 있기 때문이다.

GMFM-66의 적용 및 점수 측정

라쉬 분석을 통해 GMFM-66을 생성하면, 척도 전체에 걸쳐 변화의 단위가 동일한 의미를 갖는 구간 척도가 생성된다. GMFM-66의 적용 및 채점은 (1) 반드시 검사해야 하는 항목 수, (2) "평가 못함" 범주, (3) GMFM-66(요약) 점수의 계산을 제외하고는 GMFM-88과 동일하다. GMFM-88보다 22개 적은 항목을 가지고 있을 뿐만 아니라, 13개 항목만 평가해도 아동에 대한 점수를 얻을 수 있다. 따라서 GMFM-66은 평가에 소요되는 시간을 줄이고, 아동의 현재 기능 상태를 목표로 평가할 수 있다. 아동들이 자신이 할 것에 대해 이해하는데 어려움을 겪거나, 항목을 시도하기를 거부하거나, 현재 능력보다 훨씬 낮은 항목을 수행하도록 요청하는 것이 부적절하여 시행하지 않은 경우에도 감점 당하지 않는다. GMFM-66을 채점할 때, 이들 항목은 "평가 못함"(NT)으로 점수를 매겨 '0'(시도하지 않음)점과 구별된다. 따라서 GMAE는 다른 항목에 대한 아동의 반응 패턴을 기반으로 NT 항목에 대한 아동의 점수를 추정한다.

GMAE-2 컴퓨터 프로그램(GMAE의 업데이트 버전)은 GMFM-66를 계산하고 해석하는 데 사용된다. 입력된 GMFM 항목에 대한 아동의 점수를 바탕으로 아동의 대동작능력의 추정치를 제공하기 때문에 대동작능력 산정기(Gross Motor Ability Estimator)라고 불린다. '평가정보 화면(assessment information screen)'은 항목 점수를 입력하는 화면이다. GMFM 88개의 항목을 모두 입력하고 저장한 후에 GMFM-88 총점(백분율 점수)을 계산할 수 있는 옵션을 사용하여 GMFM-88 점수를 산출할 수 있다. 다른 선택 버튼은

GMFM-66 점수를 계산하는 것이다. 이 추정치 즉, GMFM-66 점수는 서열척도가 아닌 구간척도라는 점에서 GMFM-88 점수와는 다르다. 점수는 향후 참조를 위해 데이터베이스에 보관할 수 있으며, 시간에 따른 경과를 추적하기 위해 진행상황을 도표(plot)로 만들 수 있다. GMAE-2는 www.motorgrowth.canchild.ca/en/GMFM/gmae.asp.에서 이용할 수 있으며, 자습용 지침서를 가지고 있다. 지침서 사본은 부록 3에 수록되어 있다.

GMFM-66 점수 해석

GMAE-2는 GMFM-66 점수, 측정의 표준오차(SEM) 및 95% 신뢰구간(95% CI = ±1.96' SEM)에 대한 추정치를 계산한다. 이들은 평가정보 화면의 오른쪽 상단에 표시된다. SEM은 오로지 GMFM-66 점수로만 구해진다. 각각의 GMFM-66 점수별로 SEM을 계산하는 방법은 테스트의 모든 점수에 대해 한 개의 표준오차 추정치만 제공하는 많은 테스트보다 더 엄격하다. 하지만 SEM이 모든 오류의 원인을 설명해 줄 수는 없다. 신뢰 구간은 아동이 특정 항목 점수를 성취하는 것이 얼마나 가능한가(how likely)가 아닌, 우리가 아동의 능력의 위치를 얼마나 정확히(how precisely) 나타낼 수 있는가를 의미한다. 95% 신뢰 구간은 점수가 이 신뢰구간의 하계(lower boundary)와 상계(upper boundary) 사이에 있을 가능성이 높다(95%)는 것을 암시한다(자세한 내용은 부록 10 참조).

콜린의 치료사는 GMFM-88 항목 점수를 GMAE-2에 입력하여 GMFM-66 점수를 계산하고 해석하기로 결정했다. 콜린은 GMFM-66 점수로 41.6점을 받았다. 이것은 콜린의 기능에 대한 최선의 GMFM-66 추정치이다. 95% 신뢰 구간은 39.4에서 43.8로 콜린의 실제 점수가 39.4의 하계와 43.8의 상계 사이 어딘가에 있을 가능성이 높다는 것을 의미한다.

콜린의 6개월 후 재평가의 GMFM-66 점수(그림 7.5)는 45.0점이었으며, 95% CI는 43.0점에서 47.1점이었다. 6개월 동안 콜린의 GMFM-66 변화는 3.4이었다.

재평가의 하계(43.0)와 초기평가의 상계(43.8)가 중복되었다. 따라서 콜린의 치료사는 점수 변화가 측정의 오차에서 기인한 것보다 큰 것인지 확신할 수가 없었다.

GMAE-2는 연구 및 임상적 목적 모두에 유용한 여러 가지 형식으로 데이터를 표시한다. 아동의 평가정보 요약, 다중 평가에 대한 GMFM-66 점수 도표 및 두 가지 버전의 항목지도(항목의 난이도 순서 또는 GMFM 항목 순서대로 표시되는 그림)가 포함된다. 아동의 GMFM-66 점수 도표와 항목지도에 표시된 각 항목의 반응 정도는 치료사가 아동이 어떤 항목을 달성했는지, 어떤 항목이 아이의 능력 수준에 가깝고, 어떤 기술이 나타나기 시작했는지 쉽게 파악할 수 있게 하여 임상에서 점수를 더 잘 해석할 수 있도록 한다. 이것은 목표를 결정하고 치료 계획을 수립하는 데 유용하다. 이 프로그램에는 GMFM-66 점수를 계산하기 위해 평가된 항목 수도 표시된다.

그림 7.3과 7.4는 각각의 항목 난이도 및 항목 순서별로 초기 GMFM 평가에 대한 콜린의 점수를 표시하며, 그림 7.5와 7.6은 각각의 항목 난이도 및 항목 순서별로 후속 평가 점수를 표시한다. 콜린의 치료사는 그녀의 부모에게 대동작기능 변화의 의미에 대한 더 자세한 정보를 제공할 수 있었다.

콜린의 부모는 콜린이 향후 수개월 내 어떤 대동작기술을 성취할 수 있을 지 궁금해하였다. 그녀의 치료사는 단기 목표를 설정하기 위해 항목지도를 사용하기로 결정했다.

항목지도

항목지도는 뇌성마비의 유형(예: 경직형, 이상긴장형, 운동실조형, 저긴장형), 마비 부위(예: 편측, 양측) 또는 GMFCS 단계에 관계없이 GMFM 항목의 난이도를 나타낸다. 뇌성마비 이외의 진단을 받은 아동이나 신발, 보조기 또는 보행 보조기구를 사용하여 평가를 했을 경우에는 항목지도를 사용하는 것이 적절하지 않다.

항목지도는 측정 항목의 난이도 추정치를 시각적으로 표현해 준다. 난이도 추정치는 제4장에서 설명한 대로 매우 큰 데이터의 라쉬 분석에서 경험적으로 도출되었으며, 여러 가지 형식으로 표시할 수 있다. 다양한 방법에 대한 자세한 내용은 부록 1을 참조한다. 부록 2는 GMFM-66에 사용된 한 가지 형식을 보여준다. GMFM의 영역들은 수직축을 따라 나열되며, 난이도 추정치는 수평축을 따라서 펼쳐지므로, 항목 번호에 '단계' 또는 반응 정도를 (0, 1, 2 또는 3) 음영의 정도로써 보여준다. 수평축의 범위는 0~100으로 0에 가까울수록 쉬운 항목이며, 100에 가까울수록 어려운 항목이라는 의미이다. 이 형식은 항목과 반응 단계의 전체적인 전개는 분명히 보여주지만, 항목지도나 매뉴얼을 훑어보지 않고서는 특정 항목의 내용을 파악할 수는 없다.

항목 제목을 표시하는 두 가지 항목지도 형식은 GMAE-2 프로그램에서 얻을 수 있다. 평가 정보 화면의 상단 도구 모음 또는 사례요약 화면에서 '항목지도'를 클릭하여 표시할 수 있다.

난이도 순서에 따른 항목지도

콜린의 초기 평가와 재평가에서 난이도 순서에 의한 항목지도는 그림 7.3과 7.5에 나타나 있다. 수평축은 총 GMFM 점수를 나타낸다. GMFM 항목들은 수직축을 따라 나열된다. 가장 어려운 항목(83번 항목: "왼발로 선 자세: 60cm 원 안에서 왼발로 10회 깡충 뛴다")은 왼쪽 가장 위 모서리에 있고, 가장 쉬운 항목(22번 항목: "치료사가 흉곽을 지지하고 매트에 앉은 자세: 머리를 똑바로 들고 10초 동안 유지한다")은 오른쪽 가장 아래 모서리에 있다. 단지 보기 쉽게 하기 위하여 어려운 항목들이 왼쪽, 쉬운 항목들이 오른쪽으로 분리되었고 모든 정보가 한 면에 표시되며, 반응 정도까지 같이 나타날 수 있도록 하였다. 항목 번호는 GMFM과 동일하지만, 항목 제목은 공간을 절약하기 위해 단축화시켰다.

반응정도 옵션은 난이도에 따라 해당 항목 번호와 설명 옆에 수평으로 펼쳐져 있으며, 왼쪽은 가장 쉬운 점수('0')이고, 오른쪽은 가장 어려운 점수('3')이다. 이 도해는 각 항목별 점수(0, 1, 2, 3)에 대한 '예상 점수'의 위치를 보여준다. 예상 점수는 동일한 능력을 가진 많은 아동들을 대상으로 평가하였을 때, 그 항목의 평균(mean) 점수로서 예측된다. 예를 들어 난이도 순서에 따른 항목지도의 일부인 그림 7.7을 보면, 22번 항목에서 '2'는 GMFM-66 능력 점수 23점의 예상 점수임을 알 수 있다. 이 예상 점수는 우리가 23점의 GMFM-66 점수를 얻은 다수의 아동을 평가한다면, 그들의 항목 평균 점수는 2라는 것을 의미한다. 예상 점수에 대한 자세한 설명은 부록 1을 참조한다.

항목 순서에 따른 항목지도

문항반응 난이도를 보여주는 또 다른 방식은 "항목 순서에 따른 항목지도"이다. GMFM-66에 나열된 영역별 순서대로 항목이 제시된다. 그림 7.4와 7.6은 콜린의 초기 평가와 재평가에 대한 항목지도를 보여준다. 항목 순서에 따른 항목지도는 GMFM에 나타나는 순서대로 수직(y)축에 GMFM 항목을 나열하며, 오른쪽 상단에서 눕기와 뒤집기 영역의 항목으로 시작되어, 왼쪽 하단의 걷기, 달리기 그리고 점프 영역의 항목으로 끝난다. 항목 내 반응 단계 난이도와 간격은 난이도 순서(그림 7.3, 그림 7.5)에 따른 항목지도에서 바뀌지 않았다. 수평(x)축은 0부터 100까지 범위의 가능한 GMFM-66 점수를 보여준다. 다시 콜린의 점수는 수직 실선으로 나타나고, 점선은 95% 신뢰 구간을 표시한다.

콜린은 초기평가에서 눕기와 뒤집기 영역의 모든 항목을 수행할 수 있고, 앉기 영역과 네발기기와 무릎서기 영역에서 다양한 점수를 획득하였고, 이제 막 잡고 서기를 시작했으며, 걷기와 달리기 그리고 점프 영역의 어떠한 항목도 시도할 수 없음을 알 수 있다. 같은 영역 내 항목들이 함께 나열되기 때문에 서로 다른 각 영역(예: "앉기") 내에서 아동이 무엇을 성취하는지 더 쉽게 볼 수 있다. 그러나 항목의 난이도에 따른 순서대로 배열되지 않기 때문에 전 영역에서 어떤 기술이 출현하게 될지 뚜렷하게 인식하기 어려울 수 있다.

이 두 도해의 유일한 차이점은 수직축에 표시되는 항목의 순서이다. GMFM-66 각 항목의 난이도는 항목 순서로 나타내든, 난이도 순서로 나타내든 동일하다. 동일 항목 내의 반응 단계와 동작의 난이도도 마찬가지이다.

GMFM 항목 내의 '0', '1', '2', '3'점의 점수 난이도는 GMFM 항목 번호, 제목과 같은 줄에 표시된다. 어떤 한 항목에서 자로 줄을 그어 본다면, 숫자(0, 1, 2, 3)의 간격이 얼마나 떨어져 있는가에 따라 그 항목 안에서 수준을 한 단계 높이는 것이 얼마나 어려운지 알 수 있다. 예를 들어 71번 항목 "선 자세: 뒤로 10걸음 걷는다"의 경우, 반응 단계는 상당히 서로 가깝고 간격도 균일하여 '1'(뒤로 3걸음 미만 걷는다)에서 '2'(뒤로 3~9걸음 걷는다)로 이동하거나, '2'에서 '3'(뒤로 10걸음 걷는다)으로 이동하는 난이도가 대략 비슷하다는 것을 나타낸다. 이것은 80번 항목 "선 자세: 30cm 높이로 양발 동시에 제자리에서 점프한다"와 비교할 수 있다. 반응 단계가 난이도의 연속선을 따라 훨씬 넓게 펼쳐져 있어, '1'(5cm 미만 높이로 양발 동시에 제자리에서 점프한다)에서 '3'(30cm 높이로 양발 동시에 제자리에서 점프한다)까지 가기 위한 난이도의 정도가 71번 항목의 '1'(뒤로 3걸음 미만 걷는다)에서 '3'(뒤로 10걸음 걷는다)으로 이동하는 것보다 훨씬 크다는 것을 보여준다. 또한 80번 항목의 반응 단계 사이의 거리는 '1'과 '2' 사이가 '2'와 '3' 사이보다 작아서 '1'에서 '2'로 진행하기가 더 쉽다는 것을 나타낸다.

수직의 실선(41점이 조금 초과된) 위로 나타나는 개별적인 반응 단계 점수(0, 1, 2 또는 3)는 콜린의 GMFM-66 총점을 토대로 95% 신뢰구간에서 받게 될 예상 점수를 나타낸다. 선의 왼쪽 점수는 콜린이 성취할 수 있었다고 여겨지는 항목들이고, 선의 오른쪽 점수는 GMFCS 3단계 아동의 능력 범위 내에 있을 경우, 앞으로 성취할 수 있다고 예상되는 항목들이다. 모니터에서 빨간색 원으로 표시된 점수(컬러 프린터를 사용할 경우, 출력물에 빨간색으로 표시됨)는 각 항목에 대한 콜린의 실제 점수이다. 난이도 순서에 따른 항목 지도(그림 7.3)를 봄으로써, 콜린의 현재 기능수준과 이후에 출현할 운동기술이 무엇인지 분명히 알 수 있다. 콜린에게는 오른쪽 선에 가까운 항목의 점수 취득은 오른쪽 선에서 멀리 떨어진 항목 점수보다 상대적으로 쉽고 현실적일 것이다. 이런 정보는 어떤 기술이 출현할 가능성이 있는지 인식하고 장려하고 항목 내 변화에 대한 기대를 부모와 치료사에게 알려주어서 치료 계획을 세우는데 도움이 될 수 있다.

콜린은 GMFM-66 총점 41.6으로 표시된 선의 왼쪽과 오른쪽에서 모두 점수의 변동성이 있지만, 예상 밖의 점수는 없다. 만약 콜린이 10번 항목(엎드려 누운 자세: 머리를 똑바로 든다)에서 3점 미만을 획득했다면, 이것은 GMFM-66에서 가장 쉬운 항목 중 하나이기 때문에 이 항목을 더 자세히 보는 것이 중요할 것이다. 콜린의 GMFM-66 총점에 근거해 볼 때, 콜린이 이 항목을 쉽게 달성할 수 있을 것으로 예측된다. 난이도가 증가함에 따라 콜린은 65번 항목부터 일관되게 0점을 받기 시작하고, 나머지 더 어려운 항목에서 계속 0을 기록한다(45번 항목과 35번 항목에서 1점을 받은 것은 제외). 난이도 순서에 따른 항목지도에서는 콜린이 GMFM의 각 영역에서 어떻게 수행했는지 보여주지 않는다. 이를 위해 항목순서에 따른 항목지도(그림 7.4)를 보면, 항목들에 어떤 패턴이 있는지 알 수 있다.

콜린의 치료사는 항목지도를 사용하여 부모님에게 콜린의 기능수준에서 기대되는 네발기기와 무릎서기 기술을 얼마나 획득했는지와 콜린의 GMFM-66 점수 위치의 왼쪽에 있지만, 아직 성취하지 못한 몇 가지 항목(동적인 앉기 항목)이 있음을 보여주었다. 이는 콜린이 걷기 전에 어떤 기술을 습득하는 것이 현실적인 것인가를 시사했다.

콜린의 부모와 치료사들은 그녀가 네발기기에서 상당히 성공했다는 것을 깨닫고, 발 받침대 없이 앉기나 앉아서 왼팔 뻗기와 같은 동적인 앉기 능력을 다듬는 것에 대해 논의했다. 또한 이제 붙잡고 걷기와 같은 초기 보행 기술을 장려하기 시작할 때라고 결정했다.

부록 9(표 A9.3 및 A9.4)를 참조하여 GMFM-88 점수와 함께 대동작운동 능력이 유사한 콜린의 연령대와 같은 다른 아동의 점수에 기초해서 6~12개월 구간 동안 어떤 변화가 예상될지를 살펴볼 수 있다. 표 A9.3에 의하면, GMFCS 3단계에 해당하는 2~4세 사이의 아동은 6개월 동안 GMFM-66 점수가 평균 2.4점 향상되었으며, 콜린의 점수는 평균 점수보다 약간 높았다.

시간의 경과에 따른 아동의 점수 변화를 볼 때, 신뢰 구간은 점수의 변화가 우연에 의한 것이 아닌 유의한 변화임을 판단하는데 유용하다. 점수에 변화가 있었다 해도, 두 점수의 신뢰 구간이 겹친다면, 아동의 점수 변화는 실제 기능 변화가 아닌, 측정 변이 또는 오류에 기인한 것일 수 있다(예: 아동의 그날그날의 행동과 연관된 변이).

GMFM-88과 GMFM-66 점수 비교

콜린의 GMFM-88 점수는 GMFM-66 점수보다 변화에 더 많이 반응하는 것처럼 보인다. GMFM-88을 이용한 콜린의 점수 변화는 11%였지만, GMFM-66을 이용하면 점수 변화는 3.4점에 불과했다. 그러나 보다 중요한 것은 겹치는 신뢰 구간 때문에 그 변화가 측정 오차에서 기인한 것 이상인지 확신할 수 없다는 사실이다.

GMFM-88과 GMFM-66의 점수를 비교하는 것은 적절하지 않다. GMFM-66 점수의 변경 단위가 단순히 백분율 변화가 아닌 '간격'이라는 점을 인식하면, 변화를 다르게 볼 수 있다. GMFM-88은 수행된 총 항목의 퍼센트로 점수를 매기지만, GMFM-66은 0에서 100까지의 로그-선형 특성을 가진 로짓 척도로 변환된다. 따라서 두 척도의 끝점이 동일하더라도 단위는 매우 다르다. 이는 누적도수분포곡선(그림 2.1 참조)에 나타나 있다.

GMFM-88과 GMFM-66의 점수(그리고 그에 따른 점수 변화)는 수적으로 매우 다를 수 있다. 왜 그러한 차이가 발생하는지, 그리고 이것이 GMFM-66의 해석에 어떤 의미가 있는지 살펴보는 것이 중요하다. 콜린의 첫 번째 평가에서, GMFM-88의 총점은 32%였다. 6개월 후 콜린은 43%로 향상되었다. GMFM-88 점수의 11% 향상은 원점수 82점에서 107점으로의 증가(총 25점의 항목 점수 증가)를 의미한다. 콜린은 "네발기기와 무릎서기" 영역에서 대부분의 향상을 보였는데, 특히 엎드린 동작에 중요하다고 생각되는 네발기기 기술(41번, 43~46번 항목)의 향상을 보였다. 그 영역에서 콜린의 원점수는 15점에서 25점으로 변화를 나타냈다. 또한 앉기 영역에서도 원점수 33점에서 39점으로 점수가 높아졌다. 항목 검토에 따르면, 콜린의 앉기가 더 안정화되었고(예: 21, 22, 32번 항목), 벤치나 의자에 앉기와 관련된 항목(28, 29, 35~37번 항목)에서도 향상이 있었음이 관찰되었다. 하지만 콜린은 첫 번째 평가와 두 번째 평가 모두에서 몇 가지 항목을 시도하기를 거부해서 점수에 손해를 보았다. GMFM-88에서는 점수 변화가 무엇을 '의미'하는 것이 명확하지 않다는 것이 문제이다. 이 부분에서 GMFM-66 분석이 특히 도움이 되는데, 콜린의 항목 점수를 GMAE-2로 변환하면, 첫 번째 GMFM-66 점수는 41.6점, 두 번째 점수는 45.0점이었다.

GMFM-88과 GMFM-66의 채점 방식의 차이는 두 척도에서 6개월 동안의 점수 변화가 왜 그렇게 차이를 보이는지 설명한다. 변화가 발생하는 세 가지 구성 요소는 (1) 제거되어 GMFM-66에서 더 이상 점수가 매겨지지 않는 22개 항목에서의 점수 변화; (2) GMFM-66에서 거부되거나 시험되지 않는 항목에서의 점수; (3) 두 척도에서 공통적인 점수 변화이다. 이 문제들은 아래에 상세히 기술되어 있다.

(1) 제거된 22개 항목의 항목 점수의 원점수 변화는 7이었고, 이는 증가된 항목 점수 11점과 감소된 항목 점수 4점에 의한 결과였다. 이러한 변화는 "잡 영향(noisy)"에 해당하는 항목(즉, 대동작기능의 기본특성에 신뢰성 있게 기여하지 않는 항목)에서 측정되었으며, 따라서 GMFM-66의 점수를 계산할 때 고려되지 않는다. GMFM-88에 나타난 변화의 3.5%가 위와 같은 변화 때문에 발생하였다.

(2) GMFM-66에서 달라지는 두 번째 변경 요소는 거부되거나 시험되지 않는 항목이다. 그림 7.8은 콜린의 2세 3개월 때의 재평가에서 GMFM-66의 점수표가 어떻게 완성될 것인지를 보여준다. 콜린이 시도하기를 거부한 항목은 현재 "평가 못함"(NT)으로 표시되어 있다. '거부' 또는 '미시도' 항목은 GMFM-88에서 0으로 점수가 매겨지지만, NT 정보는 GMAE 프로그램에서 해당 항목에 대한 예상 점수를 추정하여 GMFM-66 점수의 계산에 사용할 수 있다.

항목 거부에 따른 순변동 점수는 1점이다(1차 평가에서 거부한 항목들로부터 5점, 재평가에서 거부한 항목들로부터 4점을 잃었다). GMFM-66에서는 콜린이 거절한 항목에 대해 감점하지 않는다.

(3) GMFM-66에 남아 있는 66개 항목으로 점수를 측정하면, GMFM-88에서 측정한 17점(8.5%)의 점수 변화가 있지만, 여전히 GMFM-66에서는 3.4점만 변화한다. 이러한 차이에 대한 설명은 부록 2에 나타난 항목 단계 난이도의 도식에서 확인할 수 있다.

콜린의 GMFM-66 정보(그림 7.3~7.6)를 보면, 콜린은 초기 평가에서 가구를 잡고 서 있는 자세를 유지할 수 없었다(GMFM 53번 항목에서 '0'점의 점수를 받음). 재평가에서 콜린은 한 손으로 잡고 3초 이상 서 있을 수 있었다(GMFM 53번 항목에서 '2'점 득점). 이 항목(53번)의 반응 단계는 간격이 넓게 퍼져 있으므로, 아동이 '0'점에서 '2'점으로 가기 위해서는 전체 대동작능력에서 비교적 큰 변화가 필요하다. 한편 초기 평가의 44번 항목에서 콜린은 네발기기를 시작했지만, '1'점에 해당하는 60cm 이상은 갈 수 없었다. 그에 비해 재평가 때는 1.8m를 기어갈 수 있었다. 44번 항목의 항목지도 간격을 보면, 아동이 양손으로 가구를 잡고 서기에서부터 혼자서 서기로 진행하는 것보다 일단 기기 시작하면, 한번에 1.8m를 기어가는 것이 더 쉽다는 것을 알 수 있다. GMFM-88 점수는 이 두 항목에 2점 변화로 똑같은 가중치를 부여하지만, 항목지도를 통하여 판단하면 44번 항목에서 2점을 올리는 것보다 53번 항목에서 2점을 올리는 것이 더 어렵다는 것이 분명하다.

콜린이 향상된 부분의 상당수는 비슷한 난이도의 새로운 기술의 습득이나 기존 기술의 작은 향상의 결과물이다. 이러한 유형의 향상은 도해에서 볼 수 있는 것처럼, 일반적으로 항목이 밀집되어 있는 중간수준에서 많은 운동 기술이 동시에 출현할 때 나타난다. 비슷한 난이도를 갖는 여러 항목에서의 기능적 향상은 GMFM-88의 점수를 "부풀릴" 수 있는데, 이는 아동이 유사한 난이도를 갖는 여러 활동을 통하여 점수를 얻기가 쉬워서 발생하는 것이다. 그러나 GMFM-66의 대동작 발달 스펙트럼에서는 거의 동시에 이러한 활동이 나타나기 때문에 모든 변화를 단순히 누적시키는 GMFM-88 점수 변화에 비해 점수의 변화가 상대적으로 적다. 이 예에서, 콜린은 네발기기 자세를 완전히 취할 수 있고, 이 자세에서 손을 뻗고 네발로 길 수 있다. 네발기기 자세를 유지하는 능력이 향상됨으로써, 네 개의 항목(항목 41, 43, 44, 46)의 점수도 향상되었다. 이러한 항목들 덕분에 콜린은 중요한 동작을 획득하였지만, GMFM-66에 의해 측정된 대동작 난이도의 연속선 상에서는 크게 진전되지 않고 있다.

GMFM-66 점수 해석에 대한 자세한 임상의 예는 부록 11과 12를 참조한다.

사례요약 화면

사례요약 화면에는 아동의 정보(이름, 성별, 생년월일, 진단명, GMFCS 수준)와 아동의 GMFM-66 점수의 도표(plot)를 보여준다. 여러 번의 평가 결과를 입력하면, 모든 결과를 동일한 그래프에 표시할 수 있다(그림 7.9). 함께 보여지는 표에서는 다음과 같은 각 평가의 정보도 볼 수 있다; 평가 날짜, 각 평가 시 연령, GMFM-66 점수, 평가 유형(예: 항목 세트 2); 표준오차; 95% 신뢰 구간의 하계 및 상계; 평가 항목 수, GMFCS 수준; 평가를 담당한 치료사의 이름, 이전 평가와 비교한 점수 변화.

콜린의 부모는 콜린이 GMFCS 3단계에서 활동하는 다른 또래 아동들과 비교했을 때, 대동작발달이 어느 정도인지 궁금했다. 또한 주거 환경 선택을 고민하면서 콜린이 몇 년 동안 성취할 것이라고 예상할 수 있는 대동작기술이 어느 정도일지 알고 싶어 했다.

Ontario Motor Growth Study(부록 13)를 통해 수집된 데이터로부터 5개의 운동 발달 곡선이 만들어졌다. 곡선은 각 GMFCS 단계에 대해 2세에서 12세 사이의 GMFM−66 점수의 평균 변화 패턴을 보여준다.

곡선은 3, 5, 10, 25, 50, 75, 90, 95, 97 백분위(부록 13)를 표시하는 횡단 기준 곡선에 GMFM−66 점수를 표시하여 만들어졌다. 이 곡선은 시간의 경과에 따른 점수를 유사한 GMFCS 수준과 연령의 아동들과의 상대적 측면에서 비교할 수 있도록 해준다.

콜린이 2세 3개월에 받은 GMFM−66 점수는 25에서 50 백분위 사이에 있었다. GMFM 3단계에 대한 그래프를 보면, 콜린은 약 6~7세까지 지속적인 운동기능 향상을 보일 것으로 예상되지만, 그 후 콜린의 대동작능력은 정체기를 맞고 심지어 수년에 걸쳐 약간 감소했을 수 있다는 것을 보여준다(그림 7.10).

6세에서 12세 사이의 GMFCS 3단계 아동을 위한 예상 기능 수준은 보행 보조장치를 사용하여 걸을 수 있고, 난간을 잡고 계단을 오를 수 있는 정도였다. 지역사회 내에서 이동은 휠체어를 사용할 수 있었다. 이러한 준비는 콜린의 부모님과 공유되었다. 콜린의 부모님들은 처음에는 낙담했지만, 이 정보를 바탕으로 새집에 필요한 최적의 디자인과 환경을 결정하고, 콜린의 학교와 가족용 차량을 선택하였다. 뿐만 아니라 적절한 치료적 중재와 보행, 체력, 기능 및 놀이의 상대적 중요성에 대해 가족과 논의할 수 있었다.

8살 때, 콜린은 학교에 가기 위해 보행기를 이용한 보행과 자기 관리 기술에 대한 치료 과정이 매우 바빴기 때문에 여러 해 동안 GMFM 평가를 받지 못했다. 특정 기능을 추적하기 위해 GMFM의 몇 가지 항목들에 대해서만 측정을 진행했지만, 콜린의 치료사는 이러한 평가법 사용에 대한 심리측정적 검증이 없었음을 깨달았다. 콜린은 친구들을 따라잡고 피로를 예방하기 위해 지역사회 이동수단으로 수동 휠체어를 사용하기 시작했다. 콜린의 부모님은 콜린의 대동작기능이 잠재적 고점에 도달했는지 궁금해하였다. 콜린은 자신의 현재 기능 수준보다 훨씬 낮은 기술을 포함하는 긴 평가에 참여하고 싶지 않아했다. 콜린의 치료사는 콜린의 대동작능력에 대한 최선의 추정치를 얻기 위해 최소한의 항목 수를 관리하는 효율적인 프로그램을 원했다.

몇 개의 항목을 검사해야 하는가?

GMFM−66은 GMAE−2가 "평가 못함" 항목을 추정하고 아동의 능력을 계산해 주기 때문에 66개 항목 중 추출 표본 항목만 사용하여 아동의 점수 추정치를 구할 수 있다는 장점이 있다.

컴퓨터 모의시험을 통해 100번 중 95번 아동의 실제 능력을 추정하는 데, 필요한 절대 극소값은 13개 항목으로 결정되었다. 그러나 실제 점수와 추정 점수의 일치도는 평가 항목의 수가 증가함에 따라 증가한다. 더욱이 이 모의시험은 실증적으로 검증되지 않았다. 따라서 가능하면 모든 항목을 평가하는 것이 좋다.

시간내에 수행할 수 있는 항목의 수가 제한되어 있는 경우, 어떤 항목을 선택해야 하는가?

시간, 주의력 또는 평가 참여 동기력이 제한될 경우에 0, 1, 2, 3의 점수 중 아동의 현재 능력 수준 근처에서의 항목들을 평가하는 것이 중요하다. 예를 들어, 아동이 평가 대상 항목에 대해 모두 0점 또는 3점을 받는다면, 아동의 능력과 한계에 대한 충분한 정보를 얻을 수 없다. 평가 항목에는 아동이 어느 정도 성공을 거둔 항목('1'~'3'의 점수)과 아직 할 수 없는 항목('0'의 점수)이 모두 포함되어야 한다. 항목이 아동의 기능 범위를 모두 포함하고 있어야만 대동작기능의 연속선상에서 어디에 위치하는지를 보다 더 정확하게 알 수 있다.

GMFM-66의 축약된 버전에는 두 가지가 있다. 이는 아동, 가족 및 치료사의 평가 부담을 줄이고 평가 항목을 가장 잘 선택할 수 있도록 한다(5장 참조). 항목 세트(GMFM-66-IS) 접근방식은 세 가지 결정 항목이 있는 점수 알고리즘을 사용하여 네 가지 항목 세트 중 아동을 평가할 때, 가장 적합한 항목 세트를 결정한다.

기저 & 상한 방법(GMFM-66-B & C)에서는 GMFCS E & R 단계 및 연령을 기초로 평가를 시작할 가장 좋은 항목을 결정한다. 연속 3개 항목(난이도 순서 기준)을 3점으로 할 때, 기저 단계를 설정한다. 난이도의 순서에 따라 순차적으로 평가가 진행되어 3개 연속 항목이 '0'으로 점수가 매겨지면 상한이 설정된다. 최소 15개의 항목으로 점수를 매겨야 한다. 15개 항목이 0, 1, 2 또는 3으로 매겨지지 않을 경우, 동일한 수의 항목을 기저 점수 위와 아래에 포함해야 하며, 홀수일 경우 15개 항목을 평가할 때까지 더 큰 난이도의 추가 항목이 포함되어야 한다.

콜린의 치료사는 GMFM-66-IS를 이용하여 GMFM-66을 시행했다. 콜린은 67번 항목(양손으로 치료사를 잡고 선 자세: 앞으로 10걸음 걷는다)에서 '3'점을 받았고, 85번 항목(한 손으로 난간 잡고 선 자세: 한 손으로 난간을 잡고, 발을 번갈아 움직이며 4계단 내려간다)에서 0점을 받았다. 따라서 39개 항목이 있는 항목 세트 3을 적용하

였다. 콜린은 54.9점(SE 1.2, 95% CI 52.5~57.3)을 기록했다(그림 7.11). GMFM-66-B&C를 사용했다면, 평가는 65번 항목(양손으로 큰 벤치 잡고 선 자세: 오른쪽 옆으로 5발짝 간다)에서 시작했을 것이다. 콜린은 이것과 다음 두 항목에서 '3'점을 얻었을 것이다. 콜린은 3개 항목(69, 70, 72번 항목)이 연속으로 0점이 될 때까지 20 항목에 대해 평가를 계속 받았을 것이고, GMFM-66-B&C 점수는 54.4점(SE 1.2, 95% CI 50.2-56.8)이었을 것이다(그림 7.12).

2년 후에 GMFM-66을 재평가하였다. 일관성을 위해 GMFM-66-IS을 사용하였다. 이번에는 콜린이 67번 항목에서 '3'점을, 85번 항목에서 '1'점을 기록했기 때문에 다시 3번 항목 세트를 사용했다. 이번에 콜린은 60.6점을 받았다(SE 1.2, 95% CI 58.1~63.3). 콜린의 GMFM-66-B&C 점수는 60.9점일 것이다(SE 1.3, 95% CI 58.4~63.4).

콜린이 12살이었을 때, 콜린과 치료사는 두 가지 종류의 보조기가 콜린의 대동작 기능에 미치는 영향을 평가하고자 했다. GMFM-66은 신발, 보조기 또는 보행 보조 도구와 함께 사용할 수 있는지 검증되지 않았다. 모든 연구는 보조기나 신발을 착용하지 않고 진행되어 왔다. 보조기는 D 영역(서기)과 E 영역(걷기, 달리기 그리고 점프)에 영향을 미칠 가능성이 있었다. 따라서 이 두 영역에 대해 보조기와 신발을 착용한 상태와 착용하지 않은 상태에서 각각 평가되었다.

	맨발	신발과 보조기-A	신발과 보조기-B
D 영역(%)	69.2	76.9	79.5
E 영역(%)	19.4	26.4	27.8

신발과 보조기를 착용하였을 때 점수가 증가했다. 이러한 변화가 의미있는지 결정하기 위해 구간척도 속성의 장점을 갖는 GMFM-66을 적용할 수 없었으나, 아무것도 착용하지 않은 상태에서 평가한 영역 D와 E 항목 점수를 GMAE-2에 입력하여 GMFM-66 점수를 추정해 보았다. GMFM-66 점수는 58.1점(95% CI 55.8, 60.4점)이었다. 연구나 등록을 위해서라면 항목 세트 버전을 D와 E 영역 평가로 바꾸는 것은 적절하지 않았을 것이다. 콜린의 시간 경과에 따른 GMFM-66 점수는 그림 7.10에 나와 있다.

요약

GMFM은 계속 진행 중인 작업이다. 1980년대 후반에 처음 개발된 GMFM은 첨단 분석 기법(라쉬 분석)을 적용, 경제적이면서 짧은 평가도구의 개발에 대한 사용자의 요구에 부응하여 계속 진화하고 있다. 이 장에서 예로 든 바와 같이, 현재 뇌성마비를 가진 아동과 청소년들의 대동작기능은 네 가지 방법으로 평가한다. GMFM-88은 대동작기능에 대한 상세한 설명을 제공하며, 특히 어린 아동과 제한적인 운동 능력을 가진 아동들의 기능을 기술하는 데 유용하다. GMFM-66은 구간수준 측정으로 항목의 상대적인 난이도와 개별 항목내에서 항목의 성취와 관련된 '단계'에 대한 정보를 제공한다. 마지막으로, 제5장에서 상세히 기술한 바와 같이, 두 가지 축약 형태(항목 세트법과 기저 & 상한법)는 사용자가 더 적은 항목으로 아동의 전체 GMFM-66 점수에 대해 합리적으로 정확한 추정치를 얻을 수 있도록 한다.

본 장에서는 이러한 네 가지 접근법이 한 시점과 시간에 걸쳐 아동을 평가하는 데 어떻게 도움이 될 수 있는지를 사례를 통해 살펴보았다. 항상 그렇듯이 사용자는 GMFM의 이러한 버전 중 하나를 선택하기 전에 명확하고 구체적인 임상적 또는 연구적 질문을 염두에 두어야 하며, 데이터의 적용과 해석에서 일관성을 유지해야 한다. 특히 시간에 따른 변화를 추적하기 위해서는 서로 다른 평가법을 적용할 때 발생할 수 있는 오류 가능성을 최소화하기 위해 동일한 버전을 사용하는 것이 중요하다.

GMFM을 해석하고 점수 매기는 방법에 관심이 있다면, 부록 4, 11 및 12를 참조한다. 또 다른 예시가 Riddle과 Stratford (2013)의 교과서에 나와 있다.

마지막으로, 8장에서는 GMFM '챌린지 모듈(Challenge module)'을 통하여 상위 운동기술의 범위를 '확장'하고, 운동 기술을 뒷받침하는 운동의 '질' 영역에 대한 측정을 완료하기 위해 현재 개발 진행 중인 GMFM 이야기를 소개한다.

그림 7.1 콜린의 최초 GMFM-88 평가지, 1세 9개월

GMFM 평가지

아동의 성명: 콜린 (Collen) ID#: 01

평가일: 01/10/01 GMFCS 레벨[1]

☐ I ☐ II ☑ III ☐ IV ☐ V

생년월일: 00/01/01

교정생활연령: 1/9/0 평가자 이름: 치료사 메리

평가 환경(예: 장소, 옷차림, 시간, 참여한 사람):

체육관, 기저귀와 티셔츠, 오전 9시 30분, 엄마와 함께

GMFM은 표준화된 관찰도구로서, 뇌성마비 아동의 시간의 경과에 따른 대동작기능의 변화를 평가하기 위하여 고안 및 인증되었다. 점수기준은 일반적인 가이드라인이다. 그러나 대부분의 항목은 각 점수에 대한 특정 기준이 있다. 각 항목의 점수측정에는 반드시 가이드라인을 이용해야 한다.

점수 기준 0
0 = 동작을 시작하지 못한다.
1 = 동작을 시작한다.
2 = 동작을 부분적으로 완성한다.
3 = 동작을 완성한다.
9(또는 공란으로 남기는 경우) = 검사하지 않음(NT) [GMAE-2 점수체계를 위해 이용됨*]

만약 GMFM-66 Ability Estimator (GMAE) 소프트웨어를 사용하려면
점수 0점과 검사하지 않음(NT)를 구별하는 것이 중요하다.

*GMAE-2 소프트웨어는 GMFM 매뉴얼을 구입한 경우 www.cancild.ca로부터 다운로드 가능하다. GMFM-66은 뇌성마비를 가진 어린이에서만 유효하다.

연구 그룹 연락처:
CanChild Centre for Childhood Disability Research,
Institute for Applied Health Sciences,
McMaster University, 1400 Main St.W., Room 408,
Mamilton, ON, Canada L8S 1C7
Email: canchild@mcmaster.ca Website: www.canchild.ca

대한민국 연락처:
대한소아재활발달의학회
전화번호: 010-7225-1375, 031-780-6218
E-메일: kgmfm@daum.net/ksprm@hanmail.net
웹사이트: www.ksprm.or.kr

[1]GMFCS 레벨은 운동 기능의 심한 정도를 평가한다. GMFCS-E&R (extended & revised)의 정의는 Palisano et al. (2008). Developmental Medicine & Child Neurology. 50:744-750과 GMAE-2 소프트웨어에서 찾아볼 수 있다. (http://motorgrowth.canchild.ca/en/GMFCS/resources/GMFCS-ER.pdf).

해당 점수에 체크하시오: 만약 항목을 검사하지 않았을 때에는(NT), 제일 우측 줄의 항목 번호에 동그라미 하시오.

	항목	A: 눕기와 뒤집기(LYING & ROLLING)	점수				NT
	1.	바로 누운 자세: 머리를 중심선에: 팔 · 다리를 대칭으로 유지하며 머리를 돌린다	0☐	1☐	2☐	3☑	1.
*	2.	바로 누운 자세: 양손을 신체중심선으로 가져와서 양쪽 손가락을 서로 만지작거린다	0☐	1☐	2☐	3☑	2.
	3.	바로 누운 자세: 머리를 45° 들어올린다	0☑	1☐	2☐	3☐	3.
	4.	바로 누운 자세: 오른쪽 고관절과 무릎을 완전한 범위까지 굴곡한다	0☐	1☐	2☑	3☐	4.
	5.	바로 누운 자세: 왼쪽 고관절과 무릎을 완전한 범위까지 굴곡한다	0☐	1☐	2☑	3☐	5.
*	6.	바로 누운 자세: 오른팔을 뻗고, 오른손이 신체중심선을 넘어 장난감 쪽으로 간다	0☐	1☐	2☐	3☑	6.
*	7.	바로 누운 자세: 왼팔을 뻗고, 왼손이 신체중심선을 넘어 장난감 쪽으로 간다	0☐	1☐	2☐	3☑	7.
	8.	바로 누운 자세: 오른쪽으로 뒤집는다	0☐	1☐	2☐	3☑	8.
	9.	바로 누운 자세: 왼쪽으로 뒤집는다	0☐	1☐	2☑	3☐	9.
*	10.	엎드려 누운 자세: 머리를 바로 세워 든다	0☐	1☐	2☐	3☑	10.
	11.	전완으로 지지하고 엎드려 누운 자세: 머리를 바로 세워 들고, 팔꿈치는 펴고, 가슴을 들어 올린다	0☐	1☐	2☐	3☑	11.
	12.	전완으로 지지하고 엎드려 누운 자세: 오른쪽 전완으로 체중을 지지하고 왼팔을 앞으로 완전히 뻗는다	0☑	1☐	2☐	3☐	12.
	13.	전완으로 지지하고 엎드려 누운 자세: 왼쪽 전완으로 체중을 지지하고 오른팔을 앞으로 완전히 뻗는다	0☑	1☐	2☐	3☐	13.
	14.	엎드려 누운 자세: 오른쪽 방향으로 바로 누운 자세까지 되뒤집는다	0☑	1☐	2☐	3☐	14.
	15.	엎드려 누운 자세: 왼쪽 방향으로 바로 누운 자세까지 되뒤집는다	0☑	1☐	2☐	3☐	15.
	16.	엎드려 누운 자세: 팔 · 다리를 움직여 오른쪽으로 90°까지 몸의 방향을 돌린다(pivoting)	0☐	1☐	2☐	3☑	16.
	17.	엎드려 누운 자세: 팔 · 다리를 움직여 왼쪽으로 90°까지 몸의 방향을 돌린다(pivoting)	0☐	1☐	2☐	3☑	17.

A 영역 합계 33

	항목	B: 앉기(SITTING)	점수				NT
*	18.	바로 누운 자세에서 치료사가 아동의 양손을 잡은 상태: 머리를 가누며 스스로 몸을 당겨 앉는다	0☐	1☐	2☐	3☑	18.
	19.	바로 누운 자세: 오른쪽으로 돌면서 일어나 앉는다	0☑	1☐	2☐	3☐	19.
	20.	바로 누운 자세: 왼쪽으로 돌면서 일어나 앉는다	0☑	1☐	2☐	3☐	20.
*	21.	치료사가 흉곽을 지지하고 매트에 앉은 자세: 머리를 바로 세워 들고 3초 동안 유지한다	0☑	1☐	2☐	3☐	21.
*	22.	치료사가 흉곽을 지지하고 매트에 앉은 자세: 머리를 신체중심선에서 들고 10초 동안 유지한다	0☑	1☐	2☐	3☐	22.
*	23.	팔(양팔)로 지탱하고 매트에 앉은 자세: 5초 동안 유지한다	0☐	1☐	2☐	3☑	23.
*	24.	매트에 앉은 자세: 양팔을 자유롭게, 3초 동안 앉은 자세를 유지한다	0☐	1☐	2☐	3☑	24.
*	25.	작은 장난감을 앞에 두고 매트에 앉은 자세: 몸을 앞으로 기울여 장난감을 만지고, 팔로 지탱하지 않고 다시 몸통을 세워 앉는다	0☐	1☐	2☑	3☐	25.
*	26.	매트에 앉은 자세: 오른편 45° 뒤쪽에 있는 장난감을 만지고 다시 처음 자세로 앉는다	0☐	1☐	2☐	3☑	26.
*	27.	매트에 앉은 자세: 왼편 45° 뒤쪽에 있는 장난감을 만지고 다시 처음 자세로 앉는다	0☐	1☐	2☐	3☑	27.
	28.	오른쪽 옆으로 앉은 자세: 양팔을 자유롭게, 5초 동안 유지한다	0☐	1☐	2☑	3☐	28.
	29.	왼쪽 옆으로 앉은 자세: 양팔을 자유롭게, 5초 동안 유지한다	0☐	1☐	2☑	3☐	29.
*	30.	매트 위에 앉은 자세: 자세를 조절하며 엎드려 눕는다	0☐	1☑	2☐	3☐	30.
*	31.	매트 위에 양발을 앞으로 펴고 앉은 자세: 오른쪽으로 네발 자세를 취한다	0☐	1☐	2☐	3☑	31.
*	32.	매트 위에 양발을 앞으로 펴고 앉은 자세: 왼쪽으로 네발 자세를 취한다	0☑	1☐	2☐	3☐	32.
	33.	매트 위에 앉은 자세: 팔로 짚지 않고 90°까지 방향을 돌린다(pivoting)	0☐	1☐	2☑	3☐	33.
*	34.	벤치에 앉은 자세: 양팔과 발로 지탱하지 않고 10초 동안 유지한다	0☐	1☐	2☐	3☑	34.
*	35.	선 자세: 작은 벤치에 앉는다	0☐	1☑	2☐	3☐	35.
*	36.	바닥에서: 작은 벤치에 앉는다	0☐	1☑	2☐	3☐	36.
*	37.	바닥에서: 큰 벤치에 앉는다	0☐	1☑	2☐	3☐	37.

B 영역 합계 33

	항목	C: 네발기기와 무릎서기(CRAWLING AND KNEELING)	점수				NT
			0	1	2	3	
	38.	엎드린 자세: 앞으로 1.8m 배밀이한다	☐	☑	☐	☐	38.
*	39.	네발 자세: 양손과 양 무릎에 체중을 지지하고 10초 동안 유지한다	☐	☐	☐	☑	39.
*	40.	네발 자세: 양팔이 자유로운 상태로 앉는다	☐	☐	☑	☐	40.
*	41.	엎드린 자세: 네발 자세를 취하고, 양손과 양 무릎으로 체중을 지지한다	☐	☐	☑	☐	41.
*	42.	네발 자세: 오른팔을 앞으로 뻗고, 손을 어깨 높이 위로 든다	☐	☐	☐	☑	42.
*	43.	네발 자세: 왼팔을 앞으로 뻗고, 손을 어깨 높이 위로 든다	☐	☐	☑	☐	43.
*	44.	네발 자세: 네발 또는 모둠발로 기어서 앞으로 1.8m 간다	☐	☑	☐	☐	44.
*	45.	네발 자세: 앞으로 1.8m 교대로 네발기기 한다	☐	☑	☐	☐	45.
*	46.	네발 자세: 양손과 양 무릎/양발로 4계단 기어오른다	☑	☐	☐	☐	46.
	47.	네발 자세: 양손과 양 무릎/양발로 4계단 뒤로 기어서 내려간다	☑	☐	☐	☐	47.
*	48.	매트 위에 앉은 자세: 양팔을 이용해 무릎서기 자세를 취한 후, "양팔을 자유롭게" 자세를 10초 동안 유지한다	☑	☐	☐	☐	48.
	49.	무릎서기 자세: 양팔을 이용해 오른쪽 반무릎서기 자세를 취한 후, "양팔을 자유롭게" 자세를 10초 동안 유지한다	☑	☐	☐	☐	49.
	50.	무릎서기 자세: 양팔을 이용해 왼쪽 반무릎서기 자세를 취한 후, "양팔을 자유롭게" 자세를 10초 동안 유지한다	☑	☐	☐	☐	50.
*	51.	무릎서기 자세: 양팔을 자유롭게, 앞으로 10걸음 무릎걷기 한다	☑	☐	☐	☐	51.

C 영역 합계: 15

	항목	D: 서기(STANDING)	점수				NT
			0	1	2	3	
*	52.	바닥에서: 큰 벤치를 잡고 선다	☐	☑	☐	☐	52.
*	53.	선 자세: 양팔을 자유롭게, 3초 동안 서서 유지한다	☑	☐	☐	☐	53.
*	54.	선 자세: 한 손으로 큰 벤치를 잡고, 3초간 오른발을 든다	☑	☐	☐	☐	54.
*	55.	선 자세: 한 손으로 큰 벤치를 잡고, 3초간 왼발을 든다	☑	☐	☐	☐	55.
*	56.	선 자세: 양팔을 자유롭게, 20초 동안 서서 유지한다	☑	☐	☐	☐	56.
*	57.	선 자세: 양팔을 자유롭게, 왼발을 들고 10초 동안 선다	☑	☐	☐	☐	57.
*	58.	선 자세: 양팔을 자유롭게, 오른발을 들고 10초 동안 선다	☑	☐	☐	☐	58.
*	59.	작은 벤치에 앉은 자세: 팔을 사용하지 않고 일어선다	☑	☐	☐	☐	59.
*	60.	무릎서기 자세: 팔을 사용하지 않고 오른쪽 반무릎서기 자세를 거쳐 일어선다	☑	☐	☐	☐	60.
*	61.	무릎서기 자세: 팔을 사용하지 않고 왼쪽 반무릎서기 자세를 거쳐 일어선다	☑	☐	☐	☐	61.
*	62.	선 자세: 양팔이 자유로운 상태로 자세를 조절하며 마룻바닥으로 내려 앉는다	☑	☐	☐	☐	62.
*	63.	선 자세: 양팔을 자유롭게, 쪼그려 앉는다	☑	☐	☐	☐	63.
*	64.	선 자세: 양팔을 자유롭게, 바닥에서 물건을 줍고 다시 일어선다	☑	☐	☐	☐	64.

D 영역 합계: 1

항목	E: 걷기, 달리기 그리고 점프(WALKING, RUNNING AND JUMPING)	점수				NT
* 65.	양손으로 큰 벤치 잡고 선 자세: 오른쪽 옆으로 5발짝 간다	0☑	1☐	2☐	3☐	65.
* 66.	양손으로 큰 벤치 잡고 선 자세: 왼쪽 옆으로 5발짝 간다	0☑	1☐	2☐	3☐	66.
* 67.	두 손을 잡고 선 자세: 앞으로 10걸음 걷는다	0☑	1☐	2☐	3☐	67.
* 68.	한 손을 잡고 선 자세: 앞으로 10걸음 걷는다	0☑	1☐	2☐	3☐	68.
* 69.	선 자세: 앞으로 10걸음 걷는다	0☑	1☐	2☐	3☐	69.
* 70.	선 자세: 앞으로 10걸음 걷고 멈춘 다음, 180° 돌아서 되돌아온다	0☑	1☐	2☐	3☐	70.
* 71.	선 자세: 뒤로 10걸음 걷는다	0☑	1☐	2☐	3☐	71.
* 72.	선 자세: 양손으로 큰 물건을 들고, 앞으로 10걸음 걷는다	0☑	1☐	2☐	3☐	72.
* 73.	선 자세: 20cm 폭의 평행선 사이에서 앞으로 10걸음을 연속하여 걷는다	0☑	1☐	2☐	3☐	73.
* 74.	선 자세: 2cm 폭의 일직선 위에서 앞으로 10걸음을 연속하여 걷는다	0☑	1☐	2☐	3☐	74.
* 75.	선 자세: 오른발로 무릎 높이의 막대를 넘는다	0☑	1☐	2☐	3☐	75.
* 76.	선 자세: 왼발로 무릎 높이의 막대를 넘는다	0☑	1☐	2☐	3☐	76.
* 77.	선 자세: 4.5m 달리고, 멈춘 다음 되돌아온다	0☑	1☐	2☐	3☐	77.
* 78.	선 자세: 오른발로 공을 찬다	0☑	1☐	2☐	3☐	78.
* 79.	선 자세: 왼발로 공을 찬다	0☑	1☐	2☐	3☐	79.
* 80.	선 자세: 30cm 높이로 양발 동시에 제자리에서 점프한다	0☑	1☐	2☐	3☐	80.
* 81.	선 자세: 30cm 앞으로 양발 동시에 점프한다	0☑	1☐	2☐	3☐	81.
* 82.	선 자세: 60cm 원 안에서 오른발로 10회 깡충 뛴다	0☑	1☐	2☐	3☐	82.
* 83.	선 자세: 60cm 원 안에서 왼발로 10회 깡충 뛴다	0☑	1☐	2☐	3☐	83.
* 84.	한쪽으로 난간 잡고 선 자세: 한쪽으로 난간을 잡고, 발을 번갈아 움직이며 4계단 올라간다	0☑	1☐	2☐	3☐	84.
* 85.	한쪽으로 난간 잡고 선 자세: 한쪽으로 난간을 잡고, 발을 번갈아 움직이며 4계단 내려간다	0☑	1☐	2☐	3☐	85.
* 86.	선 자세: 양발을 번갈아 움직이며 4계단 올라간다	0☑	1☐	2☐	3☐	86.
* 87.	선 자세: 양발을 번갈아 움직이며 4계단 내려간다	0☑	1☐	2☐	3☐	87.
* 88.	15cm 높이의 계단 위에 선 자세: 양발로 동시에 아래로 뛰어내린다	0☑	1☐	2☐	3☐	88.

E 영역 합계 | 0 |

평가 시의 수행능력이 아이의 평소 수행능력과 같았나요? 예 ☑ 아니요 ☐

비고:

평가 거부 항목 12-15, 22, 21, 46, 47

GMFM-88 요약 점수

영역	영역의 %점수 계산				목표 영역 (√로 표시)
A. 눕기와 뒤집기	A영역의 총점 / 51	= 33 / 51	×100	65 %	A. ☐
B. 앉기	B영역의 총점 / 60	= 33 / 60	×100	55 %	B. ☐
C. 네발기기와 무릎서기	C영역의 총점 / 42	= 15 / 42	×100	36 %	C. ☐
D. 서기	D영역의 총점 / 39	= 1 / 39	×100	3 %	D. ☐
E. 걷기, 달리기 그리고 점프	E영역의 총점 / 72	= 0 / 72	×100	0 %	E. ☐

총점 = (%A + %B + %C + %D + %E) / 영역의 수

= (65 + 55 + 36 + 3 + 0) / 5 = 159 / 5 = 32 %

목표 총점 = 각 목표 영역의 % 점수의 합 / 목표 영역의 수

= (36 + 3) / 2 19.5 %

GMFM-66 대동작 능력 예상 점수[1]

GMFM-66 점수 = ______ ______ to ______ 신뢰구간 95%

이전 GMFM-66 점수 = ______ ______ to ______ 신뢰구간 95%

GMFM-66의 변화 = ______

1 GMAE-2 소프트웨어 참고

보조도구/보조기를 신고 GMFM-88의 평가

보조도구/보조기가 사용된 곳과 그것이 처음으로 적용된 범위에 체크(√)하시오(한 개 이상을 체크할 수 있다).

보조도구	영역		보조기	영역	
Rollator/pusher(보행보조기)	☐	______	Hip Control(고관절 조절)	☐	______
Walker(보조기)	☐	______	Knee Control(슬관절 조절)	☐	______
H Frame crutches(H자 목발)	☐	______	Ankle-foot Control(발목-발 조절)	☐	______
Crutches(목발)	☐	______	Foot Control(발목 조절)	☐	______
Quad Cane(네발지팡이)	☐	______	Shoes(신발)	☐	______
Cane(지팡이)	☐	______	None(없음)	☐	______
None(없음)	☐	______	Other(기타)	☐	______
Other(기타)	☐	______	______________ (상술하시오)		
______________ (상술하시오)					

보조도구/보조기 착용 시 GMFM-88의 총점

영역	영역의 %점수 계산				목표 영역 (√로 표시)
F. 눕기와 뒤집기	A영역의 총점 / 51	= ____ / 51	×100	______ %	A. ☐
G. 앉기	B영역의 총점 / 60	= ____ / 60	×100	______ %	B. ☐
H. 네발기기와 무릎서기	C영역의 총점 / 42	= ____ / 42	×100	______ %	C. ☐
I. 서기	D영역의 총점 / 39	= ____ / 39	×100	______ %	D. ☐
J. 걷기, 달리기 그리고 점프	E영역의 총점 / 72	= ____ / 72	×100	______ %	E. ☐

총점 = (%A + %B + %C + %D + %E) / 영역의 수

= ______ / 5 = ______ = ______ %

목표 총점 = 각 목표 영역의 % 점수의 합 / 목표 영역의 수

= ______ ______ %

그림 7.2 콜린의 2세 3개월에서의 추적 GMFM-88 평가지

GMFM 평가지(GMFM-88과 GMFM-66)

아동의 성명: 콜린 (Collen) ID#: 01

평가일: 02/04/02 GMFCS 레벨[1]

생년월일: 00/01/01 □ I □ II ☑ III □ IV □ V

교정생활연령: 2/3/01 평가자 이름: 치료사 메리

평가 환경(예: 장소, 옷차림, 시간, 참여한 사람):

체육관, 기저귀와 티셔츠, 오전 9시 30분, 엄마와 함께

GMFM은 표준화된 관찰도구로서, 뇌성마비 아동의 시간의 경과에 따른 대동작기능의 변화를 평가하기 위하여 고안 및 인증되었다. 점수기준은 일반적인 가이드라인이다. 그러나 대부분의 항목은 각 점수에 대한 특정 기준이 있다. 각 항목의 점수측정에는 반드시 가이드라인을 이용해야 한다.

점수 기준 0

0 = 동작을 시작하지 못한다.
1 = 동작을 시작한다.
2 = 동작을 부분적으로 완성한다.
3 = 동작을 완성한다.
9(또는 공란으로 남기는 경우) = 검사하지 않음(NT) [GMAE-2 점수체계를 위해 이용됨*]

만약 GMFM-66 Ability Estimator (GMAE) 소프트웨어를 사용하려면 점수 0점과 검사하지 않음(NT)를 구별하는 것이 중요하다.

*GMAE-2 소프트웨어는 GMFM 매뉴얼을 구입한 경우 www.cancild.ca로부터 다운로드 가능하다. GMFM-66은 뇌성마비를 가진 어린이에서만 유효하다.

연구 그룹 연락처:
CanChild Centre for Childhood Disability Research,
Institute for Applied Health Sciences,
McMaster University, 1400 Main St.W., Room 408,
Mamilton, ON, Canada L8S 1C7
Email: canchild@mcmaster.ca Website: www.canchild.ca

대한민국 연락처:
대한소아재활발달의학회
전화번호: 010-7225-1375, 031-780-6218
E-메일: kgmfm@daum.net/ksprm@hanmail.net
웹사이트: www.ksprm.or.kr

[1]GMFCS 레벨은 운동 기능의 심한 정도를 평가한다. GMFCS-E&R (extended & revised)의 정의는 Palisano et al. (2008). Developmental Medicine & Child Neurology. 50:744-750과 GMAE-2 소프트웨어에서 찾아볼 수 있다. (http://motorgrowth.canchild.ca/en/GMFCS/resources/GMFCS-ER.pdf).

해당 점수에 체크하시오: 만약 항목을 검사하지 않았을 때에는(NT), 제일 우측 줄의 항목 번호에 동그라미 하시오.

항목	A: 눕기와 뒤집기(LYING & ROLLING)	점수 0	1	2	3	NT
1.	바로 누운 자세: 머리를 중심선에: 팔 · 다리를 대칭으로 유지하며 머리를 돌린다	☐	☐	☐	☑	1.
* 2.	바로 누운 자세: 양손을 신체중심선으로 가져와서 양쪽 손가락을 서로 만지작거린다	☐	☐	☐	☑	2.
3.	바로 누운 자세: 머리를 45° 들어올린다	☐	☐	☑	☐	3.
4.	바로 누운 자세: 오른쪽 고관절과 무릎을 완전한 범위까지 굴곡한다	☐	☐	☑	☐	4.
5.	바로 누운 자세: 왼쪽 고관절과 무릎을 완전한 범위까지 굴곡한다	☐	☐	☑	☐	5.
* 6.	바로 누운 자세: 오른팔을 뻗고, 오른손이 신체중심선을 넘어 장난감 쪽으로 간다	☐	☐	☐	☑	6.
* 7.	바로 누운 자세: 왼팔을 뻗고, 왼손이 신체중심선을 넘어 장난감 쪽으로 간다	☐	☐	☐	☑	7.
8.	바로 누운 자세: 오른쪽으로 뒤집는다	☐	☐	☐	☑	8.
9.	바로 누운 자세: 왼쪽으로 뒤집는다	☐	☐	☐	☑	9.
* 10.	엎드려 누운 자세: 머리를 바로 세워 든다	☐	☐	☐	☑	10.
11.	전완으로 지지하고 엎드려 누운 자세: 머리를 바로 세워 들고, 팔꿈치는 펴고, 가슴을 들어 올린다	☐	☐	☐	☑	11.
12.	전완으로 지지하고 엎드려 누운 자세: 오른쪽 전완으로 체중을 지지하고 왼팔을 앞으로 완전히 뻗는다	☐	☐	☑	☐	12.
13.	전완으로 지지하고 엎드려 누운 자세: 왼쪽 전완으로 체중을 지지하고 오른팔을 앞으로 완전히 뻗는다	☐	☐	☑	☐	13.
14.	엎드려 누운 자세: 오른쪽 방향으로 바로 누운 자세까지 되뒤집는다	☑	☐	☐	☐	14.
15.	엎드려 누운 자세: 왼쪽 방향으로 바로 누운 자세까지 되뒤집는다	☑	☐	☐	☐	15.
16.	엎드려 누운 자세: 팔 · 다리를 움직여 오른쪽으로 90°까지 몸의 방향을 돌린다(pivoting)	☐	☐	☐	☑	16.
17.	엎드려 누운 자세: 팔 · 다리를 움직여 왼쪽으로 90°까지 몸의 방향을 돌린다(pivoting)	☑	☐	☐	☐	17.

A 영역 합계 37

항목	B: 앉기(SITTING)	점수 0	1	2	3	NT
* 18.	바로 누운 자세에서 치료사가 아동의 양손을 잡은 상태: 머리를 가누며 스스로 몸을 당겨 앉는다	☐	☐	☐	☑	18.
19.	바로 누운 자세: 오른쪽으로 돌면서 일어나 앉는다	☑	☐	☐	☐	19.
20.	바로 누운 자세: 왼쪽으로 돌면서 일어나 앉는다	☑	☐	☐	☐	20.
* 21.	치료사가 흉곽을 지지하고 매트에 앉은 자세: 머리를 바로 세워 들고 3초 동안 유지한다	☐	☐	☐	☑	21.
* 22.	치료사가 흉곽을 지지하고 매트에 앉은 자세: 머리를 신체중심선에서 들고 10초 동안 유지한다	☐	☐	☑	☐	22.
* 23.	팔(양팔)로 지탱하고 매트에 앉은 자세: 5초 동안 유지한다	☐	☐	☐	☑	23.
* 24.	매트에 앉은 자세: 양팔을 자유롭게, 3초 동안 앉은 자세를 유지한다	☐	☐	☐	☑	24.
* 25.	작은 장난감을 앞에 두고 매트에 앉은 자세: 몸을 앞으로 기울여 장난감을 만지고, 팔로 지탱하지 않고 다시 몸통을 세워 앉는다	☐	☐	☑	☐	25.
* 26.	매트에 앉은 자세: 오른편 45° 뒤쪽에 있는 장난감을 만지고 다시 처음 자세로 앉는다	☐	☐	☐	☑	26.
* 27.	매트에 앉은 자세: 왼편 45° 뒤쪽에 있는 장난감을 만지고 다시 처음 자세로 앉는다	☐	☑	☐	☐	27.
28.	오른쪽 옆으로 앉은 자세: 양팔을 자유롭게, 5초 동안 유지한다	☐	☐	☐	☑	28.
29.	왼쪽 옆으로 앉은 자세: 양팔을 자유롭게, 5초 동안 유지한다	☐	☐	☐	☑	29.
* 30.	매트 위에 앉은 자세: 자세를 조절하며 엎드려 눕는다	☑	☐	☐	☐	30.
* 31.	매트 위에 양발을 앞으로 펴고 앉은 자세: 오른쪽으로 네발 자세를 취한다	☑	☐	☐	☐	31.
* 32.	매트 위에 양발을 앞으로 펴고 앉은 자세: 왼쪽으로 네발 자세를 취한다	☐	☐	☐	☑	32.
33.	매트 위에 앉은 자세: 팔로 짚지 않고 90°까지 방향을 돌린다(pivoting)	☐	☐	☑	☐	33.
* 34.	벤치에 앉은 자세: 양팔과 발로 지탱하지 않고 10초 동안 유지한다	☐	☐	☑	☐	34.
* 35.	선 자세: 작은 벤치에 앉는다	☐	☐	☑	☐	35.
* 36.	바닥에서: 작은 벤치에 앉는다	☐	☐	☑	☐	36.
* 37.	바닥에서: 큰 벤치에 앉는다	☐	☐	☑	☐	37.

B 영역 합계 39

	항목	C: 네발기기와 무릎서기(CRAWLING AND KNEELING)	점수				NT
	38.	엎드린 자세: 앞으로 1.8m 배밀이한다	0☑	1☐	2☐	3☐	38.
*	39.	네발 자세: 양손과 양 무릎에 체중을 지지하고 10초 동안 유지한다	0☐	1☐	2☐	3☑	39.
*	40.	네발 자세: 양팔이 자유로운 상태로 앉는다	0☐	1☐	2☑	3☐	40.
*	41.	엎드린 자세: 네발 자세를 취하고, 양손과 양 무릎으로 체중을 지지한다	0☐	1☐	2☐	3☑	41.
*	42.	네발 자세: 오른팔을 앞으로 뻗고, 손을 어깨 높이 위로 든다	0☐	1☐	2☐	3☑	42.
*	43.	네발 자세: 왼팔을 앞으로 뻗고, 손을 어깨 높이 위로 든다	0☐	1☐	2☐	3☑	43.
*	44.	네발 자세: 네발 또는 모둠발로 기어서 앞으로 1.8m 간다	0☐	1☐	2☐	3☑	44.
*	45.	네발 자세: 앞으로 1.8m 교대로 네발기기 한다	0☐	1☐	2☑	3☐	45.
*	46.	네발 자세: 양손과 양 무릎/양발로 4계단 기어오른다	0☐	1☑	2☐	3☐	46.
	47.	네발 자세: 양손과 양 무릎/양발로 4계단 뒤로 기어서 내려간다	0☑	1☐	2☐	3☐	47.
*	48.	매트 위에 앉은 자세: 양팔을 이용해 무릎서기 자세를 취한 후, "양팔을 자유롭게" 자세를 10초 동안 유지한다	0☐	1☐	2☐	3☑	48.
	49.	무릎서기 자세: 양팔을 이용해 오른쪽 반무릎서기 자세를 취한 후, "양팔을 자유롭게" 자세를 10초 동안 유지한다	0☑	1☐	2☐	3☐	49.
	50.	무릎서기 자세: 양팔을 이용해 왼쪽 반무릎서기 자세를 취한 후, "양팔을 자유롭게" 자세를 10초 동안 유지한다	0☐	1☐	2☑	3☐	50.
*	51.	무릎서기 자세: 양팔을 자유롭게, 앞으로 10걸음 무릎걷기 한다	0☑	1☐	2☐	3☐	51.

C 영역 합계: 24

	항목	D: 서기(STANDING)	점수				NT
*	52.	바닥에서: 큰 벤치를 잡고 선다	0☐	1☐	2☑	3☐	52.
*	53.	선 자세: 양팔을 자유롭게, 3초 동안 서서 유지한다	0☐	1☐	2☑	3☐	53.
*	54.	선 자세: 한 손으로 큰 벤치를 잡고, 3초간 오른발을 든다	0☐	1☑	2☐	3☐	54.
*	55.	선 자세: 한 손으로 큰 벤치를 잡고, 3초간 왼발을 든다	0☑	1☐	2☐	3☐	55.
*	56.	선 자세: 양팔을 자유롭게, 20초 동안 서서 유지한다	0☑	1☐	2☐	3☐	56.
*	57.	선 자세: 양팔을 자유롭게, 왼발을 들고 10초 동안 선다	0☑	1☐	2☐	3☐	57.
*	58.	선 자세: 양팔을 자유롭게, 오른발을 들고 10초 동안 선다	0☑	1☐	2☐	3☐	58.
*	59.	작은 벤치에 앉은 자세: 팔을 사용하지 않고 일어선다	0☑	1☐	2☐	3☐	59.
*	60.	무릎서기 자세: 팔을 사용하지 않고 오른쪽 반무릎서기 자세를 거쳐 일어선다	0☑	1☐	2☐	3☐	60.
*	61.	무릎서기 자세: 팔을 사용하지 않고 왼쪽 반무릎서기 자세를 거쳐 일어선다	0☐	1☑	2☐	3☐	61.
*	62.	선 자세: 양팔이 자유로운 상태로 자세를 조절하며 마룻바닥으로 내려앉는다	0☑	1☐	2☐	3☐	62.
*	63.	선 자세: 양팔을 자유롭게, 쪼그려 앉는다	0☑	1☐	2☐	3☐	63.
*	64.	선 자세: 양팔을 자유롭게, 바닥에서 물건을 줍고 다시 일어선다	0☑	1☐	2☐	3☐	64.

D 영역 합계: 6

항목	E: 걷기, 달리기 그리고 점프(WALKING, RUNNING AND JUMPING)	점수	NT
* 65.	양손으로 큰 벤치 잡고 선 자세: 오른쪽 옆으로 5발짝 간다	0☑ 1☐ 2☐ 3☐	65.
* 66.	양손으로 큰 벤치 잡고 선 자세: 왼쪽 옆으로 5발짝 간다	0☑ 1☐ 2☐ 3☐	66.
* 67.	두 손을 잡고 선 자세: 앞으로 10걸음 걷는다	0☑ 1☐ 2☐ 3☐	67.
* 68.	한 손을 잡고 선 자세: 앞으로 10걸음 걷는다	0☑ 1☐ 2☐ 3☐	68.
* 69.	선 자세: 앞으로 10걸음 걷는다	0☑ 1☐ 2☐ 3☐	69.
* 70.	선 자세: 앞으로 10걸음 걷고 멈춘 다음, 180° 돌아서 되돌아온다	0☑ 1☐ 2☐ 3☐	70.
* 71.	선 자세: 뒤로 10걸음 걷는다	0☑ 1☐ 2☐ 3☐	71.
* 72.	선 자세: 양손으로 큰 물건을 들고, 앞으로 10걸음 걷는다	0☑ 1☐ 2☐ 3☐	72.
* 73.	선 자세: 20cm 폭의 평행선 사이에서 앞으로 10걸음을 연속하여 걷는다	0☑ 1☐ 2☐ 3☐	73.
* 74.	선 자세: 2cm 폭의 일직선 위에서 앞으로 10걸음을 연속하여 걷는다	0☑ 1☐ 2☐ 3☐	74.
* 75.	선 자세: 오른발로 무릎 높이의 막대를 넘는다	0☑ 1☐ 2☐ 3☐	75.
* 76.	선 자세: 왼발로 무릎 높이의 막대를 넘는다	0☑ 1☐ 2☐ 3☐	76.
* 77.	선 자세: 4.5m 달리고, 멈춘 다음 되돌아온다	0☑ 1☐ 2☐ 3☐	77.
* 78.	선 자세: 오른발로 공을 찬다	0☑ 1☐ 2☐ 3☐	78.
* 79.	선 자세: 왼발로 공을 찬다	0☑ 1☐ 2☐ 3☐	79.
* 80.	선 자세: 30cm 높이로 양발 동시에 제자리에서 점프한다	0☑ 1☐ 2☐ 3☐	80.
* 81.	선 자세: 30cm 앞으로 양발 동시에 점프한다	0☑ 1☐ 2☐ 3☐	81.
* 82.	선 자세: 60cm 원 안에서 오른발로 10회 깡충 뛴다	0☑ 1☐ 2☐ 3☐	82.
* 83.	선 자세: 60cm 원 안에서 왼발로 10회 깡충 뛴다	0☑ 1☐ 2☐ 3☐	83.
* 84.	한쪽으로 난간 잡고 선 자세: 한쪽으로 난간을 잡고, 발을 번갈아 움직이며 4계단 올라간다	0☑ 1☐ 2☐ 3☐	84.
* 85.	한쪽으로 난간 잡고 선 자세: 한쪽으로 난간을 잡고, 발을 번갈아 움직이며 4계단 내려간다	0☑ 1☐ 2☐ 3☐	85.
* 86.	선 자세: 양발을 번갈아 움직이며 4계단 올라간다	0☑ 1☐ 2☐ 3☐	86.
* 87.	선 자세: 양발을 번갈아 움직이며 4계단 내려간다	0☑ 1☐ 2☐ 3☐	87.
* 88.	15cm 높이의 계단 위에 선 자세: 양발로 동시에 아래로 뛰어내린다	0☑ 1☐ 2☐ 3☐	88.

E 영역 합계 | 0 |

평가 시의 수행능력이 아이의 평소 수행능력과 같았나요? 예 ☐ 아니요 ☐

비고:

평가 거부 항목 14, 15, 30, 31, 38

GMFM-88 요약 점수

영역	영역의 %점수 계산				목표 영역 (√로 표시)
A. 눕기와 뒤집기	A영역의 총점 / 51	= 37 / 51	×100	73 %	A. ☐
B. 앉기	B영역의 총점 / 60	= 39 / 60	×100	65 %	B. ☐
C. 네발기기와 무릎서기	C영역의 총점 / 42	= 25 / 42	×100	60 %	C. ☑
D. 서기	D영역의 총점 / 39	= 6 / 39	×100	15 %	D. ☑
E. 걷기, 달리기 그리고 점프	E영역의 총점 / 72	= 0 / 72	×100	0 %	E. ☐

총점 = $\frac{\%A + \%B + \%C + \%D + \%E}{\text{영역의 수}}$

$= \frac{73 + 65 + 60 + 15 + 0}{5} = \frac{213}{5} = 43\ \%$

목표 총점 = $\frac{\text{각 목표 영역의 \% 점수의 합}}{\text{목표 영역의 수}}$

$= \frac{60 + 15}{2}$ 37.5 %

GMFM-66 대동작 능력 예상 점수[1]

GMFM-66 점수 = ________ ________ to ________ 신뢰구간 95%

이전 GMFM-66 점수 = ________ ________ to ________ 신뢰구간 95%

GMFM-66의 변화 = ________

1 GMAE-2 소프트웨어 참고

보조도구/보조기를 신고 GMFM-88의 평가

보조도구/보조기가 사용된 곳과 그것이 처음으로 적용된 범위에 체크(√)하시오(한 개 이상을 체크할 수 있다).

보조도구	영역		보조기	영역	
Rollator/pusher(보행보조기)	☐	______	Hip Control(고관절 조절)	☐	______
Walker(보조기)	☐	______	Knee Control(슬관절 조절)	☐	______
H Frame crutches(H자 목발)	☐	______	Ankle-foot Control(발목-발 조절)	☐	______
Crutches(목발)	☐	______	Foot Control(발목 조절)	☐	______
Quad Cane(네발지팡이)	☐	______	Shoes(신발)	☐	______
Cane(지팡이)	☐	______	None(없음)	☐	______
None(없음)	☐	______	Other(기타)	☐	______
Other(기타)	☐	______	______________ (상술하시오)		
______________ (상술하시오)					

보조도구/보조기 착용 시 GMFM-88의 총점

영역	영역의 %점수 계산			목표 영역 (√로 표시)
F. 눕기와 뒤집기	$\frac{\text{A영역의 총점}}{51}$ = $\frac{\_\_\_\_}{51}$	×100	______ %	A. ☐
G. 앉기	$\frac{\text{B영역의 총점}}{60}$ = $\frac{\_\_\_\_}{60}$	×100	______ %	B. ☐
H. 네발기기와 무릎서기	$\frac{\text{C영역의 총점}}{42}$ = $\frac{\_\_\_\_}{42}$	×100	______ %	C. ☐
I. 서기	$\frac{\text{D영역의 총점}}{39}$ = $\frac{\_\_\_\_}{39}$	×100	______ %	D. ☐
J. 걷기, 달리기 그리고 점프	$\frac{\text{E영역의 총점}}{72}$ = $\frac{\_\_\_\_}{72}$	×100	______ %	E. ☐

$$\textbf{총점} = \frac{\%A + \%B + \%C + \%D + \%E}{\text{영역의 수}}$$

$$= \frac{\_\_\_\_\_\_}{5} = \_\_\_\_ = \_\_\_\_\%$$

$$\textbf{목표 총점} = \frac{\text{각 목표 영역의 \% 점수의 합}}{\text{목표 영역의 수}}$$

$$= \_\_\_\_\_\_ \quad \_\_\_\_\%$$

난이도 순서에 따른 항목지도

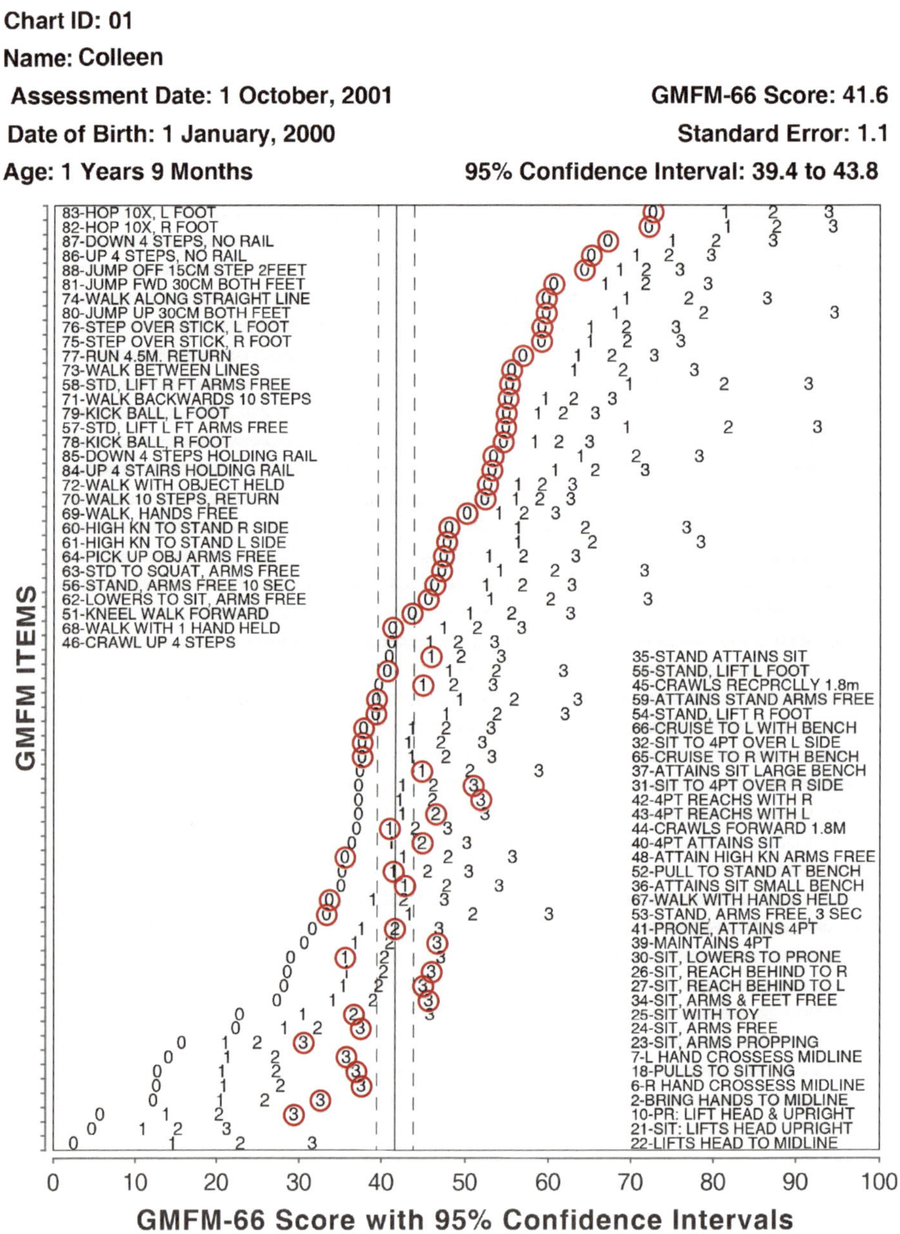

그림 7.3 콜린의 1세 9개월 시점에서 항목 난이도에 따른 초기 GMFM-66 평가 항목지도

항목 순서에 따른 항목지도

Chart ID: 01

Name: Colleen

Assessment Date: 1 October, 2001 **GMFM-66 Score: 41.6**

Date of Birth: 1 January, 2000 **Standard Error: 1.1**

Age: 1 Years 9 Months **95% Confidence Interval: 39.4 to 43.8**

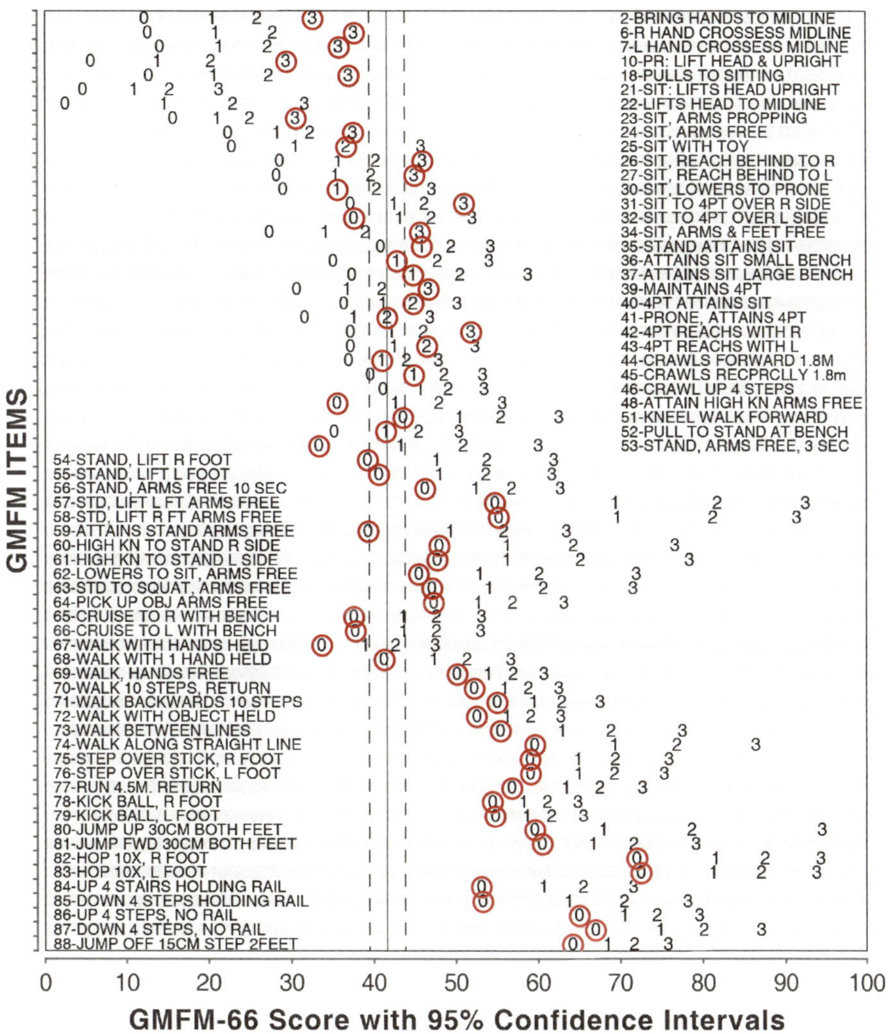

그림 7.4 콜린의 1세 9개월 시점에서 항목 난이도에 따른 초기 GMFM-66 평가 항목지도

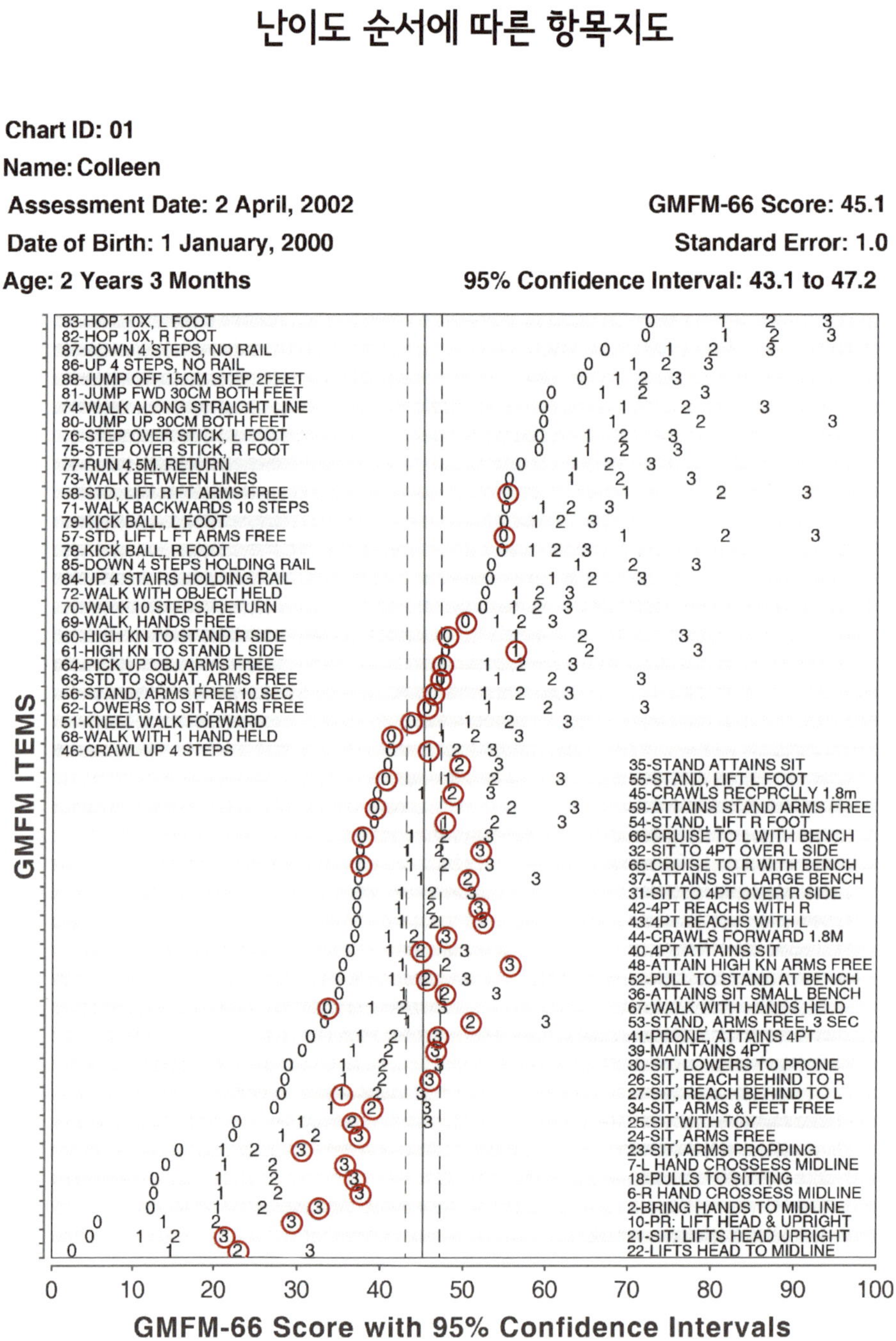

그림 7.5 콜린의 2세 3개월 시점에서 항목 난이도에 따른 추적 GMFM-66 평가 항목지도

항목 순서에 따른 항목지도

Chart ID: 01

Name: Colleen

Assessment Date: 2 April, 2002 **GMFM-66 Score: 45.1**

Date of Birth: 1 January, 2000 **Standard Error: 1.0**

Age: 2 Years 3 Months **95% Confidence Interval: 43.1 to 47.2**

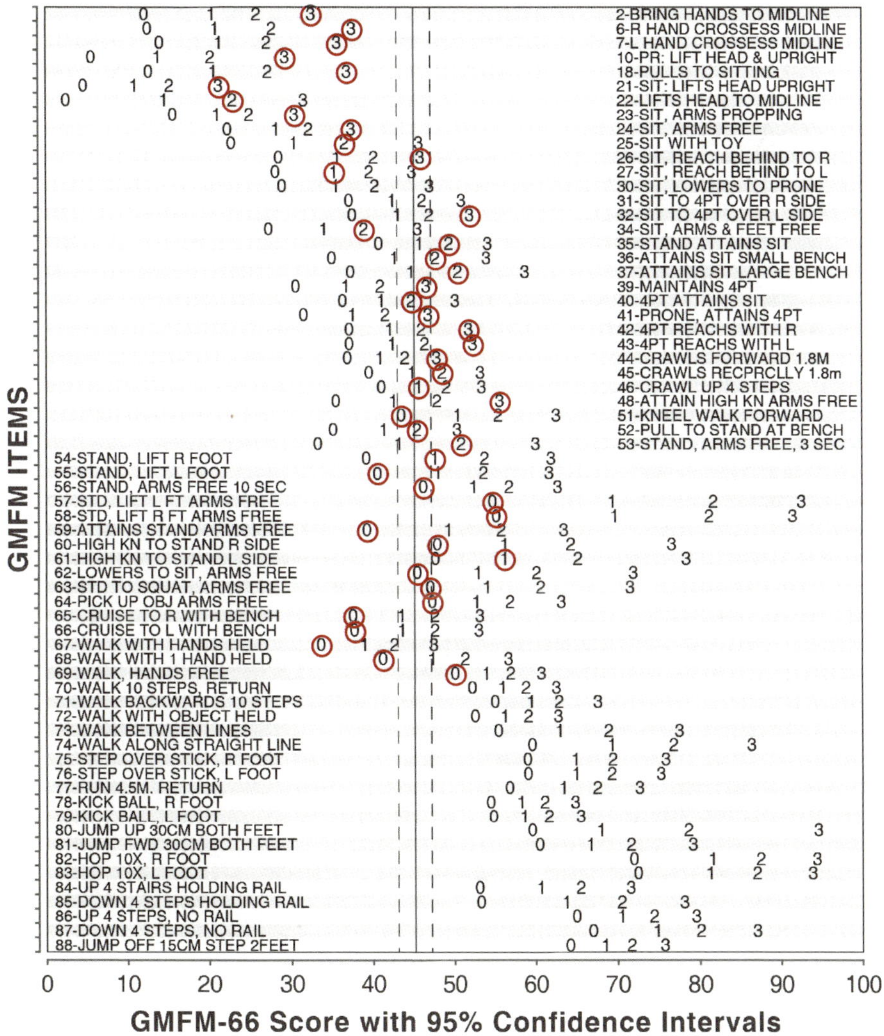

그림 7.6 콜린의 2세 3개월 시점에서 항목 난이도에 따른 추적 GMFM-66 평가 항목지도

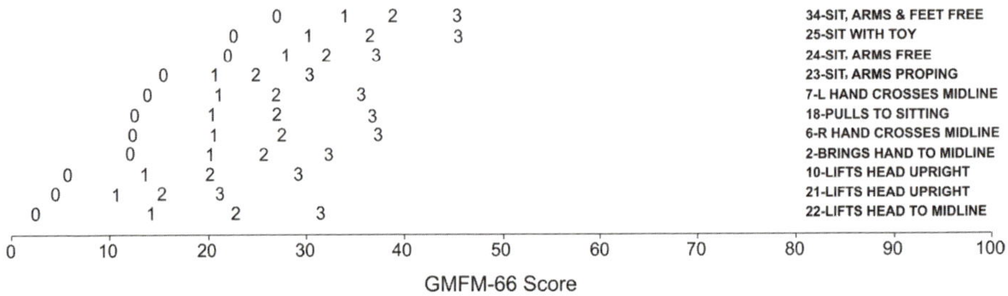

그림 7.7 GMFM-66의 항목지도 부분 도해

그림 7.8 콜린의 GMFM-88과 GMFM-66 재평가지, 2세 3개월

GMFM 평가지(GMFM-88과 GMFM-66)

아동의 성명:	콜린 (Collen)	ID#:	01
평가일:	02/04/02	GMFCS 레벨[1]	☐ I ☐ II ☑ III ☐ IV ☐ V
생년월일:	00/01/01		
교정생활연령:	2/3/01	평가자 이름:	치료사 메리

평가 환경(예: 장소, 옷차림, 시간, 참여한 사람):

GMFM은 표준화된 관찰도구로서, 뇌성마비 아동의 시간의 경과에 따른 대동작기능의 변화를 평가하기 위하여 고안 및 인증되었다. 점수기준은 일반적인 가이드라인이다. 그러나 대부분의 항목은 각 점수에 대한 특정 기준이 있다. 각 항목의 점수측정에는 반드시 가이드라인을 이용해야 한다.

점수 기준 0

0 = 동작을 시작하지 못한다.
1 = 동작을 시작한다.
2 = 동작을 부분적으로 완성한다.
3 = 동작을 완성한다.
9(또는 공란으로 남기는 경우) = 검사하지 않음(NT) [GMAE-2 점수체계를 위해 이용됨*]

만약 GMFM-66 Ability Estimator (GMAE) 소프트웨어를 사용하려면 점수 0점과 검사하지 않음(NT)를 구별하는 것이 중요하다.

*GMAE-2 소프트웨어는 GMFM 매뉴얼을 구입한 경우 www.cancild.ca로부터 다운로드 가능하다. GMFM-66은 뇌성마비를 가진 어린이에서만 유효하다.

연구 그룹 연락처:
CanChild Centre for Childhood Disability Research,
Institute for Applied Health Sciences,
McMaster University, 1400 Main St.W., Room 408,
Mamilton, ON, Canada L8S 1C7
Email: canchild@mcmaster.ca Website: www.canchild.ca

대한민국 연락처:
대한소아재활발달의학회
전화번호: 010-7225-1375, 031-780-6218
E-메일: kgmfm@daum.net/ksprm@hanmail.net
웹사이트: www.ksprm.or.kr

[1]GMFCS 레벨은 운동 기능의 심한 정도를 평가한다. GMFCS-E&R (extended & revised)의 정의는 Palisano et al. (2008). Developmental Medicine & Child Neurology. 50:744-750과 GMAE-2 소프트웨어에서 찾아볼 수 있다. (http://motorgrowth.canchild.ca/en/GMFCS/resources/GMFCS-ER.pdf).

해당 점수에 체크하시오: 만약 항목을 검사하지 않았을 때에는(NT), 제일 우측 줄의 항목 번호에 동그라미 하시오.

	항목	A: 눕기와 뒤집기(LYING & ROLLING)	점수				NT
	1.	바로 누운 자세: 머리를 중심선에: 팔 · 다리를 대칭으로 유지하며 머리를 돌린다	0☐	1☐	2☐	3☑	1.
*	2.	바로 누운 자세: 양손을 신체중심선으로 가져와서 양쪽 손가락을 서로 만지작거린다	0☐	1☐	2☐	3☑	2.
	3.	바로 누운 자세: 머리를 45° 들어올린다	0☐	1☐	2☑	3☐	3.
	4.	바로 누운 자세: 오른쪽 고관절과 무릎을 완전한 범위까지 굴곡한다	0☐	1☐	2☑	3☐	4.
	5.	바로 누운 자세: 왼쪽 고관절과 무릎을 완전한 범위까지 굴곡한다	0☐	1☐	2☑	3☐	5.
*	6.	바로 누운 자세: 오른팔을 뻗고, 오른손이 신체중심선을 넘어 장난감 쪽으로 간다	0☐	1☐	2☐	3☑	6.
*	7.	바로 누운 자세: 왼팔을 뻗고, 왼손이 신체중심선을 넘어 장난감 쪽으로 간다	0☐	1☐	2☐	3☑	7.
	8.	바로 누운 자세: 오른쪽으로 뒤집는다	0☐	1☐	2☐	3☑	8.
	9.	바로 누운 자세: 왼쪽으로 뒤집는다	0☐	1☐	2☐	3☑	9.
*	10.	엎드려 누운 자세: 머리를 바로 세워 든다	0☐	1☐	2☐	3☑	10.
	11.	전완으로 지지하고 엎드려 누운 자세: 머리를 바로 세워 들고, 팔꿈치는 펴고, 가슴을 들어 올린다	0☐	1☐	2☐	3☑	11.
	12.	전완으로 지지하고 엎드려 누운 자세: 오른쪽 전완으로 체중을 지지하고 왼팔을 앞으로 완전히 뻗는다	0☐	1☐	2☑	3☐	12.
	13.	전완으로 지지하고 엎드려 누운 자세: 왼쪽 전완으로 체중을 지지하고 오른팔을 앞으로 완전히 뻗는다	0☐	1☐	2☑	3☐	13.
	14.	엎드려 누운 자세: 오른쪽 방향으로 바로 누운 자세까지 되뒤집는다	0☐	1☐	2☐	3☐	(14.)
	15.	엎드려 누운 자세: 왼쪽 방향으로 바로 누운 자세까지 되뒤집는다	0☐	1☐	2☐	3☐	(15.)
	16.	엎드려 누운 자세: 팔 · 다리를 움직여 오른쪽으로 90°까지 몸의 방향을 돌린다(pivoting)	0☐	1☐	2☐	3☑	16.
	17.	엎드려 누운 자세: 팔 · 다리를 움직여 왼쪽으로 90°까지 몸의 방향을 돌린다(pivoting)	0☑	1☐	2☐	3☐	17.

A 영역 합계 | 37 |

	항목	B: 앉기(SITTING)	점수				NT
*	18.	바로 누운 자세에서 치료사가 아동의 양손을 잡은 상태: 머리를 가누며 스스로 몸을 당겨 앉는다	0☐	1☐	2☐	3☑	18.
	19.	바로 누운 자세: 오른쪽으로 돌면서 일어나 앉는다	0☑	1☐	2☐	3☐	19.
	20.	바로 누운 자세: 왼쪽으로 돌면서 일어나 앉는다	0☑	1☐	2☐	3☐	20.
*	21.	치료사가 흉곽을 지지하고 매트에 앉은 자세: 머리를 바로 세워 들고 3초 동안 유지한다	0☐	1☐	2☐	3☑	21.
*	22.	치료사가 흉곽을 지지하고 매트에 앉은 자세: 머리를 신체중심선에서 들고 10초 동안 유지한다	0☐	1☐	2☑	3☐	22.
*	23.	팔(양팔)로 지탱하고 매트에 앉은 자세: 5초 동안 유지한다	0☐	1☐	2☐	3☑	23.
*	24.	매트에 앉은 자세: 양팔을 자유롭게, 3초 동안 앉은 자세를 유지한다	0☐	1☐	2☐	3☑	24.
*	25.	작은 장난감을 앞에 두고 매트에 앉은 자세: 몸을 앞으로 기울여 장난감을 만지고, 팔로 지탱하지 않고 다시 몸통을 세워 앉는다	0☐	1☐	2☑	3☐	25.
*	26.	매트에 앉은 자세: 오른편 45° 뒤쪽에 있는 장난감을 만지고 다시 처음 자세로 앉는다	0☐	1☐	2☐	3☑	26.
*	27.	매트에 앉은 자세: 왼편 45° 뒤쪽에 있는 장난감을 만지고 다시 처음 자세로 앉는다	0☐	1☑	2☐	3☐	27.
	28.	오른쪽 옆으로 앉은 자세: 양팔을 자유롭게, 5초 동안 유지한다	0☐	1☐	2☐	3☑	28.
	29.	왼쪽 옆으로 앉은 자세: 양팔을 자유롭게, 5초 동안 유지한다	0☐	1☐	2☐	3☑	29.
*	30.	매트 위에 앉은 자세: 자세를 조절하며 엎드려 눕는다	0☐	1☐	2☐	3☐	(30.)
*	31.	매트 위에 양발을 앞으로 펴고 앉은 자세: 오른쪽으로 네발 자세를 취한다	0☐	1☐	2☐	3☐	(31.)
*	32.	매트 위에 양발을 앞으로 펴고 앉은 자세: 왼쪽으로 네발 자세를 취한다	0☐	1☐	2☐	3☑	32.
	33.	매트 위에 앉은 자세: 팔로 짚지 않고 90°까지 방향을 돌린다(pivoting)	0☐	1☐	2☑	3☐	33.
*	34.	벤치에 앉은 자세: 양팔과 발로 지탱하지 않고 10초 동안 유지한다	0☐	1☐	2☑	3☐	34.
*	35.	선 자세: 작은 벤치에 앉는다	0☐	1☐	2☑	3☐	35.
*	36.	바닥에서: 작은 벤치에 앉는다	0☐	1☐	2☑	3☐	36.
*	37.	바닥에서: 큰 벤치에 앉는다	0☐	1☐	2☑	3☐	37.

B 영역 합계 | 39 |

	항목	C: 네발기기와 무릎서기(CRAWLING AND KNEELING)	점수				NT
	38.	엎드린 자세: 앞으로 1.8m 배밀이한다	0☐	1☐	2☐	3☐	(38.)
*	39.	네발 자세: 양손과 양 무릎에 체중을 지지하고 10초 동안 유지한다	0☐	1☐	2☐	3☑	39.
*	40.	네발 자세: 양팔이 자유로운 상태로 앉는다	0☐	1☐	2☑	3☐	40.
*	41.	엎드린 자세: 네발 자세를 취하고, 양손과 양 무릎으로 체중을 지지한다	0☐	1☐	2☐	3☑	41.
*	42.	네발 자세: 오른팔을 앞으로 뻗고, 손을 어깨 높이 위로 든다	0☐	1☐	2☐	3☑	42.
*	43.	네발 자세: 왼팔을 앞으로 뻗고, 손을 어깨 높이 위로 든다	0☐	1☐	2☐	3☑	43.
*	44.	네발 자세: 네발 또는 모둠발로 기어서 앞으로 1.8m 간다	0☐	1☐	2☐	3☑	44.
*	45.	네발 자세: 앞으로 1.8m 교대로 네발기기 한다	0☐	1☐	2☑	3☐	45.
*	46.	네발 자세: 양손과 양 무릎/양발로 4계단 기어오른다	0☐	1☑	2☐	3☐	46.
	47.	네발 자세: 양손과 양 무릎/양발로 4계단 뒤로 기어서 내려간다	0☑	1☐	2☐	3☐	47.
*	48.	매트 위에 앉은 자세: 양팔을 이용해 무릎서기 자세를 취한 후, "양팔을 자유롭게" 자세를 10초 동안 유지한다	0☐	1☐	2☐	3☑	48.
	49.	무릎서기 자세: 양팔을 이용해 오른쪽 반무릎서기 자세를 취한 후, "양팔을 자유롭게" 자세를 10초 동안 유지한다	0☑	1☐	2☐	3☐	49.
	50.	무릎서기 자세: 양팔을 이용해 왼쪽 반무릎서기 자세를 취한 후, "양팔을 자유롭게" 자세를 10초 동안 유지한다	0☐	1☐	2☑	3☐	50.
*	51.	무릎서기 자세: 양팔을 자유롭게, 앞으로 10걸음 무릎걷기 한다	0☑	1☐	2☐	3☐	51.

C 영역 합계: 25

	항목	D: 서기(STANDING)	점수				NT
*	52.	바닥에서: 큰 벤치를 잡고 선다	0☐	1☐	2☑	3☐	52.
*	53.	선 자세: 양팔을 자유롭게, 3초 동안 서서 유지한다	0☐	1☐	2☑	3☐	53.
*	54.	선 자세: 한 손으로 큰 벤치를 잡고, 3초간 오른발을 든다	0☐	1☑	2☐	3☐	54.
*	55.	선 자세: 한 손으로 큰 벤치를 잡고, 3초간 왼발을 든다	0☑	1☐	2☐	3☐	55.
*	56.	선 자세: 양팔을 자유롭게, 20초 동안 서서 유지한다	0☑	1☐	2☐	3☐	56.
*	57.	선 자세: 양팔을 자유롭게, 왼발을 들고 10초 동안 선다	0☑	1☐	2☐	3☐	57.
*	58.	선 자세: 양팔을 자유롭게, 오른발을 들고 10초 동안 선다	0☑	1☐	2☐	3☐	58.
*	59.	작은 벤치에 앉은 자세: 팔을 사용하지 않고 일어선다	0☑	1☐	2☐	3☐	59.
*	60.	무릎서기 자세: 팔을 사용하지 않고 오른쪽 반무릎서기 자세를 거쳐 일어선다	0☑	1☐	2☐	3☐	60.
*	61.	무릎서기 자세: 팔을 사용하지 않고 왼쪽 반무릎서기 자세를 거쳐 일어선다	0☐	1☑	2☐	3☐	61.
*	62.	선 자세: 양팔이 자유로운 상태로 자세를 조절하며 마룻바닥으로 내려앉는다	0☑	1☐	2☐	3☐	62.
*	63.	선 자세: 양팔을 자유롭게, 쪼그려 앉는다	0☑	1☐	2☐	3☐	63.
*	64.	선 자세: 양팔을 자유롭게, 바닥에서 물건을 줍고 다시 일어선다	0☑	1☐	2☐	3☐	64.

D 영역 합계: 6

항목	E: 걷기, 달리기 그리고 점프(WALKING, RUNNING AND JUMPING)	점수				NT
* 65.	양손으로 큰 벤치 잡고 선 자세: 오른쪽 옆으로 5발짝 간다	0☑	1☐	2☐	3☐	65.
* 66.	양손으로 큰 벤치 잡고 선 자세: 왼쪽 옆으로 5발짝 간다	0☑	1☐	2☐	3☐	66.
* 67.	두 손을 잡고 선 자세: 앞으로 10걸음 걷는다	0☑	1☐	2☐	3☐	67.
* 68.	한 손을 잡고 선 자세: 앞으로 10걸음 걷는다	0☑	1☐	2☐	3☐	68.
* 69.	선 자세: 앞으로 10걸음 걷는다	0☑	1☐	2☐	3☐	69.
* 70.	선 자세: 앞으로 10걸음 걷고 멈춘 다음, 180° 돌아서 되돌아온다	0☐	1☐	2☐	3☐	(70.)
* 71.	선 자세: 뒤로 10걸음 걷는다	0☐	1☐	2☐	3☐	(71.)
* 72.	선 자세: 양손으로 큰 물건을 들고, 앞으로 10걸음 걷는다	0☐	1☐	2☐	3☐	(72.)
* 73.	선 자세: 20cm 폭의 평행선 사이에서 앞으로 10걸음을 연속하여 걷는다	0☐	1☐	2☐	3☐	(73.)
* 74.	선 자세: 2cm 폭의 일직선 위에서 앞으로 10걸음을 연속하여 걷는다	0☐	1☐	2☐	3☐	(74.)
* 75.	선 자세: 오른발로 무릎 높이의 막대를 넘는다	0☐	1☐	2☐	3☐	(75.)
* 76.	선 자세: 왼발로 무릎 높이의 막대를 넘는다	0☐	1☐	2☐	3☐	(76.)
* 77.	선 자세: 4.5m 달리고, 멈춘 다음 되돌아온다	0☐	1☐	2☐	3☐	(77.)
* 78.	선 자세: 오른발로 공을 찬다	0☐	1☐	2☐	3☐	(78.)
* 79.	선 자세: 왼발로 공을 찬다	0☐	1☐	2☐	3☐	(79.)
* 80.	선 자세: 30cm 높이로 양발 동시에 제자리에서 점프한다	0☐	1☐	2☐	3☐	(80.)
* 81.	선 자세: 30cm 앞으로 양발 동시에 점프한다	0☐	1☐	2☐	3☐	(81.)
* 82.	선 자세: 60cm 원 안에서 오른발로 10회 깡충 뛴다	0☐	1☐	2☐	3☐	(82.)
* 83.	선 자세: 60cm 원 안에서 왼발로 10회 깡충 뛴다	0☐	1☐	2☐	3☐	(83.)
* 84.	한쪽으로 난간 잡고 선 자세: 한쪽으로 난간을 잡고, 발을 번갈아 움직이며 4계단 올라간다	0☐	1☐	2☐	3☐	(84.)
* 85.	한쪽으로 난간 잡고 선 자세: 한쪽으로 난간을 잡고, 발을 번갈아 움직이며 4계단 내려간다	0☐	1☐	2☐	3☐	(85.)
* 86.	선 자세: 양발을 번갈아 움직이며 4계단 올라간다	0☐	1☐	2☐	3☐	(86.)
* 87.	선 자세: 양발을 번갈아 움직이며 4계단 내려간다	0☐	1☐	2☐	3☐	(87.)
* 88.	15cm 높이의 계단 위에 선 자세: 양발로 동시에 아래로 뛰어내린다	0☐	1☐	2☐	3☐	(88.)

E 영역 합계: *0*

평가 시의 수행능력이 아이의 평소 수행능력과 같았나요? 예 ☐ 아니요 ☐

비고:

GMFM-88 요약 점수

영역	영역의 %점수 계산					목표 영역 (√로 표시)
A. 눕기와 뒤집기	A영역의 총점 / 51	=	37 / 51	×100	73 %	A. ☐
B. 앉기	B영역의 총점 / 60	=	39 / 60	×100	65 %	B. ☐
C. 네발기기와 무릎서기	C영역의 총점 / 42	=	25 / 42	×100	60 %	C. ☐
D. 서기	D영역의 총점 / 39	=	6 / 39	×100	15 %	D. ☐
E. 걷기, 달리기 그리고 점프	E영역의 총점 / 72	=	0 / 72	×100	0 %	E. ☐

총점 = (%A + %B + %C + %D + %E) / 영역의 수

= (73 + 65 + 60 + 15 + 0) / 5 = 213 / 5 = 43 %

목표 총점 = 각 목표 영역의 % 점수의 합 / 목표 영역의 수

= (60 + 15) / 2 = 37.5 %

GMFM-66 대동작 능력 예상 점수[1]

GMFM-66 점수 = 45.1 43.1 to 47.2 (신뢰구간 95%)

이전 GMFM-66 점수 = 41.6 39.4 to 43.8 (신뢰구간 95%)

GMFM-66의 변화 = 3.5

1 GMAE-2 소프트웨어 참고

보조도구/보조기를 신고 GMFM-88의 평가

보조도구/보조기가 사용된 곳과 그것이 처음으로 적용된 범위에 체크(√)하시오(한 개 이상을 체크할 수 있다).

보조도구	영역		보조기	영역	
Rollator/pusher(보행보조기)	☐	______	Hip Control(고관절 조절)	☐	______
Walker(보조기)	☐	______	Knee Control(슬관절 조절)	☐	______
H Frame crutches(H자 목발)	☐	______	Ankle-foot Control(발목-발 조절)	☐	______
Crutches(목발)	☐	______	Foot Control(발목 조절)	☐	______
Quad Cane(네발지팡이)	☐	______	Shoes(신발)	☐	______
Cane(지팡이)	☐	______	None(없음)	☐	______
None(없음)	☐	______	Other(기타)	☐	______
Other(기타)	☐	______	______ (상술하시오)		
______ (상술하시오)					

보조도구/보조기 착용 시 GMFM-88의 총점

영역	영역의 %점수 계산				목표 영역 (√로 표시)
F. 눕기와 뒤집기	A영역의 총점 / 51	= ______ / 51	×100	______ %	A. ☐
G. 앉기	B영역의 총점 / 60	= ______ / 60	×100	______ %	B. ☐
H. 네발기기와 무릎서기	C영역의 총점 / 42	= ______ / 42	×100	______ %	C. ☐
I. 서기	D영역의 총점 / 39	= ______ / 39	×100	______ %	D. ☐
J. 걷기, 달리기 그리고 점프	E영역의 총점 / 72	= ______ / 72	×100	______ %	E. ☐

$$\text{총점} = \frac{\%A + \%B + \%C + \%D + \%E}{\text{영역의 수}}$$

$$= \frac{\_\_\_\_\_\_}{5} = \_\_\_\_\_\_ = \_\_\_\_\_\_\ \%$$

$$\text{목표 총점} = \frac{\text{각 목표 영역의 \% 점수의 합}}{\text{목표 영역의 수}}$$

$$= \_\_\_\_\_\_\ \ \_\_\_\_\_\_\ \%$$

사례 요약

Chart ID: 01
Name: Colleen
Date of Birth: January 1, 2000
Gender: Female
Diagnosis: Spastic Bilateral

Gross Motor Function Measure
GMFM-66

Item Number	Assessment Date	Age	GMFM-66 Score	Assessment Type	Standard Error	Lower	Upper	Items Tested
1	1 October, 2001	1y 9m	41.6	GMFM-66	1.1	39.4	43.8	63
2	2 April, 2002	2y 3m	45.1	GMFM-66	1.0	43.1	47.2	45
3	1 April, 2008	8y 3m	54.9	Item Set 3	1.2	52.5	57.3	39
4	2 April, 2010	10y 3m	60.9	Item Set 3	1.3	58.4	63.4	39
5	5 January, 2012	12y 0m	58.1	GMFM-66	1.2	55.8	60.4	37

GMFCS Level	Therapist	Change Score
Level III	mary	N/A
Level III	mary	3.5
Level III	mary	9.8
Level III	mary	6.0
Level III	mary	-2.8

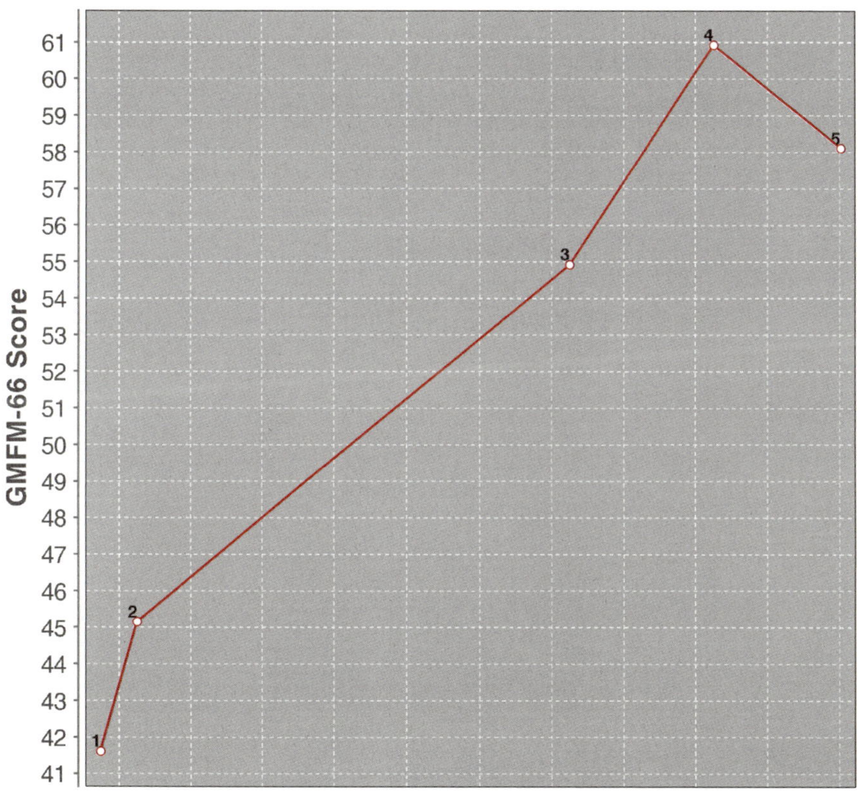

그림 7.9 다회 평가 동안 콜린의 GMFM-66 점수 사례 요약

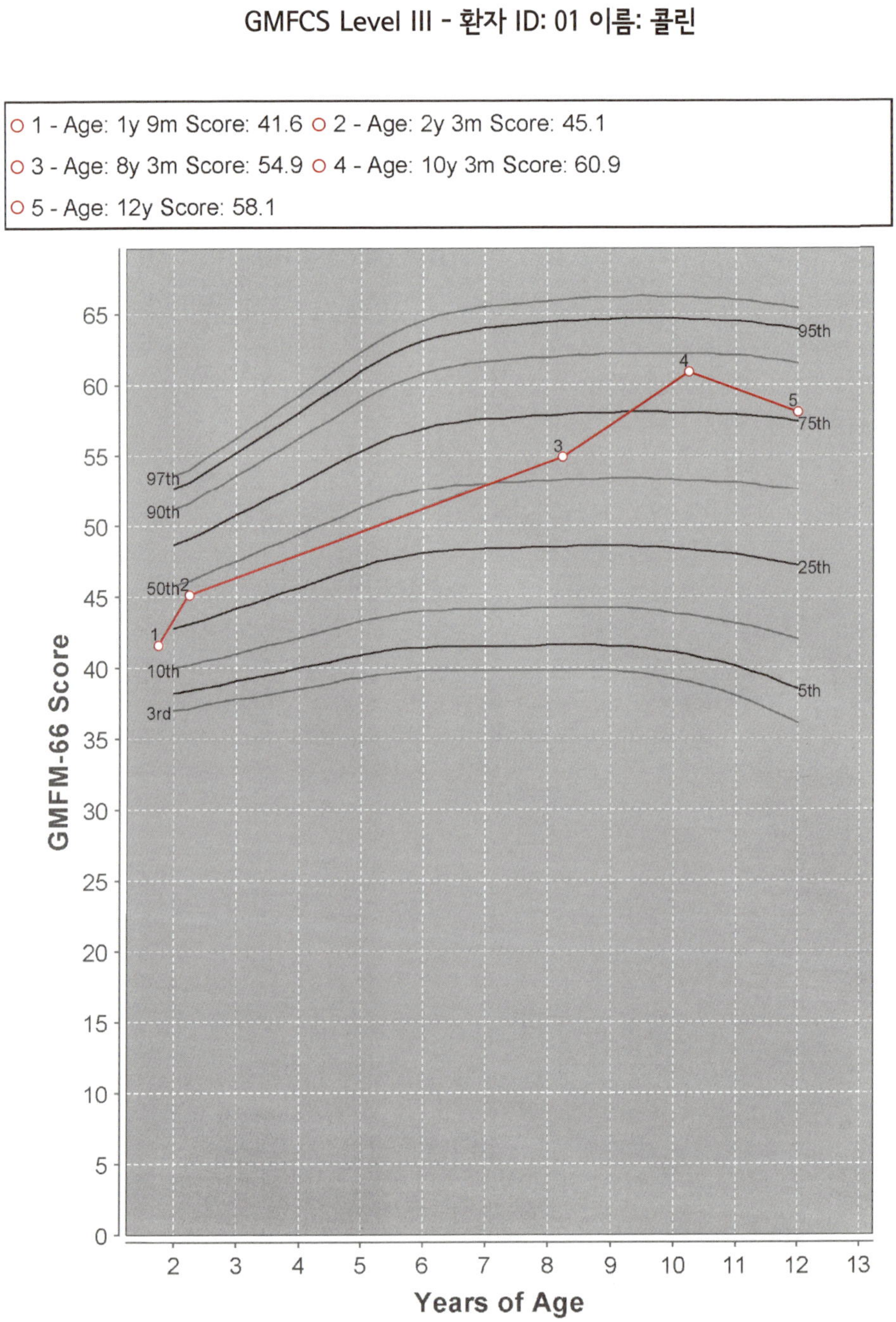

그림 7.10 시간의 경과에 따라 GMFCS 3단계 백분율 곡선 위에 표현된 콜린의 GMFM-66 점수

그림 7.11 콜린의 최초의 GMFM-66-IS (Item Set) 항목 세트 3, 8세 3개월

GMFM 평가지(GMFM-66)

아동의 성명: 콜린 (Collen)　　ID#: 01

평가일: 08/04/01　　GMFCS 레벨[1]

☐ I　☐ II　☑ III　☐ IV　☐ V

생년월일: 00/01/01

교정생활연령: 8/3/0　　평가자 이름: 치료사 메리

평가 환경(예: 장소, 옷차림, 시간, 참여한 사람):

GMFM은 표준화된 관찰도구로서, 뇌성마비 아동의 시간의 경과에 따른 대동작기능의 변화를 평가하기 위하여 고안 및 인증되었다. 점수기준은 일반적인 가이드라인이다. 그러나 대부분의 항목은 각 점수에 대한 특정 기준이 있다. 각 항목의 점수측정에는 반드시 가이드라인을 이용해야 한다.

점수 기준 0

0 = 동작을 시작하지 못한다.
1 = 동작을 시작한다.
2 = 동작을 부분적으로 완성한다.
3 = 동작을 완성한다.
9(또는 공란으로 남기는 경우) = 검사하지 않음(NT) [GMAE-2 점수체계를 위해 이용됨*]

만약 GMFM-66 Ability Estimator (GMAE) 소프트웨어를 사용하려면 점수 0점과 검사하지 않음(NT)를 구별하는 것이 중요하다.

*GMAE-2 소프트웨어는 GMFM 매뉴얼을 구입한 경우 www.cancild.ca로부터 다운로드 가능하다. GMFM-66은 뇌성마비를 가진 어린이에서만 유효하다.

연구 그룹 연락처:
CanChild Centre for Childhood Disability Research,
Institute for Applied Health Sciences,
McMaster University, 1400 Main St.W., Room 408,
Mamilton, ON, Canada L8S 1C7
Email: canchild@mcmaster.ca Website: www.canchild.ca

대한민국 연락처:
대한소아재활발달의학회
전화번호: 010-7225-1375, 031-780-6218
E-메일: kgmfm@daum.net/ksprm@hanmail.net
웹사이트: www.ksprm.or.kr

[1]GMFCS 레벨은 운동 기능의 심한 정도를 평가한다. GMFCS-E&R (extended & revised)의 정의는 Palisano et al. (2008). Developmental Medicine & Child Neurology. 50:744-750과 GMAE-2 소프트웨어에서 찾아볼 수 있다. (http://motorgrowth.canchild.ca/en/GMFCS/resources/GMFCS-ER.pdf).

항목 세트를 확인하는 알고리즘

*결정된 아이템은 진한색으로 표시

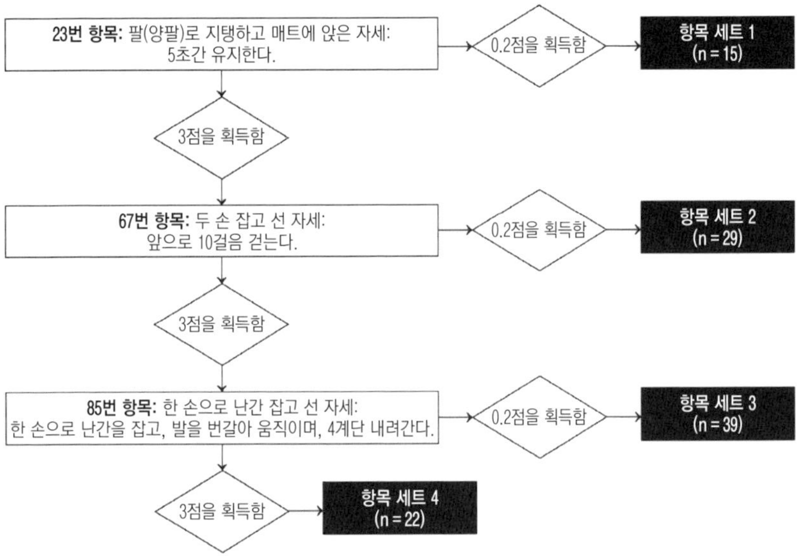

GMFM-66 점수[1]

GMFM-66 점수 = 54.9	52.5 to 57.3 신뢰구간 95%
이전 GMFM-66 점수 = 45.1	43.1 to 47.2 신뢰구간 95%
GMFM-66의 변화 = 9.8	
1 GMAE-2 소프트웨어 참고	

GMFM 항목 세트 3 (39항목)

해당 점수에 √로 표시하시오. 만약 평가할 수 없을 때는 제일 우측 라인의 NT에 동그라미 하시오.

항목		B: 앉기(SITTING)	점수				NT
*	23.	팔(양팔)로 지탱하고 매트에 앉은 자세: 5초 동안 유지한다	0☐	1☐	2☐	3☑	23.
*	25.	작은 장난감을 앞에 두고 매트에 앉은 자세: 몸을 앞으로 기울여 장난감을 만지고, 팔로 지탱하지 않고 다시 몸통을 세워 앉는다	0☐	1☐	2☐	3☑	25.
*	30.	매트 위에 앉은 자세: 자세를 조절하며 엎드려 눕는다	0☐	1☐	2☐	3☑	30.
*	31.	매트 위에 양 발을 앞으로 펴고 앉은 자세: 오른쪽으로 네발 자세를 취한다	0☐	1☐	2☐	3☑	31.
*	32.	매트 위에 양 발을 앞으로 펴고 앉은 자세: 왼쪽으로 네발 자세를 취한다	0☐	1☐	2☐	3☑	32.
*	34.	벤치에 앉은 자세: 양팔과 발로 지탱하지 않고 10초 동안 유지한다	0☐	1☐	2☐	3☑	34.
*	35.	선 자세: 작은 벤치에 앉는다	0☐	1☐	2☐	3☑	35.
*	36.	바닥에서: 작은 벤치에 앉는다	0☐	1☐	2☐	3☑	36.
*	37.	바닥에서: 큰 벤치에 앉는다	0☐	1☐	2☑	3☐	37.

항목		C: 네발기기와 무릎서기(CRAWLING AND KNEELING)	점수				NT
*	39.	네발 자세: 양손과 양 무릎에 체중을 지지하고 10초 동안 유지한다	0☐	1☐	2☐	3☑	39.
*	40.	네발 자세: 양팔이 자유로운 상태로 앉는다	0☐	1☐	2☐	3☑	40.
*	42.	네발 자세: 오른팔을 앞으로 뻗고, 손을 어깨 높이 위로 든다	0☐	1☐	2☐	3☑	42.
*	43.	네발 자세: 왼팔을 앞으로 뻗고, 손을 어깨 높이 위로 든다	0☐	1☐	2☐	3☑	43.
*	45.	네발 자세: 앞으로 1.8m 교대로 네발기기 한다	0☐	1☐	2☐	3☑	45.
*	46.	네발 자세: 양손과 양 무릎/양발로 4계단 기어오른다	0☐	1☐	2☐	3☑	46.
*	48.	매트 위에 앉은 자세: 양팔을 이용해 무릎서기 자세를 취한 후, "양팔을 자유롭게" 자세를 10초 동안 유지한다	0☐	1☐	2☐	3☑	48.
*	51.	무릎서기 자세: 양팔을 자유롭게, 앞으로 10걸음 무릎걷기 한다	0☐	1☐	2☑	3☐	51.

항목		D: 서기(STANDING)	점수				NT
*	52.	바닥에서: 큰 벤치를 잡고 선다	0☐	1☐	2☐	3☑	52.
*	53.	선 자세: 양팔을 자유롭게, 3초 동안 서서 유지한다	0☐	1☐	2☐	3☑	53.
*	54.	선 자세: 한 손으로 큰 벤치를 잡고, 3초간 오른발을 든다	0☐	1☐	2☐	3☑	54.
*	55.	선 자세: 한 손으로 큰 벤치를 잡고, 3초간 왼발을 든다	0☐	1☐	2☐	3☑	55.
*	56.	선 자세: 양팔을 자유롭게, 20초 동안 서서 유지한다	0☐	1☐	2☑	3☐	56.
*	57.	선 자세: 양팔을 자유롭게, 왼발을 들고 10초 동안 선다	0☑	1☐	2☐	3☐	57.
*	58.	선 자세: 양팔을 자유롭게, 오른발을 들고 10초 동안 선다	0☐	1☑	2☐	3☐	58.
*	59.	작은 벤치에 앉은 자세: 팔을 사용하지 않고 일어선다	0☐	1☑	2☐	3☐	59.
*	64.	선 자세: 양팔을 자유롭게, 바닥에서 물건을 줍고 다시 일어선다	0☑	1☐	2☐	3☐	64.

항목		E: 걷기, 달리기 그리고 점프(WALKING, RUNNING AND JUMPING)	점수				NT
*	65.	양손으로 큰 벤치 잡고 선 자세: 오른쪽 옆으로 5발짝 간다	0☐	1☐	2☐	3☑	65.
*	66.	양손으로 큰 벤치 잡고 선 자세: 왼쪽 옆으로 5발짝 간다	0☐	1☐	2☐	3☑	66.
*	67.	두 손을 잡고 선 자세: 앞으로 10걸음 걷는다	0☐	1☐	2☐	3☑	67.
*	68.	한 손을 잡고 선 자세: 앞으로 10걸음 걷는다	0☐	1☐	2☐	3☑	68.
*	69.	선 자세: 앞으로 10걸음 걷는다	0☑	1☐	2☐	3☐	69.
*	70.	선 자세: 앞으로 10걸음 걷고 멈춘 다음, 180° 돌아서 되돌아온다	0☑	1☐	2☐	3☐	70.
*	71.	선 자세: 뒤로 10걸음 걷는다	0☑	1☐	2☐	3☐	71.
*	72.	선 자세: 양손으로 큰 물건을 들고, 앞으로 10걸음 걷는다	0☑	1☐	2☐	3☐	72.
*	77.	선 자세: 4.5m 달리고, 멈춘 다음 되돌아온다	0☑	1☐	2☐	3☐	77.
*	78.	선 자세: 오른발로 공을 찬다	0☑	1☐	2☐	3☐	78.
*	79.	선 자세: 왼발로 공을 찬다	0☑	1☐	2☐	3☐	79.
*	80.	선 자세: 30cm 높이로 양발 동시에 제자리에서 점프한다	0☑	1☐	2☐	3☐	80.
*	85.	한 쪽으로 난간 잡고 선 자세: 한쪽으로 난간을 잡고, 발을 번갈아 움직이며 4계단 내려간다	0☑	1☐	2☐	3☐	85.

그림 7.12 콜린 최초의 GMFM-66-B & C (Basal & Ceiling, 기저 & 상한) 점수, 8세 3개월

대동작기능평가 (GMFM-66)를 위한 GMFM-66-B&C (Basal & Ceiling) 점수지

아동의 성명: 콜린 (Collen) ID#: 01

평가일: 08/04/01 GMFCS 레벨[1]

생년월일: 00/01/01 ☐ I ☐ II ☑ III ☐ IV ☐ V

교정생활연령: 8/3/0 평가자 이름: 치료사 메리

평가 환경(예: 장소, 옷차림, 시간, 참여한 사람):

GMFM은 표준화된 관찰도구로서, 뇌성마비 아동의 시간의 경과에 따른 대동작기능의 변화를 평가하기 위하여 고안 및 인증되었다. 점수기준은 일반적인 가이드라인이다. 그러나 대부분의 항목은 각 점수에 대한 특정 기준이 있다. 각 항목의 점수측정에는 반드시 가이드라인을 이용해야 한다.

점수 기준 0

0 = 동작을 시작하지 못한다.
1 = 동작을 시작한다.
2 = 동작을 부분적으로 완성한다.
3 = 동작을 완성한다.
9(또는 공란으로 남기는 경우) = 검사하지 않음 (NT) [GMAE-2 점수체계를 위해 이용됨*]

만약 GMFM-66 Ability Estimator (GMAE) 소프트웨어를 사용하려면 점수 0점과 검사하지 않음 (NT)를 구별하는 것이 중요하다.

*GMAE-2 소프트웨어는 GMFM 매뉴얼을 구입한 경우 www.cancild.ca로부터 다운로드 가능하다. GMFM-66은 뇌성마비를 가진 어린이에서만 유효하다.

최소한 필요한 점수: 3개의 연속된 3를 기본으로 하고, 3개의 연속된 0을 천장으로 한다. (예외: Level V와 Level I인 아동에서의 잠재된 기저와 상한 효과) 기저와 상한 사이에 있는 모든 항목의 점수를 평가하고, 최소한 15개의 항목을 평가해야 한다.

[1]GMFCS 레벨은 운동 기능의 심한 정도를 평가한다. GMFCS-E&R (extended & revised)의 정의는 Palisano et al. (2008). Developmental Medicine & Child Neurology. 50:744-750과 GMAE-2 소프트웨어에서 찾아볼 수 있다. (http://motorgrowth.canchild.ca/en/GMFCS/resources/GMFCS-ER.pdf).

A 눕기와 뒤집기
B 앉기
C 네발기기와 무릎서기
D 서기
E 걷기, 달리기 그리고 점프

A	B	C	D	E		0	1	2	3	NT	
	22.				치료사가 흉곽을 지지하고 매트에 앉은 자세: 머리를 신체중심선에서 들고 10초 동안 유지한다						I @ 1 II @ 1 III @ 1 IV & V all ages
	21.				치료사가 흉곽을 지지하고 매트에 앉은 자세: 머리를 바로 세워 들고 3초 동안 유지한다						
10.					엎드려 누운 자세: 머리를 바로 세워 든다						
2.					바로 누운 자세: 양손을 신체중심선으로 가지고 와서 손가락을 서로 만지작거린다						
6.					바로 누운 자세: 오른팔을 뻗고, 오른손이 신체중심선을 넘어 장난감 쪽으로 간다						
	18.				바로 누운 자세에서 치료사가 아동의 양손을 잡은 상태: 머리를 가누며 스스로 몸을 당겨 앉는다						
7.					바로 누운 자세: 왼팔을 뻗고, 왼손이 신체중심선을 넘어 장난감 쪽으로 간다						
	23.				팔(양팔)로 지탱하고 매트에 앉은 자세: 5초 동안 유지한다						III @ 2
	24.				매트에 앉은 자세: 양팔을 자유롭게, 3초 동안 앉은 자세를 유지한다						
	25.				작은 장난감을 앞에 두고 매트에 앉은 자세: 몸을 앞으로 기울여 장난감을 만지고, 팔로 지탱하지 않고 다시 몸통을 세워 앉는다						
	34.				벤치에 앉은 자세: 양팔과 발로 지탱하지 않고 10초 동안 유지한다						
	27.				매트에 앉은 자세: 왼편 45° 뒤쪽에 있는 장난감을 만지고 다시 처음 자세로 앉는다						
	26.				매트에 앉은 자세: 오른편 45° 뒤쪽에 있는 장난감을 만지고 다시 처음 자세로 앉는다						
	30.				매트 위에 앉은 자세: 자세를 조절하며 엎드려 눕는다						III @ 3 II @ 2
		39.			네발 자세: 양손과 양 무릎으로 체중을 지지하고 10초 동안 유지한다						
		41.			엎드린 자세: 네발 자세를 취하고 양손과 양 무릎으로 체중을 지지한다						
			53.		선 자세: 양팔을 자유롭게, 3초 동안 서서 유지한다						
				67.	두 손을 잡고 선 자세: 앞으로 10걸음 걷는다						
		36.			바닥에서: 작은 벤치에 앉는다						
			52.		바닥에서: 큰 벤치를 잡고 선다						
		48.			매트 위에 앉은 자세: 양팔을 이용해 무릎서기 자세를 취한 후, "양팔을 자유롭게" 자세를 10초 동안 유지한다						
		40.			네발 자세: 양팔이 자유로운 상태로 앉는다						
		44.			네발 자세: 네발 또는 모둠발로 기어서 앞으로 1.8m 간다						
		43.			네발 자세: 왼팔을 앞으로 뻗고, 손을 어깨 높이 위로 든다						III @ 4 II @ 3 I @ 2
		42.			네발 자세: 오른팔을 앞으로 뻗고, 손을 어깨 높이 위로 든다						
	31.				매트 위에 양 발을 앞으로 펴고 앉은 자세: 오른쪽으로 네발 자세를 취한다						
	37.				바닥에서: 큰 벤치에 앉는다						
				65.	양손으로 큰 벤치 잡고 선 자세: 오른쪽 옆으로 5발짝 간다				√		II @ 4 III @ 5 and older
	32.				매트 위에 양발을 앞으로 펴고 앉은 자세: 왼쪽으로 네발 자세를 취한다				√		
				66.	양손으로 큰 벤치 잡고 선 자세: 왼쪽 옆으로 5발짝 간다				√		
			54.		선 자세: 한 손으로 큰 벤치를 잡고, 3초간 오른발을 든다				√		
			59.		작은 벤치에 앉은 자세: 팔을 사용하지 않고 일어선다	√					
		45.			네발 자세: 앞으로 1.8m 교대로 네발기기 한다				√		

A 눕기와 뒤집기
B 앉기
C 네발기기와 무릎서기
D 서기
E 걷기, 달리기 그리고 점프

A	B	C	D	E		0	1	2	3	NT	
			55.		선 자세: 한 손으로 큰 벤치를 잡고, 3초간 왼발을 든다				√		
	35.				선 자세: 작은 벤치에 앉는다				√		
		46.			네발 자세: 양손과 양 무릎/양발로 4계단 기어오른다				√		
				68.	한 손을 잡고 선 자세: 앞으로 10걸음 걷는다				√		I @ 3 II @ 5
		51.			무릎서기 자세: 양팔을 자유롭게, 앞으로 10걸음 무릎걷기 한다			√			
			62.		선 자세: 양팔이 자유로운 상태로 자세를 조절하며 마룻바닥으로 내려앉는다						
			56.		선 자세: 양팔을 자유롭게, 20초 동안 서서 유지한다			√			I @ 4
			63.		선 자세: 양팔을 자유롭게, 쪼그려 앉는다	√					
			64.		선 자세: 양팔을 자유롭게, 바닥에서 물건을 줍고 다시 일어선다	√					
			61.		무릎서기 자세: 팔을 사용하지 않고 왼쪽 반무릎서기 자세를 거쳐 일어선다		√				
			60.		무릎서기 자세: 팔을 사용하지 않고 오른쪽 반무릎서기 자세를 거쳐 일어선다		√				
				69.	선 자세: 앞으로 10걸음 걷는다	√					II @ 6 and older
				70.	선 자세: 앞으로 10걸음 걷고 멈춘 다음, 180° 돌아서 되돌아온다	√					
				72.	선 자세: 양손으로 큰 물건을 들고, 앞으로 10걸음 걷는다	√					
				84.	한쪽으로 난간 잡고 선 자세: 한쪽으로 난간을 잡고, 발을 번갈아 움직이며 4계단 올라간다						
				85.	한쪽으로 난간 잡고 선 자세: 한쪽으로 난간을 잡고, 발을 번갈아 움직이며 4계단 내려간다						
				78.	선 자세: 오른발로 공을 찬다						
			57.		선 자세: 양팔을 자유롭게, 왼발을 들고 10초 동안 선다						
				79.	선 자세: 왼발로 공을 찬다						
				71.	선 자세: 뒤로 10걸음 걷는다						
			58.		선 자세: 양팔을 자유롭게, 오른발을 들고 10초 동안 선다						
				73.	선 자세: 20cm 폭의 평행선 사이에서 앞으로 10걸음을 연속하여 걷는다						I @ 5 and older
				77.	선 자세: 4.5m 달리고, 멈춘 다음 되돌아온다						
				75.	선 자세: 오른발로 무릎 높이의 막대를 넘는다						
				76.	선 자세: 왼발로 무릎 높이의 막대를 넘는다						
				80.	선 자세: 30cm 높이로 양발 동시에 제자리에서 점프한다						
				74.	선 자세: 2cm 폭의 일직선 위에서 앞으로 10걸음을 연속하여 걷는다						
				81.	선 자세: 30cm 앞으로 양발 동시에 점프한다						
				88.	15cm 높이의 계단 위에 선 자세: 양발로 동시에 아래로 뛰어내린다						
				86.	선 자세: 양발을 번갈아 움직이며 4계단 올라간다						
				87.	선 자세: 양발을 번갈아 움직이며 4계단 내려간다						
				82.	선 자세: 60cm 원 안에서 오른발로 10회 깡충 뛴다						
				83.	선 자세: 60cm 원 안에서 왼발로 10회 깡충 뛴다						

CHAPTER

8

GMFM의 적용: 우리는 무엇을 배웠고 다음에는 어디로 갈 수 있을까?

APPLICATIONS OF THE GMFM: WHAT HAVE WE LEARNED AND WHERE CAN WE GO NEXT?

대동작기능평가(GMFM)는 뇌성마비 아동을 위한 대동작기능의 검증된 평가척도에 대한 요구가 충족되지 않았기 때문에 만들어졌다. GMFM이 개발되고 실제 적용을 마친 후, 흥미로운 탐구의 여정이 시작되었는데, 여기에서 그 경험을 간략히 말하고자 한다. 최근, 연구에 의해 뇌성마비(물론, 다른 분야에서도)에 대한 임상기술과 연구에 새로운 방법이 열리고 있으며, 우리 연구그룹도 이전에는 잘 알지 못했던 영역에 체계적으로 접근할 수 있게 되었다. 이 장에서는 이러한 연구의 과정을 기술하였다. 이 마지막 장에서 이러한 연구의 과정을 기술하였다. 이로써 많은 사람들이 연구 '프로그램' 안에서 연구 '질문'으로 힘든 과정을 겪을 수 있음과 이러한 과정이 수년 이상 풀리지 않을 수 있음을 보여주고자 한다. 어떤 사람들에게는 다가오는 모든 기회를 어떻게 놓치지 않을 수 있는지 알게 하고, 해당 분야의 선구자로 앞서 나갈 수 있도록 장려하기 위한 목적으로 씌였다.

대동작발달 패턴

GMFM-88을 최초로 개발한 후, 우리는 뇌성마비 아동의 연령대와 심각성에 따른 운동발달 패턴과 운동기능의 변화(전형적인 발달과 함께)를 살펴볼 수 있는 정보를 습득하게 되었음을 알게 되었다. GMFM 점수를 단면적으로 도표화한 결과, 심각도에 따라 분류하여 [일반적인 용어 '경도(mild)', '중등도(moderate)', '중도(severe)'] 연령별로 운동발달 패턴이 분명히 다르다는 것을 알 수 있었다. 우리는 이 그림을 책(Scrutton and Rosenbaum, 1997)에 실었고, 그 후 Palisano 등(1997)에 의해 논문에 발표했다.

여기서 반가운 점은, 이전에 한번도 언급되지 않았던 운동기능의 '심각도' 구분 방법에 따라 GMFM으로 측정한 뇌성마비 아동의 대동작 발달에서 분명한 변이를 볼 수 있었다는 것이다. 이러한 변이는 시각적 · 통계적으로 매우 달랐다. 동시에 범주 간의 중복이 많았던 만큼 범주 내의 차이도 상당히 컸다. 우리는 계층 내의 이러한 변이가 불분명하게 분류된 다양한 아동집단의 이질성을 3가지 범주로 나타낼 수 있음을 깨달았다. 하지만 최초의 GMFM 타당도 연구를 할 때, '경도', '중등도', '중도'라는 용어가 정확한 의미에 대한 합의 없이 다소 불분명하게 사용되었음을 알게 되었다. 우리는 최초의 연구(Russell et al., 1989)에서 중증도를 분류하는 용어를 구체적으로 정의하지 않았고, 이 단어들을 일관성 있게 사용하고 있는지 평가하기 위한 측정자 간 신뢰도 검사도 수행하지 않았다.

그 시점에서 GMFM 타당도 연구에서 얻은 데이터를 바탕으로 기술했던 미가공된 운동발달곡선(crude motion development curves) 단계를 초월하여, 이 문제를 전향적으로 조사할 기회가 몇 번 생겼었다. 그에 따라 CanChild's Motor Development Program이 나오게 되었다.

단계 1: 뇌성마비의 '심각도' 분류를 위한 타당한 체계의 필요성: 대동작기능분류체계(GMFCS)의 개발

첫 번째 도전은 장애를 기술하기 위해 일반적으로 사용되었던 기존의 '경도', '중등도', '중도'의 용어보다 더 타당성 있고 유용하며 정확하게 표현될 수 있는 단계(level)를 갖는 기능분류체계 개발의 필요성이었다. 만약, 우리가 유의미한 용어와 단계를 갖는 그리고 조작적으로 정의되고 관찰자 간 신뢰할 수 있는 기능분류체계를 만들 수 있다면, 분류의 정확성을 높이고 계층 내 '잡 영향(noise)'의 양을 줄일 수 있을 것으로 생각했다. 결과적으로 이것은 개인별 자료 점수(data points)의 해석을 둘러싼 불확실성도 감소시킬 것이다.

이 문제를 해결하기 위해 우리는 임상 동료들과 긴밀히 협력하여 12세까지의 뇌성마비 아동을 위한 최초의 뇌성마비 대동작기능분류체계(GMFCS) (Palisano et al., 1997)를 개발하고 예비연구를 시행했다. 5단계 GMFCS는 2세 이상의 뇌성마비 아동에 대해 높은 신뢰도를 입증하였다. 동일한 GMFCS 단계의 어린 뇌성마비 아동을 추적하여 보니, 유아기부터 성인기에 들어서기 직전까지 시간이 경과되어도 비교적 안정적으로 나타났다(Wood and Rosenbaum, 2000; Palisano et al., 2006). 아래 언급한 바와 같이 그 이후 GMFCS는 개정되고 확장되어 12세에서 18세 청소년 연령까지 포함하게 되었다(부록 7과 www.motorgrowth.canchild.ca/en/GMFM/gmae.asp. 참조).

GMFCS는 분명히 이 분야의 빈자리를 채웠다. 2012년 초 당시 문헌에서 거의 2,000회나 인용되었고, 최소 25개 언어로 번역되었으며, 현재 문헌에 발표된 뇌성마비 관련 모든 보고서에 사용되고 있다. GMFCS는 뇌성마비 아동의 기능장애 정도를 명백히 나타내주는 다른 도구들과의 상관관계를 예시한 바와 같이 유용한 층화변수인 것으로 보인다(Beckung and Hagberg, 2001; Saigal et al., 2005). GMFCS는 뇌성마비 아동의 고관절 문제와 높은 선형상관관계가 있음을 보였다(Soo et al., 2006; Hagglund et al., 2007). 다수의 저자들이 GMFCS를 이용하여 모집단의 임상이나 건강상태를 기술하거나(Barwood et al., 2000; Mall et al., 2000; McBride et al., 2000; Nordmark et al., 2000; Mahoney et al., 2001; Kennes et al., 2002; Parkes et al., 2005), 뇌성마비의 심각도에 의한 결과를 보고했다(Vohr et al., 2000). 또한 GMFCS를 통해 사람들의 삶(예: 자가보고 삶의 질)이 대동작기능 단계에 따라 변하지 않는다는 것을 알게 되었다(Rosenbaum et al., 2007b). 또한 GMFCS는 프로그램 계획과 서비스 제공, 임상 팀원들 사이의 의사소통을 돕기 위한 임상 및 행정적 목적에도 유용하다. Morris와 Barlett (2004)는 GMFCS의 영향과 유용성을 언급하기 위해 이를 활용한 논문을 검토했다. 이것은 계속해서 Gray (2010)에 의해 업데이트 되었다. GMFCS 단계에 대한 가족보고서도 개발되어, 6~12세 뇌성마비 아동을 위한 보건의료전문가의 GMFCS 평가에서 우수한 일치도를 나타내었다(Morris et al., 2004).

단계 1a: 청소년기까지 GMFCS의 확장: GMFCS E&R의 개발

1990년대 중반 GMFCS가 개발되었을 때, 우리 연구팀은 다양한 대동작발달 패턴을 12세까지만 기술했다. 이유는 단순했다. 연구자들이나 문헌도 뇌성마비 청소년의 운동기능을 현명하게 다룰 만한 체계적인 경험이 없었기 때문이었다. 뇌성마비 아동과 청소년의 대동작 발달에 관한 두 개의 종단연구[온타리오 운동성장연구(Ontario Motor Growth Study, OMG)] (Rosenbaum et al., 2002)와 청소년의 삶의 질, 이동성 그리고 운동(Adolescent Study of Quality of life, Mobility, and Exercise, ASQME)에 대한 연구가 완료된 후에야 비로소 우리는 GMFCS를 청소년과 청 · 장년에게까지 확대시킬 수 있는 데이터를 갖게 되었다(Palisano et al., 2008). 그 이후 GMFCS는 성인 뇌성마비의 대동작기능을 분류할 수 있는 능력이 입증되었다(예: Jahnsen et al., 2006; McCormick et al., 2007).

GMFCS 유사체계

GMFCS가 발표될 당시 많은 사람들은 우리가 '미세동작'과 다른 기능들, 그리고 뇌성마비 아동의 요구를 너무 간과하는 것이 아닌가 우려했다. 사실 일을 단순화시키고자 우리는 의도적으로 사람들이 뇌성마비의 전형적인 특징이라고 생각하는 아동의 수행[전신(대동작) 기능 중 한 가지 면에만 중점을 두었다(Rosenbarum et al., 2007a)]. 그러나 손동작 전문가와 의사소통 전문가와의 협업으로 두 개의 새로운 기능분류체계가 개발되고 발표되었다. 손 기능분류체계(Manual Ability Classification System, MACS) (Eliasson et al., 2006)(www.macs.nu)와 의사소통 기능분류체계(Communication Function Classification System, CFCS) (Hidecker et al., 2011)(http://.cfcs.ns)는 현재 광범위하게 사용되고 있다. GMFCS E & R처럼 MACS와 CFCS도 각 시스템 아래에 있는 URL을 이용하여 인터넷에서 무료로 다운받을 수 있다. GMFCS가 개발된 과정을 기술한 것처럼(Rosenbarum et al., 2008), 다른 체계들 특히 그 중에서도 뇌성마비 아동의 먹기와 마시기(Diane Sellers, personal communication, 2012) 및 자폐 스펙트럼 장애아의 사회적 커뮤니케이션(Rosenbarum et al., 2011)에 대한 개발이 진행 중인 것으로 알고 있다.

단계 2: 구간 평가의 개발: GMFM-66

최초 GMFM-88 (Russell et al., 2000; Avery et al., 2003)의 구간-단계(interval-level) GMFM-66 버전을 개발하고 검증하기 위해 광범위한 분석이 수행되었고, 이 경험은 4장에 자세히 기술하였다.

단계 3: 대동작발달의 전향적 추적

Scrutoon과 Rosenbaum (1997)이 발표한 운동발달곡선을 개발하기 위해 사용된 최초의 GMFM 데이터는 GMFM-88의 신뢰도와 타당도를 확인하기 위한 초기 연구에 참여했던 모든 뇌성마비 아동의 평가 제1시점에서 GMFM 점수의 단면적 관찰에서 나온 것이다. 이는 운동 '발달' 패턴을 비교적 대충 반영한 것으로 동일한 심각도 계층에 속하는 아동들 안에서 다양한 연령층을 대상으로 수집한 자료는 기본적인 패턴을 확인함에 있어 논리적으로 연관될 수 있다는 가정에 따라 개발되었다. 이러한 연습과정 중 나온 가정에는 운동발달이 서로 다른 아동들 사이에서 매우 일정한 속도로 이루어지고, 연령과 중증도가 대동작발달을 결정하는 주요 요인일 거라는 생각이 있었다. 이는 아마도 경험 부족에 의거했던 것 같다.

우리는 뇌성마비 아동을 대표할 수 있는 모집단을 통한 대동작발달에 관한 체계적인 관찰이 필요하다는 것을 깨달았고, 체계적으로 평가하고, 개개인의 운동기능의 종단적 변화 패턴(신체적 변화에서 유추하여 '운동 성장'이라고 부르기로 결정함)을 파악할 수 있을 만큼, 장기간에 걸쳐 전향적으로 추적했다. 그 후 아동의 '미니 곡선(mini-curve)'은 적절한 통계 방법을 사용해서 단면적 자료만을 기초로 한 곡선보다 더 정확하게 뇌성마비의 기능적 '단계'가 다른 아동 사이에서 시간의 경과에 따른 참 운동발달 패턴을 반영할 수 있는 곡선과 결합될 수 있었다.

온타리오 운동성장연구(Ontario Motor Growth, OMG)는 GMFM-66을 활용해서 이러한 목적을 달성했고, 최초로 전향적으로 조사된 이들의 대동작발달 패턴을 발표할 수 있었다(Rosenbaum et al., 2002). 간단히 말하면, 연구에 참여한 2~11세 미만의 뇌성마비 아동 657명은 2,200명 이상의 온타리오 아동의 인구기반 코호트에서 무작위로 선발되었다. 신뢰도 기준을 갖춘 치료사들이 GMFM을 4년의 연구기간에 걸쳐 평균적으로 4번 평가하였다(아동이 6세 이하라면 6개월마다, 그 후에는 매년).

각 GMFCS 단계마다 나온 대동작발달 패턴은 시간이 지남에 따라 견고해지고 비교적 안정적이었다. 이는 최초의 단면적 연구를 검증한 것이지만, 더 중요한 쪽으로 확장이 되었다. 연구의 규모와 범위를 바탕으로 부모에게 아동의 장기적 대동작발달 예후에 대한 정확한 예측을 제공할 수 있었다[단, GMFM 곡선은 운동 기능에서 '양(quantity)'(움직임의 내용)의 특정한 면만 기술하고, 운동의 '질', 즉 뇌성마비 아동이 어떻게 운동 기술을 사용하는지와 같은 잠재적으로 중요한 측면은 보고하지 않는다. 이 문제는 아래에서 다루었다].

치료사와 그 외의 사람들은 GMFM으로 반복 평가를 받는 아동 각각의 운동 발달과 경과를 추적하는 방법에 대해 많은 관심을 가졌다. 이 질문을 다루기 위해 각 GMFM 단계별로 백분율 곡선이 개발되었다(Hanna et al., 2008). 이 곡선은 www.motogrowth.cancild.ca/en/GMFM/gmae.asp에서 다운받을 수 있다.

단계 4: 뇌성마비 청소년의 삶

언급한 바와 같이, OMG 연구가 수행될 당시에는 뇌성마비 청소년의 삶에 대해 이용 가능한 체계적인 정보가 거의 없었다. OMG 연구에 참여한 집단의 지속적인 가용성으로, 우리는 최초 연구에 참여한 아동 중 230명(당시 11세 이상)을 모집했고, '청소년의 삶의 질, 이동성, 운동(ASQME)' 연구에서 5년 동안 그들의 운동과 그 외의 발달을 추적했다. 우리는 선행연구에서 얻은 데이터에 그들의 대동작기능에 관한 정보를 추가했다. GMFM-66 점수가 GMFCS I단계와 II단계인 참여자들은 평균적으로 청소년기에도 여전히 안정적이었지만, GMFCS III단계, IV단계, V단계의 참여자들의 점수는 평균 6.4에서 7.8점이 하락하였는데, 이는 능력이 일부 손실되었음을 의미한다(Hanna et al., 2009; Bartlett et al., 2010a). 지금까지 일상생활에서 관찰된 대동작기능의 변화에 대한 설명과 젊은 나이에서 이러한 영향은 여전히 불확실하므로 꼭 후속 연구가 수행되어야 한다(Bartlett et al., 2010b).

자신에 대한 관점(Livingstone et al., 2011; Stewart et al., 2012), 그들의 이동성에 대한 관점(Palisano et al., 2009)을 포함하여 이 젊은이들의 삶에 관한 많은 중요한 결과들이 발표되었고, 우리는 뇌성마비 젊은이들이 그들의 삶의 질을 어떻게 생각하고 보고하는지 알게 되었다(Rosenbaum, 2009).

단계 5: 최근의 GMFM 평가 개발 연구

GMFM-66 축약판의 수행을 개발하고 평가하기 위한 체계적인 노력이 있었다. 이것은 '항목 세트(Item Set)' (Russell et al., 2009) 접근법과 '기저 & 상한(basal & ceiling)' 접근법(GMFM-66-B & C)이다(Brunton and Bartlett, 2011). 이와 관련된 내용은 5장을 참조한다.

단계 6: 현재의 평가 개발 연구

20년 이상의 집중적인 평가 개발 연구에도 불구하고, 뇌성마비 아동과 청소년의 대동작 발달 패턴을 이해하고, 그것을 향상시키기 위한 최선의 방법을 알기 위해 아직도 알아야 할 것이 많다. 이제 가능한 평가로서 뇌성마비 아동이 성취한 운동 '기능'의 양적 변화는 포착할 수 있지만, 질적(quality) 변화를 평가하는 것은 아직도 큰 도전으로 남아 있다.

이 격차를 해소하기 위해 Virginia Wright 박사는 대동작수행 능력평가(Gross Motor Performance Measure, GMPM)를 완벽히 재구성했다. 이 책이 출판될 때, 연구는 거의 완성단계에 있었다. GMPM은 원 GMFM을 모델로 하고, '기능(function)'에서 '수행력(performance)'을 분리하기 위해 GMPM이라고 하였다. GMPM은 임상적으로 사용하기가 매우 복잡하고 번거로웠으며 불완전하게 느껴졌다. 하지만 이후 Wright 박사와 그녀의 팀은 Boyce (Boyce et al., 1991a, 1991b, 1992, 1993; Gowland et al., 1995; Zdrobov and Harding, 1995)의 기초연구를 보강해서 'Quality FM (QFM)'을 개발했다(Wright et al., 2010). QFM은 GMPM이 개발되었을 때와 동일한 '질(quality)'의 속성을 이용하지만, 이번에는 하지의 기능 항목은 제외하고, GMFM-66의 '서기(stand)'와 '걷기-달리기-점프(walk-run-jump)' 항목만 적용하였다. 이 접근법은 원래의 GMPM 연구에서 만들어진 바와 같이, 관찰을 토대로 하였는데 운동조절의 '질(quality)'적 변화는 아이들이 기본적인 운동 능력을 습득하고 연습하여 숙달되기 시작해야만[즉, 아동이 GMFM 항목을 적어도 부분적으로 수행하고(즉, 그 항목에서 2점이나 3점을 득점)] 발생할 수 있다. 2013년에 QFM 연구에 대한 여러 보고서가 진행중이며, 평가를 보여주는 영상과 함께 이 연구에 관한 매뉴얼이 제공되기를 기대한다.

운동발달 프로그램의 또 다른 측면으로 인해 우리는 GMFCS I단계에 있는 젊은이들은 적어도 95%의 GMFM 점수에 도달하지만, 대동작 능력의 단계는 다양하고 GMFM-66이 평가하는 것보다 더 많은 활동을 할 수 있는 가능성을 가지고 있다는 것을 알게 되었다. 이 문제를 다루기 위해 Wright 박사와 토론토대학교 물리치료학과 대학원생들이 I단계 아동과 청소년을 위한 더 고차원적인(향상된 운동 기술) 과제의 수행력을 평가하는 GMFM '도전적인 모듈(Challenge Module)' (GMFM의 상향적 확장)을 개발했다(Wilson et al., 2011). 예비 연구는 성공적이었고, Virginia Wright 박사와 Barbara Gibson 박사가 공동 연구 책임자로 라쉬(Rasch) 척도법을 통해서 GMFM-66과 직접 연계하는 공식적인 국제연구를 하기 위한 지원을 받았다. 이를 통해 연구자들은 새로운 라쉬 척도 버전의 유효성을 검증할 수 있고, 도전 과제에 직접 접근하는 목표를 수립하여 평가 및 개입 계획을 바로 연결할 수 있을 것이다.

생산적인 향후 연구 방향

여러 국가에서 많은 양의 운동발달 데이터를 얻음으로써, 현상학적으로 다른 징후를 보이는 뇌성마비 아동의 연령별과 GMFCS 단계별 종단적 연구를 수행할 수 있는 기회들이 생겼다. 예를 들어, GMFCS III단계에 속하는 3세 뇌성마비 아동 집단 즉, 뚜렷한 경련성 징후를 보이는 아동, 근긴장이상을 보이는 아동, 상대적으로 저긴장성 징후를 보이는 아동이 다 포함될 수 있었으므로, 이 아동들에서 운동발달이 어떻게 같고, 어떻게 다른지를 볼 수 있었다. 이러한 연구를 수행하고 중요한 변화를 발견할 수 있다면, 우리의 연구를 통해 보다 정확하게 예후를 예측하게 될 것이다(Palisano et al., 2000; Rosenbaum et al., 2002). 이 정보는 잠재적으로 발달 임상의가 운동장애가 서로 다른 아동의 세밀한 운동기능 특성 패턴에 기초하여 치료를 계획할 수 있게 할 것이며, 이러한 예후는 잠재적으로 부모와 치료사에게 더욱 유용할 것이다.

GMFCS는 뇌성마비 아동을 대동작발달에 따라 다섯 개의 뚜렷한 그룹으로 분리하는 도구를 제공했다. 대규모 공동 연구에서 연령과 뇌성마비의 '심각도'가 다양한 많은 아동 집단의 건강상태를 주의 깊게 살펴봄으로써 연령과 GMFCS 단계에 따라 다양한 건강상태를 평가하는 것이 가능했다(Kennes et al., 2002; Parkes et al., 2005; Saigal et al., 2005; Rosenbaum et al., 2007b). 이 정보는 임상적인 가치는 물론, 역학적인 가치도 있으며, 지금보다 훨씬 더 자세한 뇌성마비 아동과 청소년 집단의 특성을 제공할 수 있게 될 것이다.

Russell과 Gorter (2005)의 초기 연구는 GMFM으로 평가할 때, 보조기가 운동기능을 변화시키는 정도를 조사했다. 향후 체계적인 연구(아마도 다기관 연구)가 보조기를 착용한 상태에서도 이루어짐으로써, GMFM-66은 아이들이 일반적으로 활동하는 상태에서 평가할 때 사용될 수도 있을 것이다.

마지막으로, 계속해서 유년기 양극 간, 즉 영아 및 유아 뇌성마비와 청소년 및 청년 뇌성마비의 운동발달 패턴에 대한 더욱 철저한 이해가 필요하다. 특히 매우 어릴 때의 '활동'과 '참여'에 따른 발달 패턴이 추후의 발달과 어떤 관계가 있겠는가(WHO, 2001)?

2세 이하의 아동에 대한 GMFCS의 예측타당도는 아직도 다소 제한적이다(Palisano et al., 1997; Wood and Rosenbaum, 2000; Gorter et al., 2008). 이것은 영아의 운동 다양성이 다소 제한적이어서 유효한 정보가 상대적으로 적기 때문일 것이다. 아마도 연령이 높은 학령전기와 학령기에서 보다 뇌성마비가 되는 운동 장애의 초기 증상이 안정적이지 않을 것이므로, 상대적으로 극적인 수준의 운동능력을 습득하는 발달의 초기 단계에서 GMFCS 상태가 예측될 수 있을 것이다.

분명한 것은 놀랍지 않게, 장기적인 운동발달 결과에 대한 예측은 아동이 자랄수록 정확해진다는 것이다(Wood and Rosenbaum, 2000). 뇌성마비 유아의 대동작기능 예후에 관한 부모들의 주요 질문에 효과적으로 답하기 위해서는 유아의 운동발달에 대해 더 많이 연구함으로써 잘 볼 수 있게 되어야 한다.

우리는 이 장을 통해서 독자들이 임상평가의 개발은 진행 중이라는 사실을 이해하기를 바란다. 현대의 측정 과학을 이용하고 임상 동료들(그리고 해당된다면 가족)과 함께 참여한다면, 우리는 계속해서 도구를 개선하고, 넓은 범위에 대한 평가가 가능해지도록 하고, 이 분야를 발전시킬 수 있을 것이다. 이 25년의 개발여정(여전히 활발히 진행되고 있는) 이야기가 이러한 기회를 통해 반영될 수 있기를 희망한다.

참고문헌

Adair B, Said CM, Rodda J, Morris ME (2012) Psychometric properties of functional mobility tools in hereditary spastic paraplegia and other childhood neurological conditions. *Developmental Medicine and Child Neurology* 54: 596–605. doi: 10.1111/j.1469-8749.2012.04284.x.

American Physical Therapy Association (2001) Who are physical therapists and what do they do?

In: The Guide to Physical Therapist Practice. *Physical Therapy* 8: 39–50.

Avery L (2002) *Gross Motor Ability Estimator*, vol. 1.0. London: Mac Keith Press.

Avery LM, Russell DJ, Raina PS, Walter SD, Rosenbaum PL (2003) Rasch analysis of the gross motor function measure: Validating the assumptions of the Rasch model to create an interval-level measure. *Archives of Physical Medicine and Rehabilitation* 84: 697–705.

Avery LM, Russell DJ, Rosenbaum PL (2013) Criterion validity of the GMFM-66 item set and the GMFM-66 basal and ceiling approaches for estimating GMFM-66 scores. *Developmental Medicine and Child Neurology* 55: 534–538. doi: 10.1111/dmcn.12120.

Bagley AM, Gorton G, Oeffinger D et al. (2007) Outcome assessments in children with cerebral palsy, Part II: discriminatory ability of outcome tools. *Developmental Medicine and Child Neurology* 49: 181–186.

Bartlett DJ, Chiarello LA, McCoy SW et al. (2010b) The Move & PLAY study: An example of comprehensive rehabilitation outcomes research. *Physical Therapy* 90: 1660–1672. doi: 10.2522/ptj.20090424.

Bartlett DJ, Hanna SE, Avery L, Stevenson RD, Galuppi B (2010a) Correlates of decline in gross motor capacity in adolescents with cerebral palsy in Gross Motor Function Classification System levels III to V: An exploratory study. *Developmental Medicine and Child Neurology* 52: e155–60. doi: 10.1111/j.1469-8749.2010.03632.x.

Barwood S, Baillieu C, Boyd R et al. (2000) Analgesic effects of botulinum toxin A: A randomized, placebo-controlled clinical trial. *Developmental Medicine and Child Neurology* 42: 116–121.

Bayley N (2005) *The Bayley Scales of Infant and Toddler Development*, 3rd edition. San Antonio, Texas: Pearson.

Baxter P. editor (2007) Definition and classification of cerebral palsy. *Developmental Medicine and Child Neurology* 49: 181–186.

Beckung E, Hagberg G (2002) Neuroimpairments, activity limitations and participation restrictions in children with cerebral palsy. *Developmental Medicine and Child Neurology* 44: 309–16.

Bleck EE (1975) Locomotor Prognosis in cerebral palsy. *Developmental Medicine and Child Neurology* 17: 18–25.

Boyce W, Gowland C, Hardy S et al. (1991a) Development of a quality of movement measure for children with cerebral palsy. *Physical Therapy* 71: 820–832.

Boyce W, Gowland C, Rosenbaum P et al. (1991b) Measures of quality of movement in cerebral palsy: A review of the literature. *Physical Therapy* 71: 813–819.

Boyce W, Gowland C, Rosenbaum P et al. (1992) Gross Motor Performance Measure for children with cerebral palsy: Study design and preliminary findings. *Journal of Public Health* 83 (Suppl. 2): S34–S40.

Boyce W, Gowland C, Russell D et al. (1993) Consensus methodology in the development and content validation of a Gross Motor Performance Measure. *Physiotherapy Canada* 45: 94–100.

Bruininks RH, Bruininks B (2005) *Bruininks–Oseretsky Test of Motor Proficiency*. Minneapolis, MN: NCS Pearson.

Brunton LK, Bartlett DJ (2011) Validity and reliability of two abbreviated versions of the Gross Motor Function Measure. *Physical Therapy* 91: 577–588. doi: 10.2522/ptj.20100279.

Campbell SK, Osten ET, Kolobe TA, Fisher AG (1993) Development of the test of infant motor performance. In: Granger CV, Gresham GE, editors. *New Developments in Functional Assessment* (Physical Medicine and Rehabilitation Clinics of North America). Philadelphia, PA: W.B. Saunders Company.

Campbell SK, Palisano RJ, Orlin MN (2012) *Physical Therapy for Children*, 4th edition. St Louis, MO: Elsevier Saunders.

Coster W, Deeney T, Haltiwanger J, Haley S (1998) *School Function Assessment*. San Antonio, Texas: The Psychological Corporation/Therapy Skill Builders.

Cronk C, Crocker AC, Pueschel SM et al. (1988) Growth charts for children with Down syndrome: 1 month to 18 years of age. *Pediatrics* 81: 102–110.

Eliasson AC, Krumlinde Sundholm L, Rösblad B et al. (2006) The Manual Ability Classification System (MACS) for children with cerebral palsy: Scale development and evidence of validity and reliability. *Developmental Medicine and Child Neurology* 48: 549–554.

Finch E, Brooks D, Stratford PW, Mayo NE (2002) *Physical Rehabilitation Outcome Measures. A Guide to Enhanced Clinical Decision Making*, 2nd edition. Canadian Physiotherapy Association, Toronto, ON: BC Decker Inc.

Folio MR, Fewell RR (2000) *Peabody Developmental Motor Scales*, 2nd edition. San Antonio, Texas: Pearson.

Gemus M, Palisano R, Russell D et al. (2001) Using the Gross Motor Function Measure to evaluate motor development in children with Down syndrome. *Physical and Occupational Therapy in Pediatrics* 21 (2–3): 69–79.

Gowland C, Boyce W, Wright V, Russell D, Goldsmith C, Rosenbaum P (1995) Reliability of the Gross Motor Performance Measure. *Physical Therapy* 75: 597–602.

Gorter JW, Ketelaar M, Rosenbaum P, Helders PJM, Palisano R (2008) Use of the Gross Motor Function Classification System in infants with cerebral palsy: The need for reclassification at age 2 or older. *Developmental Medicine and Child Neurology* 51: 46–52. doi: 10.1111/j.1469-8749.2008.03117.x

Gray L, Ng H, Bartlett D (2010) The Gross Motor Function Classification System: An update on impact and clinical utility. *Pediatric Physical Therapy* 22: 315–320. doi: 10.1097/PEP.0b013e3181ea8e52.

Guyatt GH, Kirshner B, Jaeschke R (1992) Measuring health status: What are the necessary measurement properties? *Journal of Clinical Epidemiology* 12: 1341–1345.

Guyatt G, Walter S, Norman G (1987) Measuring change over time: Assessing the usefulness of evaluative instruments. *Journal of Chronic Diseases* 40: 171–180.

Hagglund G, Lauge-Pedersen H, Wagner P (2007) Characteristics of children with hip displacement in cerebral palsy. *BMC Musculoskeletal Disorders* 8: 101.

Haley SM, Coster WJ, Ludlow LH, Haltiwanger JT, Andrellos PJ (1992) *Pediatric Evaluation of Disability Inventory (PEDI) Development, Standardization and Administration Manual*. Boston, MA: PEDI Research Group, New England Medical Center Hospitals.

Haley SM, McHorney CA, Ware JE (1994) Evaluation of the MOS SF-36 Physical Functioning Scale: I. Unidimensionality and reproducibility of the Rasch scale. *Journal of Clinical Epidemiology* 47: 671–684.

Haley SM, Ni P, Ludlow LH, Fragala-Pinkham MA (2006) Measurement precision and efficiency of multidimensional computer adaptive testing of physical functioning using the Pediatric Evaluation of Disability Inventory. *Archives of Physical Medicine and Rehabilitation* 87: 1223–1229.

Hanna SE, Bartlett DJ, Rivard LM, Russell DJ (2008) Reference curves for the Gross Motor Function Measure: Percentiles for clinical description and tracking over time among children with cerebral palsy. *Physical Therapy* 88: 596–607. doi: 10.2522/ptj.20070314.

Hanna SE, Rosenbaum PL, Bartlett DJ et al. (2009) Stability and decline in gross motor function among children and youth with cerebral palsy aged 2 to 21 years. *Developmental Medicine and Child Neurology* 51: 295–302.

Harris SR, Daniels LE (2001) Reliability and validity of the Harris Infant Neuromotor Test. *Journal of Pediatrics* 139: 249–53.

Harvey A, Graham HK, Morris ME, Baker R, Wolfe R (2007) The Functional Mobility Scale: Ability to detect change following single event multilevel surgery. *Developmental Medicine and Child Neurology* 49: 603–607.

Harvey A, Robin J, Morris ME, Graham HK, Baker R (2008) A systematic review of measures of activity limitation for children with cerebral palsy. *Developmental Medicine and Child Neurology* 50: 190–198. doi: 10.1111/j.1469-8749.2008.02027.x.

Handlesman D (1994) The *Construct Validity of the Worker Role Interview for the Chronic Mentally Ill*. University of Illinois at Chicago, Chicago, Thesis.

Hays R, Morales L, Reise S (2000) Item response theory and health outcomes measurement in the 21st Century. *Medical Care* 38: pII28–42.

Hidecker MJC, Paneth N, Rosenbaum PL et al. (2011) Developing and validating the Communication Function Classification System (CFCS) for individuals with cerebral palsy. *Developmental Medicine and Child Neurology* 53: 704–710. doi: 10.1111/j.1469-8749.2011.03996.x.

Hoskins TA, Squires JE (1973) Developmental assessment: A test for gross motor and reflex development. *Physical Therapy* 53: 117–125.

Iannaccone ST, Hynan LS (2003) American Spinal Muscular Atrophy Randomized Trials Group. Reliability of 4 outcome measures in pediatric spinal muscular atrophy. *Archives of Neurology* 60: 1130–1136.

Jahnsen R, Aamodt G, Rosenbaum P (2006) Gross Motor Function Classification System used in adults with cerebral palsy. Agreement of self-reported versus professional scoring, and description of changes in gross motor function. *Developmental Medicine and Child Neurology* 48: 734–738.

Josenby AL, Jarnlo GB, Gummesson C, Nordmark E (2009) Longitudinal construct validity of the GMFM-88 total score and goal total score and the GMFM-66 score in a 5-year follow up study. *Physical Therapy* 89: 342–350. doi: 10.2522/ptj.20080037.

Kennes J, Rosenbaum P, Hanna S et al. (2002) Health status of school-aged children with cerebral palsy: Information from a population-based sample. *Developmental Medicine and Child Neurology* 44: 240–247.

Ketelaar M, Vermeer A, Hart H, van Petegem-van Beek E, Helders PJ (2001) Effects of a functional therapy program on motor abilities of children with cerebral palsy. *Physical Therapy* 81: 1534–1545.

Kirshner B, Guyatt G (1985) A methodological framework for assessing health indices. *Journal of Chronic Disease* 38: 27–36.

Kraemer HC, Karner AF (1976) Statistical alternatives in assessing quantitative measures: Application to behavior measures of neonates. *Psychological Bulletin* 85: 914–921.

Li M, Olejnik S (1997) The power of Rasch person-fit statistics in detecting unusual response patterns. *Applied Psychological Measurement* 21: 215–231.

Linder-Lucht M, Othmer V, Walther M et al. (2007) Gross Motor Function Measure-Traumatic Brain Injury Study Group. Validation of the Gross Motor Function Measure for use in children and adolescents with traumatic brain injuries. *Pediatrics* 120: e880–886.

Livingston MH, Stewart D, Rosenbaum PL, Russell DJ (2011) Exploring issues of participation among adolescents with cerebral palsy: What's important to them? *Physical & Occupational Therapy in Pediatrics* 31: 275–287. doi: 10.3109/01942638.2011.565866.

Magalhaes L, Fisher A, Bernspang B, Linacre J (1996) Cross-cultural assessment of functional ability. *The Occupational Therapy Journal of Research* 1: 45–63.

Mahoney G, Robinson C, Fewell RR (2001) The effects of early motor intervention on children with Down syndrome or cerebral palsy: A field study. *Journal of Developmental and Behavioral Pediatrics* 22: 153–162.

Majnemer A (ed.) (2012) *Measures for Children with Developmental Disabilities. An ICF-CY approach. Clinics in Developmental Medicine*, No 194–5. London: Mac Keith Press.

Mall V, Heinen F, Kirschner J et al. (2000) Evaluation of botulinum toxin a therapy in children with adductor spasm by Gross Motor Function Measure. *Journal of Child Neurology* 15: 214–217.

Mayston MJ (2012a) Interventions: Orthodox and Heterodox. A perspective on issues in 'treatment'. In: Rosenbaum PL, Rosenbloom L, editors. *Cerebral Palsy: From Diagnosis to Adult Life*. London: Mac Keith Press.

Mayston MJ (2012b) Therapists and therapies in cerebral palsy. In: Rosenbaum PL and Rosenbloom L, editors. *Cerebral Palsy: From Diagnosis to Adult Life*. London: Mac Keith Press.

McBride MC, Laroia N, Guillet R (2000) Electrographic seizures in neonates correlate with poor neurodevelopmental outcome. *Neurology* 55: 506–513.

McCauley SR, Wilde EA, Anderson VA et al. (2012) Recommendations for the use of common outcome measures in pediatric traumatic brain injury research. *Journal of Neurotrauma* 29: 678–705. doi: 10.1089/neu.2011.1838.

McCormick A, Brien M, Plourde J, Wood E, Rosenbaum P, McLean J (2007) The stability of the Gross Motor Function Classification System in adults with cerebral palsy. *Developmental Medicine and Child Neurology* 49: 265–269.

McGraw K, Wong S (1996) Forming inferences about some intraclass correlation coefficients. *Psychol Methods* 1: 30–46.

Molenaar I, Hoijtinik H (1990) The many null distributions of person fit indices. *Psychometrika* 55: 75–106.

Morris C (2007) Definition and classification of cerebral palsy: A historical perspective. *Developmental Medicine and Child Neurology* 49 (Suppl. 109): 3–7.

Morris C, Bartlett D (2004) Gross Motor Function Classification System: Impact and utility. *Developmental Medicine and Child Neurology* 46: 60–65.

Morris C, Galuppi BE, Rosenbaum PL (2004) Reliability of family report for the Gross Motor Function Classification System. *Developmental Medicine and Child Neurology* 46: 455–460.

Nordmark E, Jarnlo GB, Hagglund G (2000) Comparison of the Gross Motor Function Measure and Paediatric Evaluation of Disability Inventory in assessing motor function in children undergoing selective dorsal rhizotomy. *Developmental Medicine and Child Neurology* 42: 245–52.

Norusis MJ (1986) *SPSS X version 2.1*. Chicago, IL: SPSS Inc.

Oeffinger D, Bagley A, Rogers S et al (2008) Outcome tools used for ambulatory children with cerebral palsy: Responsiveness and minimum clinically important differences. *Developmental Medicine and Child Neurology* 50: 918–25. doi: 10.1111/j.1469-8749.2008.03150.x.

Palisano R, Cameron D, Rosenbaum PL, Walter SD, Russell D (2006) Stability of the Gross Motor Function Classification System. *Developmental Medicine and Child Neurology* 48: 424–428.

Palisano RJ, Hanna SE, Rosenbaum PL et al (2000) Validation of a model of gross motor function for children with cerebral palsy. *Physical Therapy* 80: 974–985.

Palisano RJ, Rosenbaum P, Bartlett D, Livingston MH (2008) Content validity of the expanded and revised Gross Motor Function Classification System. *Developmental Medicine and Child Neurology* 50: 744. doi: 10.1111/j.1469-8749.2008.03089.x.

Palisano R, Rosenbaum P, Walter S, Russell D, Wood E, Galuppi B (1997) Development and validation of a gross motor function classification system for children with cerebral palsy. *Developmental Medicine and Child Neurology* 39: 214–223.

Palisano RJ, Rosenbaum P, Bartlett D, Livingston MH (2008) Content validity of the expanded and revised Gross Motor Function Classification System. *Developmental Medicine and Child Neurology* 50: 744–750.

Palisano RJ, Shimmell LJ, Stewart D, Lawless JJ, Rosenbaum PL, Russell DJ (2009) Mobility experiences of adolescents with cerebral palsy. *Physical & Occupational Therapy in Pediatrics* 29: 133–153. doi: 10.1080/01942630902784746.

Palisano RJ, Walter SD, Russell DJ et al. (2001) Gross motor function of children with Down syndrome: Creation of motor growth curves. *Archives of Physical Medicine and Rehabilitation* 82: 494–500.

Parkes J, Dolk H, Hill N (2005) Cerebral Palsy in children and young adults in Northern Ireland (Birth years 1977–1997): A comprehensive report. Belfast, NI: Queen's University Belfast.

Piper MC, Darrah J (1994) *Motor Assessment of the Developing Infant*. Philadelphia, PA: W.B. Saunders Company.

Rasch G (1960) *Probabilistic Models for Some Intelligence and Attainment Tests*. Copenhagen: Nielson and Lydiche.

Revicki D, Hays RD, Cella D, Sloan J (2008) Recommended methods for determining responsiveness and minimally important differences for patient-reported outcomes. *Journal of Clinical Epidemiology* 61: 102–109. doi: 10.1016/j.jclinepi.2007.03.012.

Riddle, D, Stratford, P (2013) *Is This Change Real? Interpreting Patient Outcomes in Physical Therapy*. Philadelphia, PA: F.A. Davis Company.

Rosenbaum P (2009) The quality of life for the young adult with neurodisability: Overview and reprise. *Developmental Medicine & Child Neurology* 51: 679–682. doi: 10.1111/j.1469-8749.2009.03323.x.

Rosenbaum PL, Di Rezze B, Hidecker MJC et al. (2011) *Development of the Autism Classification System of Functioning: Social Communication*. Funded by the Canadian Institutes of Health Research 2011–14.

Rosenbaum PL, Livingston MH, Palisano RJ, Galuppi BE, Russell DJ (2007b) Quality of life and health-related quality of life of adolescents with cerebral palsy. *Developmental Medicine and Child Neurology* 49: 516–521.

Rosenbaum PL, Palisano RJ, Bartlett DJ, Galuppi BE, Russell DJ (2008) Developing the Gross Motor Function Classification System for cerebral palsy: Lessons and implications for classifying function in childhood disability. *Developmental Medicine and Child Neurology* 50: 249–53.

Rosenbaum P, Paneth N, Leviton A, Goldstein M, Bax M (2007a) Definition and classification document, In: The Definition and Classification of Cerebral Palsy (Ed. Baxter P). *Developmental Medicine and Child Neurology* 49: 8–14.

Rosenbaum PL, Rosenbloom L (2012) *Cerebral Palsy: From Diagnosis to Adult Life*. London: Mac Keith Press.

Rosenbaum P, Russell D, Cadman D, Gowland C, Jarvis S, Hardy S (1990) Issues in measuring change in motor function in children with cerebral palsy: A special communication. *Physical Therapy* 70: 125–131.

Rosenbaum PL, Walter SD, Hanna SE et al. (2002) Prognosis for gross motor function in cerebral palsy: Creation of motor development curves. *Journal of the American Medical Association* 288: 1357–1363.

Rosier MJ, Bishop J, Nolan T, Robertson CF, Carlin JB, Phelan PD (1994) Measurement of functional severity of asthma in children. *American Journal of Critical Care Medicine* 49: 1434–1441.

Ruck-Gibis J, Plotkin H, Hanley J, Wood-Dauphine S (2001) Reliability of the Gross Motor Function Measure for children with osteogenesis imperfecta. *Physiotherapy Canada* 53: S16.

Russell DJ, Avery LM, Rosenbaum PL, Raina PS, Walter SD, Palisano RJ (2000) Improved scaling of the Gross Motor Function Measure for children with cerebral palsy: Evidence of reliability and validity. *Physical Therapy* 80: 873–885.

Russell DJ, Avery LM, Walter SD et al. (2010) Development and validation of item sets to improve efficiency of administration of the 66-item Gross Motor Function Measure in children with cerebral palsy. *Developmental Medicine and Child Neurology* 52: e48–e54. doi: 10.1111/j.1469-8749.2009.03481.x.

Russell DJ, Gorter JW (2005) Assessing functional differences in gross motor skills in children with cerebral palsy who use an ambulatory aid or orthoses: Can the GMFM-88 help? *Developmental Medicine and Child Neurology* 47: 462–467.

Russell D, Palisano R, Walter S et al. (1998) Evaluating motor function in children with Down syndrome: Validity of the GMFM. *Developmental Medicine and Child Neurology* 40: 693–701.

Russell DJ, Rosenbaum PL, Avery LM, Lane M (2002) *Gross Motor Function Measure (GMFM-66 & GMFM-88) User's Manual*. London: Mac Keith Press.

Russell D, Rosenbaum P, Cadman D, Gowland C, Hardy S, Jarvis S (1989) The gross motor function measure: A means to evaluate the effects of physical therapy. *Developmental Medicine and Child Neurology* 31: 341–352.

Russell DJ, Rosenbaum PL, Lane M et al. (1994) Training users in the Gross Motor Function Measure: Methodological and practical issues. *Physical Therapy* 74: 630–636.

Saigal S, Rosenbaum P, Stoskopf B et al. (2005) Development, reliability and validity of a new measure of overall health for pre-school children. *Quality of Life Research* 14: 241–255.

Sanders HM, Wright FV, Burtner PA (2012) Mobility. In: Majnemer A, editor. *Measures for Children with Developmental Disabilities. An ICF-CY approach*. Clinics in Developmental Medicine, No 194–5. London: Mac Keith Press.

Scrutton D, Rosenbaum PL (1997) The locomotor development of children with cerebral palsy. In: Connolly K, Forssberg H, editor. *Neurophysiology and Neuropsychology of Motor Development*. London: Mac Keith Press.

Shrout PE, Fleiss JL (1979) Intraclass correlations: Uses in assessing rater reliability. *Psychological Bulletin* 86: 420–428.

Smith R (1996) Person fit in the Rasch model. *Educational and Psychological Measurement* 46: 359–373.

Smith R, Schumaker R, Bush M (1998) Using item mean squares to evaluate fit the Rasch Model. *Journal of Outcome Measurement* 2: 66–78.

Soo B, Howard JJ, Boyd RN et al. (2006) Hip displacement in cerebral palsy. *Journal of Bone and Joint Surgery* 88: 121–129.

Steel KO, Glover JE, Spasoff RA (1991) The motor control assessment: An instrument to measure motor control in physically disabled children. *Archives of Physical Medicine and Rehabilitation* 72: 549–553.

Steel KO, Spasoff RA (1986) *The testing of a motor control assessment for physically handicapped children*. Final Report of Grant 677, Project No. 00643. Toronto: Ontario Ministry of Health.

Stewart DA, Lawless JL, Shimmell LJ et al. (2012) Social participation of adolescents with cerebral palsy: Trade-offs and choices. *Physical and Occupational Therapy in Pediatrics* 32: 167–179. doi: 10.3109/01942638.2011.631100.

Streiner DL, Norman GR (2008) *Health Measurement Scales. A Practical Guide to their Development and Use*, 4th edition. Oxford: Oxford University Press.

Tennant A, Conaghan PG (2007) The Rasch measurement model in rheumatology: What is it and why use it? When should it be applied, and What should one look for in a Rasch paper? *Arthritis & Rheumatism (Arthritis Care & Research)* 57: 1358–1362.

Vohr BR, Wright LL, Dusick AM et al. (2000) Neurodevelopmental and functional outcomes of extremely low birth weight infants in the National Institute of Child Health and Human Development Neonatal Research Network, 1993–1994. *Pediatrics* 105: 1216–26.

용어 해설

아스키 파일(ASCII file) ASCII(아스키) 세트의 특징만 포함하는 파일. 이 파일은 텍스트(text) 전용 파일로 워드 프로세싱이나 스프레드시트(spread-sheet), 데이터베이스 문서에 대표적으로 나오는 형식은 포함하지 않는다.

운동실조형(Ataxia) 근육의 약화 없이 동작과 운동조절의 협응 장애. 운동실조형은 흔히 소뇌 기능의 손상을 수반한다.

무정위운동형(Athetosis) 불수의적이고 손가락, 팔, 다리, 목의 꿈틀거리는 운동. 피라미드외로(extrapyramidal) 운동장애에서 나타난다.

의사소통 기능 분류체계(CFCS) (http://cfcs.us 참조)

뇌성마비(CP)

신뢰구간(Confidence Interval) 합리적으로 평가 점수가 포함되어 있을 것으로 신뢰할 수 있는 구간. 대표적으로 95% 신뢰구간이 사용된다.

기준 평가(Criterion testing) GMFM 기준 평가 참조

양지마비, 양하지마비(Diplegia) 뇌성마비에서 이 용어는 상지의 기능장애보다 하지의 기능장애가 훨씬 더 심할 때 사용된다. 현재는 많은 사람들이 신체 양측의 손상을 인지하기 위해 '양측성 뇌성마비'라는 용어를 선호한다.

이상운동형(Dyskinetic) 자세와 운동의 비정상적인 패턴. 불수의적이며 조절되지 않는 반복성과 때때로 정형화된 운동패턴과 관련된다. 무정위운동형과 무도무정위운동형을 포함한다.

이상긴장형(Dystonia) 피라미드외로 운동장애로 인해 발생하는 불수의적인 근긴장의 동요. 보통 불수의적 무정위운동과 관련이 있다.

예상 점수(Expected Score) 점수를 얻을 확률값과 각 점수의 값을 합해서 도달되는 수학적 용어. 예상 점수는 동일한 능력의 대규모 아동집단에서 문항의 평균 점수가 된다고 예상되는 것이다.

Fisher z **변환**(Fisher z transformation) 상관성을 비교할 수 있도록 표본의 분포를 정상화하기 위해 사용하는 통계적 도구

대동작능력 산정기(GMAE) GMFM-66를 채점하기 위해 사용되는 컴퓨터 프로그램

대동작능력 산정기-제2판(GMAE-2) (http://motorgrowth.canchild.ca/en/GMFM/gmae.asp에서 이용 가능함)

대동작기능분류체계(GMFCS)

대동작기능분류체계 확장개정판(GMFCS E&R) (http://motorgrowth.canchild.ca/en/GMFM/gmae.asp 참조)

GMFM-88 대동작기능평가-88개 항목판

GMFM-66 대동작기능평가-66개 항목판

GMFM-66-IS 대동작기능평가-항목 선택을 위한 항목 세트(item set) 접근법

GMFM-66-B & C 대동작기능평가-항목 선택을 위한 기저 & 상한 접근법

적합도 검증(Goodness of fit statistics) 라쉬(Rasch) 모형에 적합하지 않은 아동(피험자 적합도)이나 문항(문항적합도)을 찾아내고자 라쉬(Rasch) 분석 프로그램에서 제공되는 통계치

GMFM **기준 평가**(GMFM criterion testing) 동영상에서 보여주는 GMFM 문항 샘플의 채점을 위한 개인의 능력을 평가하기 위해 개발되었다. 비디오테이프에는 문항 범위(1~88 문항)와 점수 범위(0~3점)가 들어 있다. 개인의 점수는 동일한 동영상을 시청한 전문가가 채점한 점수와 비교하여 가중 카파값으로 일치도를 조사하였다. 이 측정은 더 이상 유효하지 않으므로 GMFM 이용자는 자신의 신뢰도를 평가해야 한다.

GMFM-66 뇌성마비 아동의 대동작기능 측정에서 일차원성에 기여한다고 확인된 66개의 문항만 포함한 GMFM-88의 업데이트 버전. 이 새로운 측정은 GMFM-88의 서열척도화와는 달리, 대동작기능의 구간 점수를 활용해서 아동을 평가한다.

GMFM-88 대동작기능의 변화를 평가하기 위해 설계된 88개 항목 측정

편마비(Hemiplegia) 신체 한쪽의 기능성 운동 장애를 설명하기 위해 사용되는 용어(뇌졸중 후 성인이나 뇌손상 후 아동에서의 신체 반대쪽 기능 제한). '편측성 뇌성마비'로 간주된다.

국제 기능, 장애, 건강 분류(ICF) 세계보건기구(WHO) 발표

내적합도(Infit) 어떤 문항이 그 항목 난이도와 비슷하게 기능하는 사람들에 대해서 연구하는 잠재적 특성을 얼마나 잘 평가하는가를 기술하는 통계. GMFM의 경우, 이 통계는 어떤 문항이 그 항목 난이도에 가까운 능력을 가진 아동의 대동작기능을 얼마나 잘 평가하는지를 기술한다.

사분위수 범위(Interquartile range) 표본의 중간이 위치하는 범위. 즉, 분포의 25번째와 75번째 백분위수 사이의 범위

구간(Interval) 자(ruler)처럼 순서가 있고 일정한 간격이 있는 척도

급내상관계수(Intraclass correlation coefficient, ICC) 모집단에서 서로 다른 집단 간에 통제되지 않는 변수의 효과를 측정하는 방법. ICC는 분산 분석에서 도출되고, 다른 변량의 구성요소를 확인할 수 있다.

항목지도(Item map) 측정 시 총점과 그 측정 내에서 항목 난이도의 관계를 보여주는 문항도해

문항반응이론(Item Response Theory, IRT) 객관적이고 구간 수준의 측정과 관계있는 측정이론의 분과

항목 단계(Item step) 항목에서 차상위 응답 옵션에서 결과를 얻는데 필요한 능력의 차이. 예를 들어, GMFM의 첫 번째 항목은 '0'부터 '1'까지 득점하는 '단계'이다.

가능성 분계점(Likelihood threshold) 아동이 적어도 관심 점수를 획득할 수 있는 특정 확률을 갖는 능력을 나타내는 서스톤 분계점(Thurstone thresholds)의 일반적인 경우. 예를 들어 점수 '1'의 90% 가능성 분계점은 아동의 능력이 적어도 1점('1'이나 '2'나 '3')을 얻을 확률이 90%라는 것을 나타낸다.

잠재적 특성(Latent trait) 검사에서 측정하고자 하는 특성. GMFM의 경우, 평가하려는 잠재적 특성은 대동작기능이다.

로짓(Logit) 문항을 통과할 확률의 측정

손기능 분류체계(MACS) (www.macs.nu 참조)

잡 영향 항목(Noisy items) 연구되는 잠재된 특성의 측정에 기여하지 않는 문항

명목형(Ordinal) 자료의 순서는 있지만 간격이 일정하지 않는 척도. 예를 들어 'none(없음)', 'a little(약간)', 'a lot(많음)'의 척도

외적합도(Outfit) 어떤 문항이 그 항목 난이도와 전혀 다르게(이상이나 이하) 기능하는 사람들의 잠재적인 특성을 얼마나 잘 측정할 수 있는지를 기술하는 통계

부분점수모형(Partial credit model) 문항 내에서 응답 범주의 구조에 대한 가설이 만들어지지 않는 특정 라쉬(Rashe) 모형. 즉, '1'점을 얻는 것이 '2'점을 얻는 것보다 쉽다고 가정할 수 없다.

사지마비[Quadriplegia(라틴어)/tetraplegia(그리스어)] 모든 사지와 체간의 부분적 혹은 전체적인 사용의 손상. 양하지마비와 같이 이것도 '양측성 뇌성마비'의 또 다른 표현이다.

라쉬 분석(Rashe analysis) 한 항목이 속해 있는지, 그리고 난이도에 따라 정렬되어 있는지를 평가하는 통계적 접근법

라쉬 모형(Rashe model) 항목 난이도에 대한 무표본 추정치와 피검사자의 능력에 대한 무검사 추정치를 제공하는 1-모수 문항반응이론(IRT) 모형

평정척도 모형(Rating scale model) 한 항목 내 한 점수에서 다음 점수로 이동하는 난이도가 일정하다고 여겨지는 특정 라쉬(Rashe) 모형. 예를 들어, 주어진 항목에서 점수 '1'에서 점수 '2'로 이동하는 난이도가 점수 '2'에서 점수 '3'으로 이동하는 것과 같다.

신뢰도(Reliability) 반복 평가에서 같은 결과가 나올 정확도

민감도(Responsiveness) 시간의 경과에 따라 임상적으로 의미있는 변화를 감지하기 위한 평가 능력

무표본(Sample free) 다른 모집단 표본으로 문항의 난이도를 신뢰성 있게 측정하는 능력

점수 영역(Score region) 주어진 점수가 가능한 능력의 영역

경직(Spasticity) 증가된 근긴장으로 뻣뻣한 느낌을 초래함. 전문적으로 말하면 경직성 근육은 신장에 속도 의존적 저항을 갖는다.

단계(Step) '항목 단계' 참조

무검사(Test free) 한 평가에서 다른 문항을 가지고 개인을 신뢰성 있게 측정하는 능력

서스톤 분계점(Thurstone thresholds) 최소한 주어진 점수를 획득하기 위해($p \geq 0.5$) 필요한 능력. 예를 들어, 점수 '2'에 대한 서스톤 임계값은 항목에서 최소한 '2'점(2점이나 3점)을 맞을 50%의 확률에 필요한 능력이다.

근본적 특성(Underlying trait) '잠재적 특성' 참조

일차원성(Unidemensional) 단일 속성이나 질을 측정하는 것. GMFM-66은 대동작기능에 관해서 일차원적이다.

타당도(Validity) 근본적 특성을 측정하는 검사도구의 능력

세계보건기구(WHO) World Health Organization

부록 1

항목 난이도를 나타내는 방법

METHODS OF DISPLAYING ITEM DIFFICULTY

GMFM-66 항목 난이도 도식

문항반응이론의 체계 내에서 항목별 난이도를 평가하기 위한 방법은 많다. (1) 단계 측정, (2) 서스톤 분계점 그리고 (3) 예상 점수 등이 포함된다. 이런 다양한 방법에 대한 논의는 복잡하지만, 확률 모형의 개념을 이해하고 항목의 개연성과 구조를 이해하는데 도움을 준다. 이 논의의 목표는 독자에게 항목 난이도를 나타내는 일반적인 세 가지의 표현에 대한 간략한 배경을 제공하고, GMFM-66의 어느 부분에 사용되었는지 명확하게 알려주기 위함이다.

서로 다른 방법에 대한 논의는 항목 확률 곡선을 살펴보는 것으로 시작한다. 그림 A1.1은 가설 항목에 대한 각각의 네 가지 확률 곡선이다. 이 곡선들은 기능(수평축, GMFM-66 점수와 동일함)에 따라 점수를 얻을 확률(수직축) 점수를 보여준다. 제일 왼쪽의 곡선(P_0)은 그 항목에서 0점을 받을 확률을 나타낸다. 그 다음의 왼쪽 곡선(P_1)은 1점을 받을 가능성이다. 이 점수는 처음에는 성취 가능성이 매우 낮으나(아동의 전반적인 기능이 낮을 때), 아동의 능력이 좋아질수록, 차차 1점을 받을 가능성이 높아지고, GMFM 점수가 최대로 45점에 근접하게 된다. 즉, 아동의 능력이 좋아질수록 점수가 2점 혹은 3점을 획득할 수 있는 가능성은 높아지게 되고, 1점을 획득할 가능성은 낮아진다. 그 다음 곡선 P_2는 2점을 얻을 가능성을 나타내고, P_1 곡선과 같이 최대 점수 54까지 올라가면, 3점을 얻을 가능성이 생기면서 2점을 얻을 확률은 감소한다. 마지막으로, 제일 오른쪽의 곡선은(P_3) 3점을 득점할 가능성을 나타내며, 이 가능성은 아이의 전반적인 기능이 좋아질수록 높아진다.

항목의 단계 측정

라쉬 분석 컴퓨터 프로그램(Bigsteps)은 항목 내 각 난이도의 단계나 반응 옵션에 대한 정보를 제공한다. GMFM-66에서 단계의 측정이나 난이도를 제시하지 않기로 하였지만, 그것들은 매우 유용한 개념이며 통계적인 관점에서 쉽게 이해할 수 있는 방법일 것이다. 단계 측정은 아이의 기능이 인접한 범주에서 같은 점수를 얻게 될 능력 수준을 가리킨다. 예를 들어, 1점에 대한 항목 단계 측정은 1점이 0점과 같아지게 될 능력을 의미한다.

확률 곡선(그림 A1.1)에서는 곡선들이 서로 교차하는 지점들이 있다. 가설 항목의 점수가 42점이라면, 0점을 얻을 확률이 1점을 얻을 확률과 같다는 것이다. 만약 아동이 49점의 점수를 받는다면, 1점을 얻을 확률이 2점을 얻을 확률과 같고, 58점을 받는다면 2점을 얻을 확률이 3점을 얻을 확률과 동일하다.

서스톤 분계점

서스톤 분계점(Thurstone thresholds)은 임상적으로 GMFM과 같은 명목형 데이터를 사용하는 평가도구에서 항목의 난이도를 가장 직관적으로 표현하는 방법일 것이다. 서스톤 분계점은 아동이 관심 영역에서 최소한의 점수를 받을 수 있는(≥50%의 확률) 능력으로 정의된다. 예를 들면, 서스톤 분계점에서 2점은 아이의 기능 점수가 최소 2점이라는 것을 의미한다(2점 혹은 3점을 얻을 수 있을 것으로 예상됨). 서스톤 분계점은 관심이 있는 점수 혹은 그 이상의 점수를 달성할 확률을 더한 다음, 이 곡선과 50%의 확률(P = 0.5)

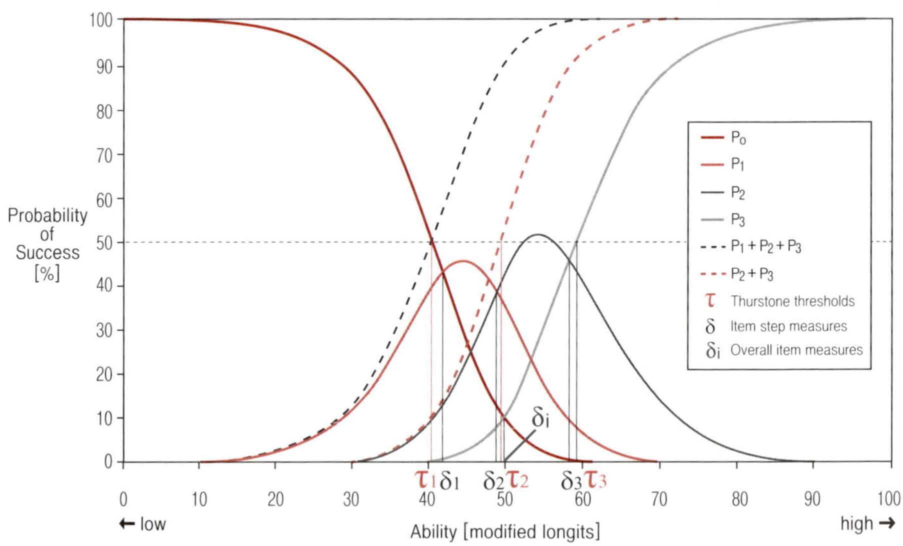

그림 A1.1 네 가지 반응 옵션의 가설 항목에 대한 확률 곡선

곡선과의 교차지점을 찾는 것으로 결정된다. 따라서, 2점에 대한 서스톤 분계점은 2점 혹은 3점(그림 A1.1의 P_2+P_3 곡선)을 얻을 가능성을 나타내는 곡선이 50% 위에 있을 때로 정의된다. 그림 A1.1에서 2점의 서스톤 분계점은 거의 49점이다. 이 의미는 아동이 적어도 그 항목에서 2점을 획득할 가능성이 높다는 것이다. 그림 A1.1에서 또 다른 $P_1+P_2+P_3$ 곡선은 1점 또는 2점 또는 3점을 얻을 가능성을 나타내고, 1점의 서스톤 분계점을 결정하는데 사용된다. 이 예에서 1점의 서스톤 분계점은 44.5이다. 마지막으로 아이의 기능이 대략 58점일 때, P_3 곡선은 50%를 넘고, 이 능력에 있을 때 아동은 그 항목에서 3점을 얻을 가능성이 높다.

그러므로, 서스톤 분계점은 통상적으로 성공 확률이 50%를 초과하는 지점으로 설정된다. 이것은 기술적으로 유용한 수치인데, 왜냐하면 확률이 50% 이상은 성공할 '가능성'이 있다는 뜻이기 때문이다. 더 엄격하게 '가능한'의 정의에 맞는 경계치가 사용될 수도 있다. 표 4.3에서 GMFM-66 항목들을 사용한 서스톤 분계점과 더 높은 90% 확률의 분계점을 모두 제공하였다. 아동은 서스톤 분계점보다 더 능력을 발휘할 수도 있겠지만, 분명한 것은 확률 90% 이상의 분계점에서 항목을 수행할 가능성이 더 높아진다는 것이다.

예상 점수

항목 난이도는 예상 점수(expexted scores)를 사용함으로써 설명될 수도 있다. 예상 점수는 문항의 난이도를 제일 덜 직관적으로 보고하는 방법이지만, 소아를 평가하는 2가지 다른 평가들(Pediatric Evaluation of Disability Inventory and School Function Assessment)에서도 사용되었으므로 본 저자들도 이의 필요성에 공감했다. 그러므로 GMFM-66의 항목지도에 따른 예상 점수를 사용하였다.

그림 A1.2는 예상 점수를 사용하여 GMFM-66 항목지도에서 어떻게 항목이 표현되는지를 보여준 예이다. 이 예는 그래프에서 직접 비교할 수 있도록 그림 A1.1에 사용된 항목과 같은 특징을 가진 가상의 항목을 사용하였다. 이 항목은 라쉬 모형과 항목 난이도 측정을 명확히 설명하기 위해서 만들어진 것으로 GMFM-66의 항목은 아니다.

그림 A1.2는 가상의 항목에 각각의 네 가지 가능한 점수에 대한 예상 점수를 보여준다. 그래프에서 수직으로 나열된 점수들은 항목지도에서 이 점수가 배치될 곳을 보여준다. 각각 네 개의 점수에 대한 확률 곡선이 그림 A1.1과 대조하기 위해서 포함되어 있다. 붉은 선은 예상 점수를 의미하며, 0점부터 3점까지의 범위를 가진다. 이 곡선은 반드시 오른쪽 수직축부터 읽어야 한다. 예상 점수의 개념은 물리학과 수학에서는 흔한 개념이지만, 이 맥락에서는 설명이 필요하다. 예상 점수는 점수를 얻을 가능성이 점수 값을 곱한 모든 점수들의 합으로 정의된다. GMFM의 4점 척도를 예로 든다면, 예상 점수는 다음과 같다.

$$\text{예상 점수} = 0 \cdot P_0 + 1 \cdot P_1 + 2 \cdot P_2 + 3 \cdot P_3$$

이제 처음보다 예상 점수에 대한 이해가 쉬워졌겠지만, 추가적으로 약간의 설명이 필요하다.

일반적으로 모든 측정 도구의 '예상 점수'는 측정한 모집단의 평균이다. 따라서 모든 캐나다인의 평균 키가 1.5m이면, 우리는 '예상된' 캐나다인의 키가 1.5m일 것이라고 말할 수 있다. 누구나 알겠지만, 키의 경우에는 모집단 변량이 매우 크기 때문에 이 예상 점수는 별로 유용하지 않을 것이다. 그러나 모집단을 모든 캐나다인을 대상으로 하는 대신에 4~6개월 연령의 유아만으로 한정한다면, 모집단의 평균 키가 그 집단 내의 모든 구성원에

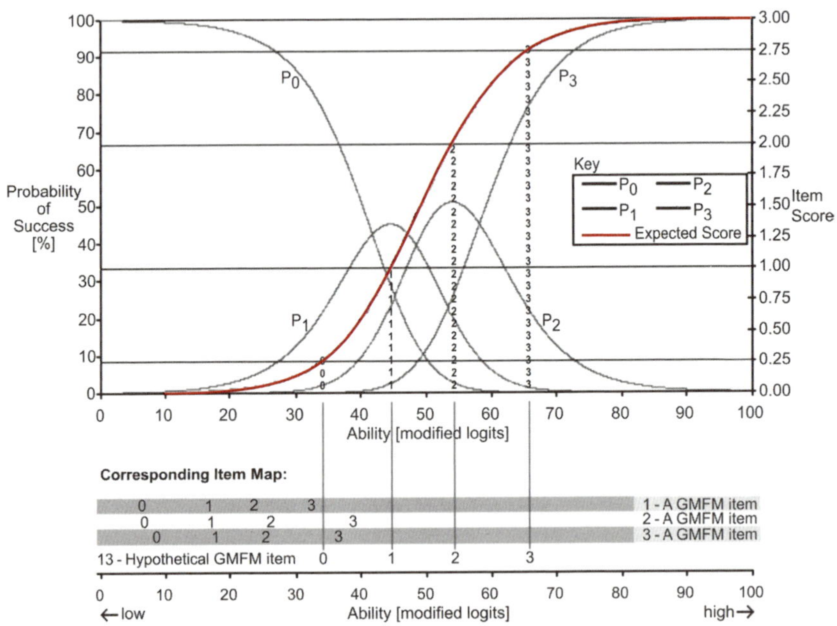

그림 A1.2 가설 항목의 예상 점수 실례

대한 추정치가 될 것이다. GMFM-66의 예상 점수라고 하면, 능력이라는 조건을 전제로 아동의 예상 점수를 말한다. 그러므로 GMFM-66 점수가 30점인 아동의 예상 점수가 어떤 항목에서 2점이라면, 이 의미는 GMFM-66에서 30점을 얻은 모든 뇌성마비 아동을 대상으로 그 항목을 평가하였을 때, 그들의 평균 점수는 2점이 될 것이라는 뜻이다.

이제, 다시 예상 점수 공식으로 돌아가보자.

$$\text{예상 점수} = 0 \cdot P_0 + 1 \cdot P_1 + 2 \cdot P_2 + 3 \cdot P_3$$

언뜻 봤을 때는 이것이 평균처럼 보이지 않을 것이다. 그러나 이 확률이 무엇을 나타내는지 정확히 고려해보면, 의미는 좀 더 명확해진다. 연구에 유효한 전체 모집단이 있다고 가정해 보자. 0점을 기록한 아이들의 비율은 0점을 얻은 아동의 수를 그 모집단의 총 수로 나눈 값이 될 것이다. 만약에 우리가 무작위로 아이들을 추출한다면, 0점을 가질 아동의 확률은 0점을 얻은 인구의 비율이 될 것이다. 이 논리를 다른 확률에 대입하면 다음과 같다.

$$\text{예상 점수} = 0 \cdot \frac{\text{아동의 수}}{\text{총 아동의 수}} + 1 \cdot \frac{\text{아동의 수}}{\text{총 아동의 수}} + 2 \cdot \frac{\text{아동의 수}}{\text{총 아동의 수}} + 3 \cdot \frac{\text{아동의 수}}{\text{총 아동의 수}}$$

분자가 우리가 얻는 각 점수의 총합이라는 것을 감안하면 다음과 같다.

$$\text{예상 점수} = \frac{\text{모든 점수의 합}}{\text{총 아동의 수}}$$

결국 예상 점수는 평균 점수가 되는 것이다. 예상 점수는 모집단의 평균 점수이다. 여기에서 모집단은 모두 뇌성마비 아동이고, 모집단 비율을 사용하는 대신 우리는 라쉬 모형에 의해 제공되는 항목 단계별 난이도를 기초로 하여 이 확률을 추정했다. 4장에서는 항목 단계 난이도에 대한 높은 신뢰도의 근거를 제시하였다. 이 항목 난이도에 대한 높은 신뢰도 덕분에 우리의 예상 점수가 모집단 평균을 정확히 추정할 수 있다고 자신할 수 있다.

예상 점수를 잘 이해한다면, 항목지도도 확실하게 이해할 수 있다. 항목지도는 주어진 점수의 '예상'되는 능력을 보여준다. 1점과 2점에서는 비교적 간단하다. 항목지도에서

'1'은 1점이 예상되는 능력을 가리킨다. 오른쪽 세로축에 1점의 위치를 정하고, 예상 점수 곡선인 빨간색과 만날 때까지 따라간 다음, 가로축으로 내려가 능력 수준을 읽는다. 그림 A1.2에서 예상 점수 1은 약 45의 능력 수준에서 발생한다. 그래프 아래쪽으로 늘어선 1의 선은 이 항목의 항목지도에서 1이 나타날 곳을 표시한다. 똑같은 과정을 사용해서 오른쪽 세로축의 '2'를 살펴보면, 곡선이 만나는 곳이 약 54의 능력에서 예상 점수에 위치하는 것을 알 수 있다. 다시 그래프 아래쪽으로 2의 선이 있고, 이것은 그 항목지도의 2의 위치를 표시한다. 이제 그래프 아래로 늘어선 3의 선을 살펴보자. 이 3의 선과 예상 점수 곡선의 교차점을 찾아보고, 오른쪽 축으로 선을 그어보자. 3의 위치는 예상 점수 3과 일치하지 않고, 예상 점수 2.75와 일치한다. 예상 점수 3은 아동의 능력이 100일 때만 발생한다. 왜냐하면 만점을 맞은 아동 모집단만이 모든 항목에서 평균 3점을 가질 수 있기 때문이다. 모든 다른 그룹에서 모집단의 평균 점수, 즉 예상 점수는 3 미만이다. 항목지도에서 모든 3점이 100점에 위치하는 것은 어떤 유용한 정보도 제공하지 않기 때문에 참점수보다 0.25점 적게 극단값을 나타내는 것이 관례다. 그러므로 항목지도에서 3점은 예상 점수가 2.75점인 능력에 위치하고, 항목지도의 0점은 예상 점수가 0.25점인 능력 수준에 위치한다. 이 값들은 항목의 유용한 범위를 나타낸다고 여겨진다. 항목지도에서 0점 미만의 작은 능력에서 예상 점수는 0.25점 미만으로, 이것은 그 능력의 아동은 대부분 그 항목에서 0점을 얻고, 이 항목은 그러한 능력의 아동에게 매우 어렵다는 것을 표시한다. 항목지도의 3점보다 큰 능력에서 예상 점수는 2.75점으로, 이것은 대부분의 아동이 3점을 득점하고, 이 항목은 그러한 능력의 아동에게는 쉽다는 것을 나타낸다.

그림 A1.2는 항목과 예상 점수 간에 또 다른 흥미로운 사실을 알려 준다. 1점과 2점에서 예상 점수의 위치는 점수를 받을 가능성이 높다고 여겨지는 곳에서 만난다. 대칭성 분포에서는 당연한 일이다. 항목지도는 아동이 어느 능력에서 점수를 달성할 것인지 알려 주지만, 그 점수가 얼마가 될지는 말해 주지 못한다. 다시 말해서, 1점의 확률 곡선의 정점이 예상 점수 1에 위치한다는 것은 알 수 있지만, 그 정점이 얼마나 높은지에 관한 정보는 전혀 알 수 없다.

서스톤 분계점과 예상 점수의 핵심적 차이는 항목 난이도를 어떻게 기술하는가 하는 것이다. 서스톤 분계점(그리고 다른 확률의 분계점)은 주어진 능력의 아동이 어떤 항목에서 얼마나 성공할 것인가를 말해준다. 예상 점수는 아동이 성취할 것으로 기대할 수 있는 평균을 알려준다.

부록 2

서스톤 분계점을 이용한 항목 난이도 나타내기

DISPLAYING OF ITEM DIFFICULTIES USING THURSTONE THRESHOLDS

이 부록의 두 그림은 GMFM-66 항목들의 가능성 분계점을 나타낸다. 이름에서 알 수 있듯이, 주어진 능력의 아동이 GMFM-66 항목에서 어떤 점수를 얻을 가능성이 얼마나 될 것인지 말해준다. 이 도표에서는 항목의 수평 배치만 중요하며, 편의상 항목들을 GMFM 영역으로 묶었다. 항목들은 예시의 편의를 위하여 한 영역 내에서 위로 포개어 쌓았다. 그림 A2.1은 GMFM-66의 모든 점수와 모든 항목의 서스톤 분계점을 보여준다. 서스톤 분계점은 50% 가능성 분계점이다. 그러므로 그림 A2.1은 평가 시 50%의 항목 점수를 달성할 기회를 갖는 데 필요한 능력을 예시한다. 그림 A2.2는 3점에 대한 서스톤 분계점과 90% 가능성 분계점이다. 이 그림을 통해 GMFM-66 항목 수행의 상대적 난이도를 알 수 있다.

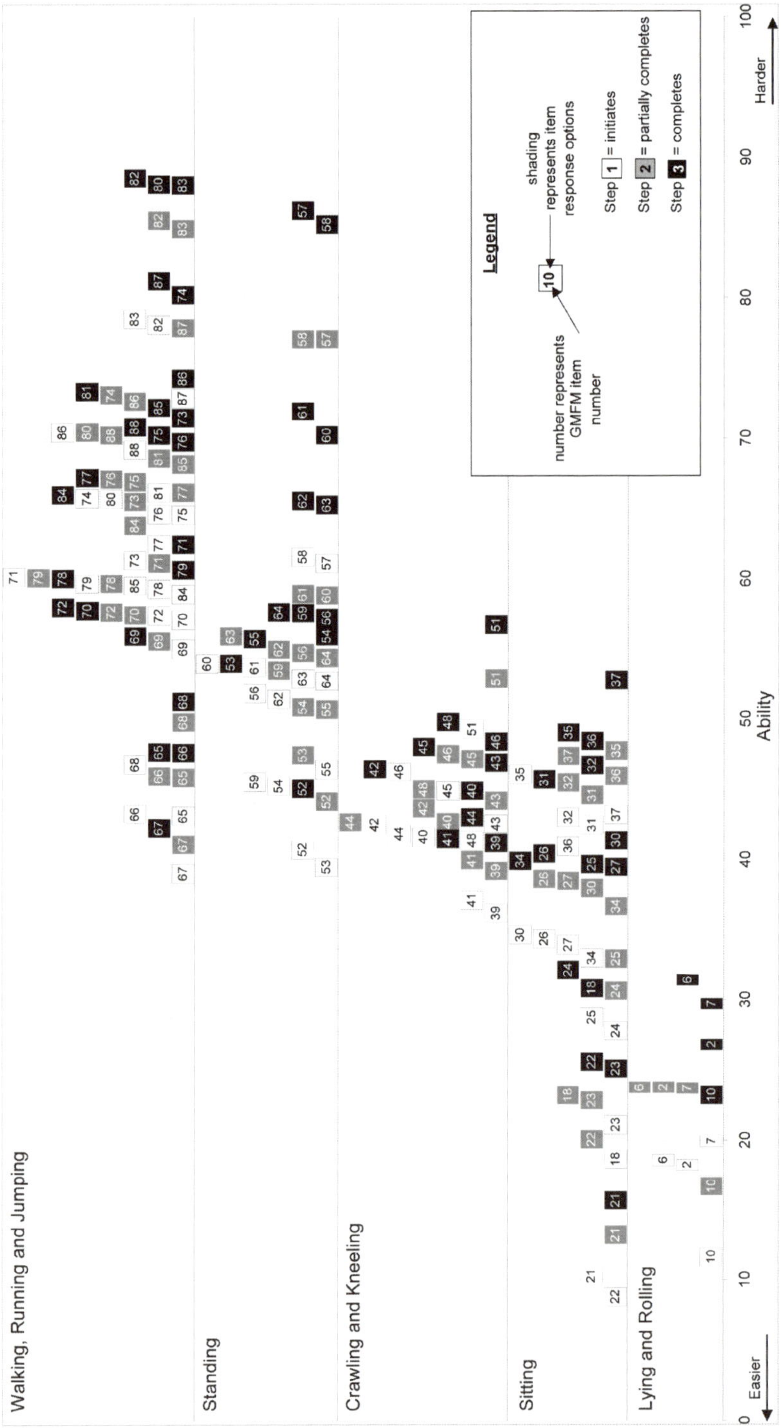

그림 A2.1 서스톤 분계점(50% 확률)을 이용한 GMFM-66 항목 단계 난이도의 도식

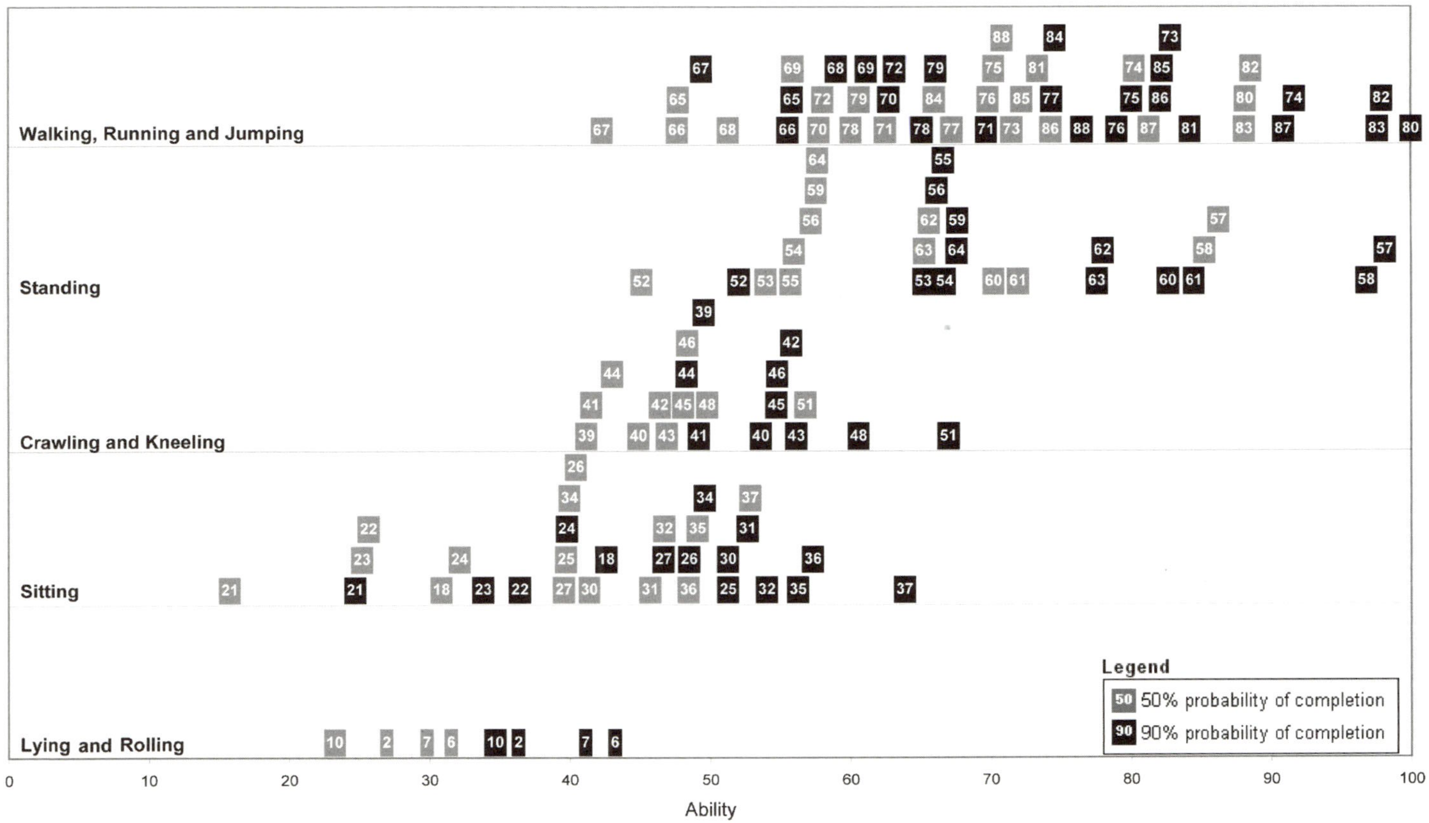

그림 A2.2 가능성 분계점(50% 및 90%)을 이용한 GMFM-66 항목(3점 항목) 수행 난이도의 도식

부록 3

GMFM-66의 GMAE-2 점수 측정 프로그램 안내

GROSS MOTOR ABILITY ESTIMATOR-2(GMAE-2) SCORING PROGRAM TUTORIAL FOR THE GMFM-66

GMAE-2 사용방법

이 사용 지침서는 대동작능력 산정기-2(gross motor ability estimator-2, GMAE-2)의 사용법을 안내하기 위해서 고안되었습니다. 이 버전이 원 버전과 다르기 때문에 사용 전에 꼭 읽어보시는 것을 추천합니다.

사용 지침서 활용 정보:

- 당신의 이해를 돕기 위해 녹색 단어를 클릭 하십시오.
- 스크린 밑에 있는 다음 버튼을 눌러서 다음 스크린으로 이동하세요.
- 좌측 상단에 있는 화살표를 누르시면 단계를 뒤로 이동할 수 있습니다.
- 사용 방법을 닫기 위해서는 우측 상단에 있는 ☒ 버튼을 누르세요.
- 주제를 검토하려면 화면의 왼쪽 분할 창에서 주제를 선택하십시오.

GMFM 점수표

GMFM 점수표가 필요하시면, 여기를 눌러서 프린트 하십시오.

서론: GMAE-2 데이터베이스

GMAE-2 데이터베이스의 구조

처음으로 프로그램을 열면 데이터베이스를 만들어야 합니다. 데이터베이스에는 대상자 및 대상자 평가에 대해 입력한 모든 정보가 저장됩니다.

GMAE 데이터베이스는 파일이 아닙니다. GMAE 데이터베이스는 폴더입니다. 따라서 파일 확장명이 없습니다. 이것은 곧 익숙해 질 수 있습니다. 또한 데이터베이스를 작성하는 위치와 이름을 기록해 두어야 합니다.

다음 다이어그램은 데이터베이스가 데이터를 저장하는 방법을 보여줍니다. 각 데이터베이스 파일에는 여러 명의 치료사가 있을 수 있습니다. 각 치료사는 자신의 대상자들이 있으며 각 대상자들은 여러 번 평가를 받을 수 있습니다. 치료사가 자신만의 데이터베이스를 선택했을 수도 있습니다. 이 경우에는 데이터베이스에 한 치료사만 존재할 것입니다.

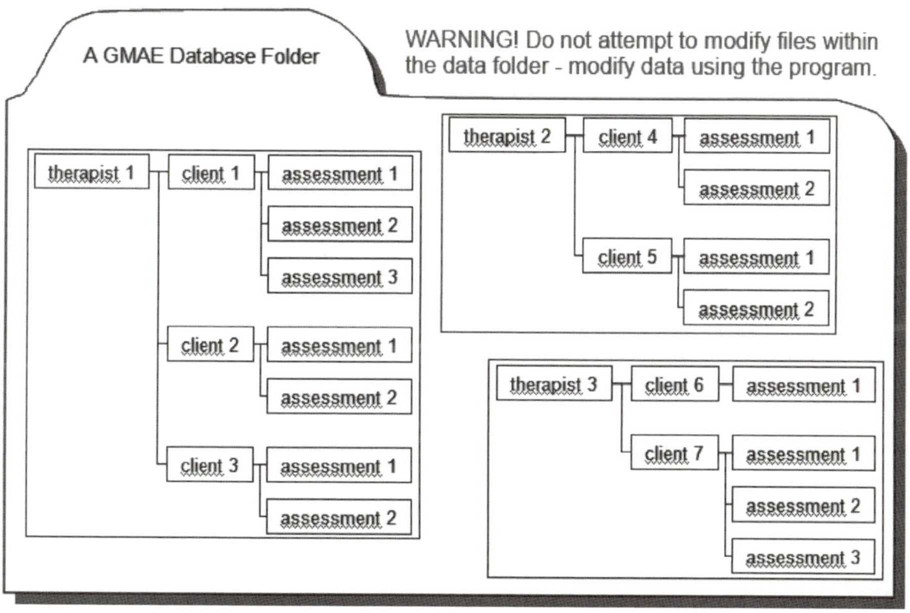

도입: 프로그램 개요

GMAE-2 프로그램은 정보를 데이터베이스에 저장합니다. 처음 프로그램을 사용하면 치료사 로그인과 함께 새로운 데이터베이스가 생성됩니다. 일단 치료사가 데이터베이스에 로그인하면 대상자와 GMFM-2 평가에 대한 정보를 입력할 수 있습니다. GMFM-2 평가 정보가 입력되면 보고서 및 항목지도를 사용할 수 있습니다. 이 사용 방법에는 이러한 모든 작업을 수행하는 방법을 자세히 설명합니다.

다음 표는 프로그램의 기본 흐름을 요약한 것입니다.

Initial Use	Subsequent Visits
Create a Database	*Database is automatically loaded*
Create a Therapist Login	*Therapist is logged in automatically*
Add Client details	Select an existing Client or add a new Client
Enter GMFM assessment information	Enter GMFM assessment information
View & Print reports	View & Print reports

주 메뉴

프로그램을 시작할 때 기본 창이 표시됩니다. 주 창에서 새 데이터베이스를 만들거나 이미 만든 데이터베이스를 열 수 있습니다.

새 데이터베이스 창을 불러오기: 화면 왼쪽 상단의 메뉴에서 파일 > 새 데이터베이스를 클릭하십시오.

이미 생성한 데이터베이스를 열기: 파일을 클릭하고 > 왼쪽 상단 메뉴에서 데이터베이스를 엽니다.

프로그램을 처음 실행할 때 데이터베이스가 없으므로 새 데이터베이스 창이 표시됩니다.
계속하기 전에 새 데이터베이스를 작성해야 합니다.
치료사, 대상 및 평가에 대한 모든 정보는 이 데이터베이스에 저장됩니다.

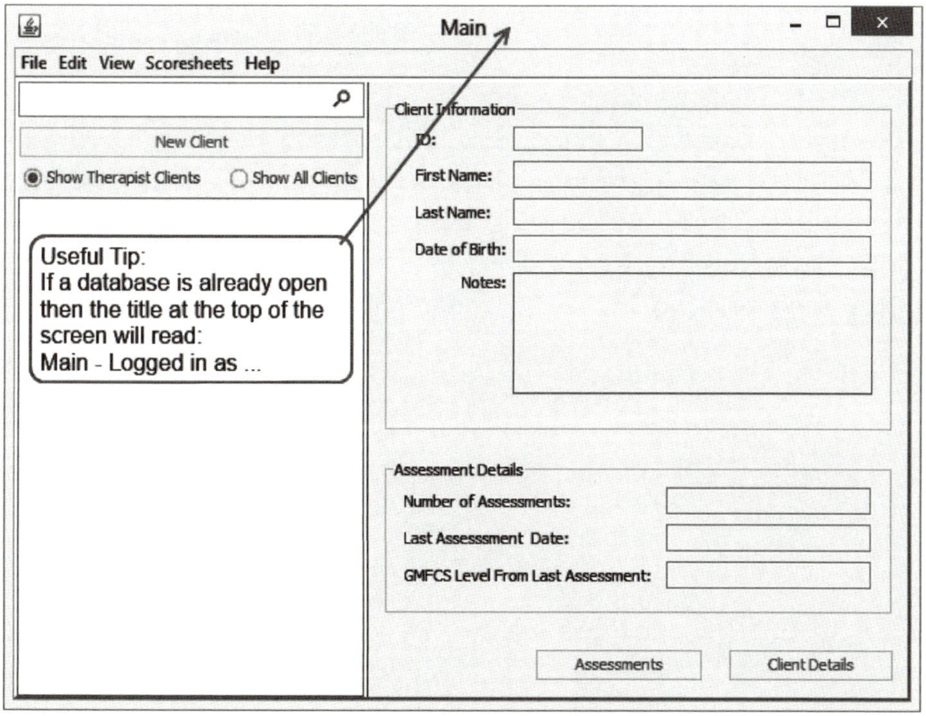

시작하기에 앞서: 새로운 데이터베이스 만들기

새 데이터베이스 창을 볼 수 있습니다.
새 데이터베이스 창이 표시되지 않으면 기본 창에서 파일 > 새 데이터베이스를 선택하십시오.

새 데이터베이스 창에서 시작:

1. Browse 버튼을 클릭하십시오.
2. 다음 창이 열립니다:

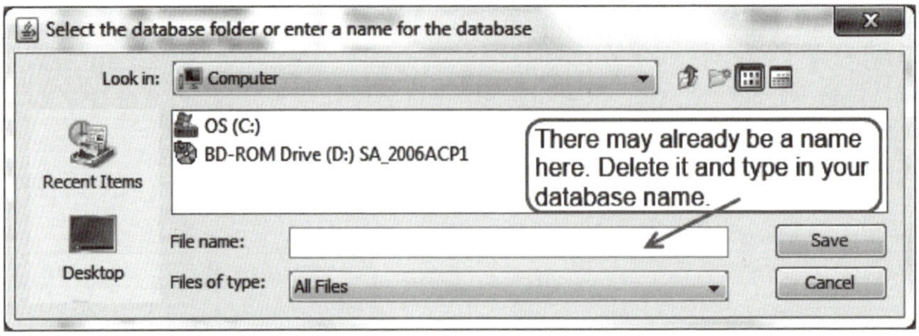

3. 새 데이터베이스의 위치를 선택하십시오. 이 데이터베이스는 정기적으로 백업되는 폴더에 있어야 합니다. 파일 이름 상자에 의미 있는 이름을 입력하십시오. 하나의 데이터베이스에 모든 레코드를 보관하려는 경우 MyGMAEdata와 같은 이름을 지정할 수 있습니다.
4. Save 버튼을 클릭하십시오.

시작하기에 앞서: 치료사 추가하기

이제 **새 데이터베이스** 창에 새 데이터베이스의 이름이 포함됩니다.

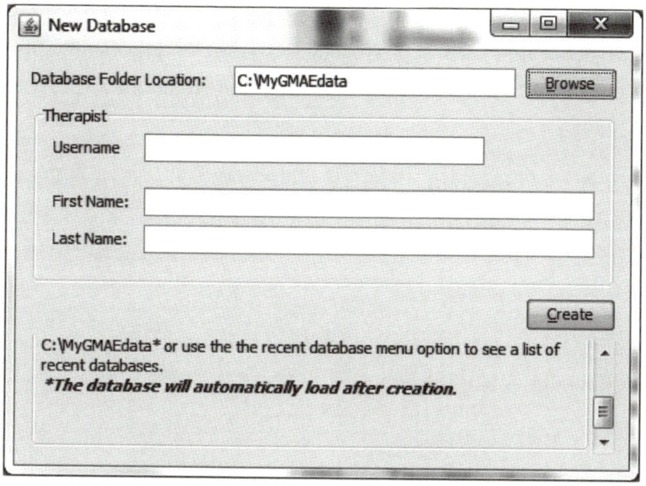

프로그램 설정 완료하려면:

1. 치료사 상자에 세부 정보를 입력하십시오.
2. 사용자 이름을 선택하고 성과 이름을 입력하십시오.
3. Create 을 클릭하십시오.
4. 데이터베이스가 작성되는 동안 대기하십시오. 컴퓨터의 속도에 따라 몇 분이 걸릴 수 있습니다.

다음과 같은 메세지가 나타납니다:

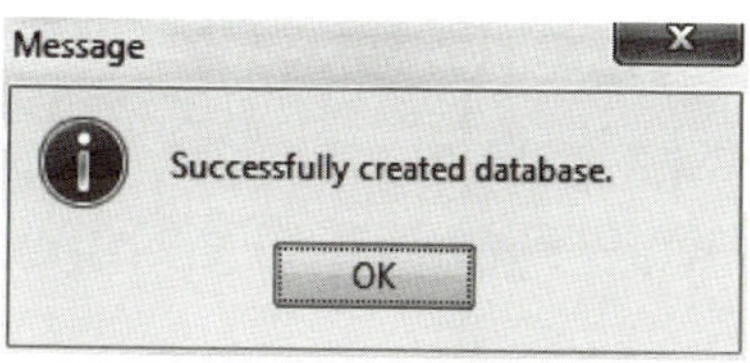

생성된 데이터베이스 열기

데이터를 입력하거나 보고서를 보기 전에 데이터베이스를 열어야 합니다. 방금 새 데이터베이스를 만든 경우 이미 열려 있으므로 이 단계를 건너 뛸 수 있습니다.

프로그램을 처음 사용하는 동안 작성한 데이터베이스는 후속 방문 시 자동으로 로드 됩니다. 다른 데이터베이스를 만들려면 먼저 열려 있는 데이터베이스를 닫아야 합니다. 이 작업을 수행하려면 화면 상단의 메뉴에서 파일 > 데이터베이스 닫기를 클릭하십시오.

여러 데이터베이스로 작업하는 경우 가장 최근의 데이터베이스가 자동으로 열리는 것을 원하지 않을 수도 있습니다. 이 기능을 비활성화하는 방법에 대한 지침은 **여기를 클릭**하십시오.

최근 활성화 된 데이터베이스 열기:

1. 화면 상단의 메뉴에서 파일을 클릭하십시오.
2. 최근 데이터베이스 옆에 작성한 데이터베이스 목록이 표시됩니다.
3. 열려고 하는 데이터베이스를 클릭하십시오.
4. 이후에 프로그램을 사용할 때 이 데이터베이스는 자동으로 실행됩니다.

최근 데이터베이스를 사용하지 않고 데이터베이스를 열려면 다음을 수행하십시오:

1. 화면 상단의 메뉴에서 파일을 클릭하십시오.
2. 데이터베이스 열기를 클릭하십시오. 다음 창이 나타납니다.

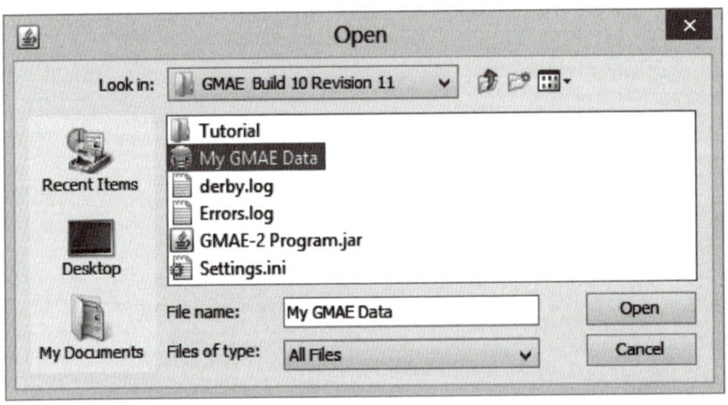

3. 열려는 데이터베이스 폴더를 선택하십시오. GMAE-2 데이터베이스 폴더는 위에 표시된 것과 같이 다른 아이콘으로 나타날 수 있습니다.
4. Open 을 클릭하십시오.

대상자 추가

데이터베이스에 대상자를 추가하는 방법은 다음과 같습니다:

1. 기본 창에서 New Client 를 클릭하십시오. 다음 양식이 나타납니다.

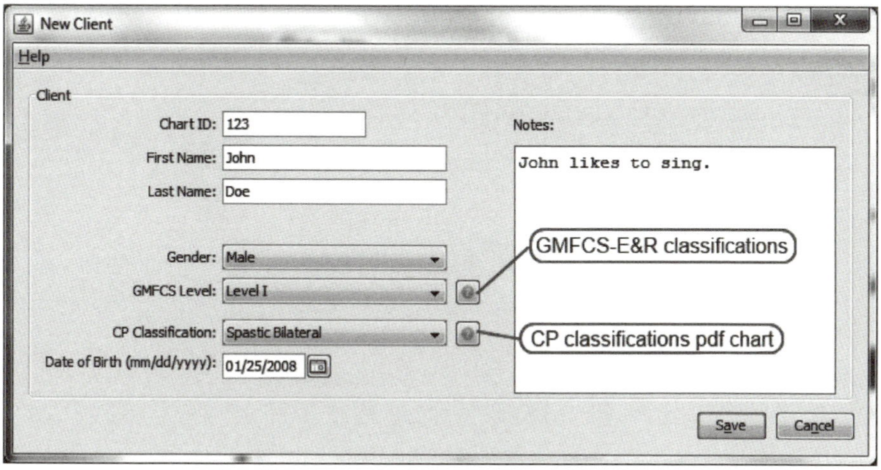

2. 차트 ID 필드에 대상자의 고유 식별자를 입력하고 해당 필드에 다른 모든 대상자 정보를 입력하십시오.
3. 양식에 포함되지 않은 추가 정보는 오른쪽의 메모 상자에 저장할 수 있습니다.
4. Save 를 클릭하여 대상자의 정보를 저장하십시오.

대상자 정보 보기 및 세부사항 수정

대상자의 세부 정보를 보려면 다음을 수행하십시오:

메인 윈도우에서 대상자의 이름을 클릭하십시오. 대상자의 정보가 나타납니다.

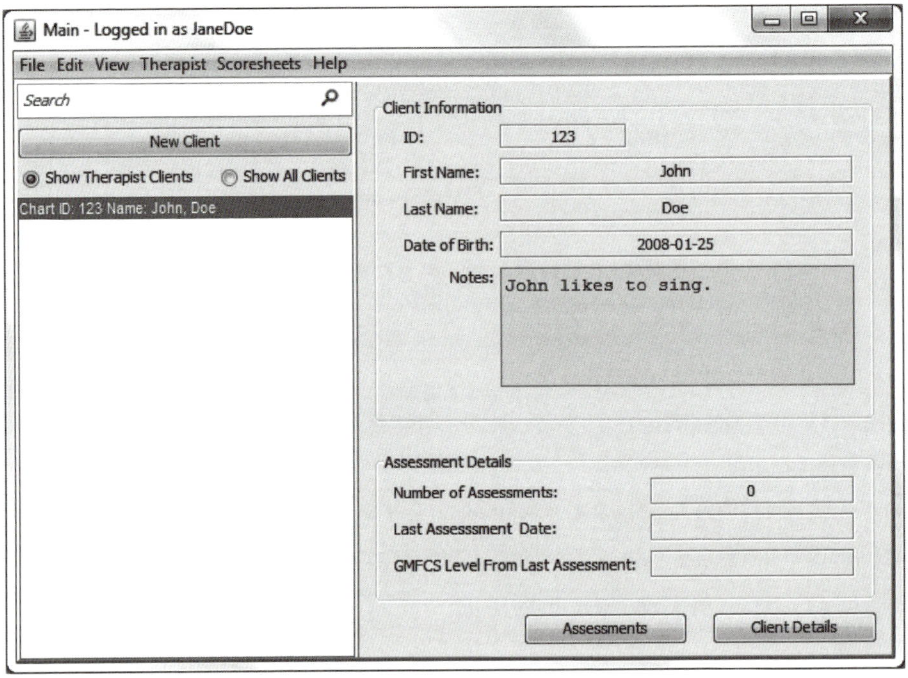

고객 정보를 수정하는 방법:

대상자 정보를 편집하려면 Client Details 를 클릭하거나 맨 위에 있는 메뉴에서 편집을 클릭하고 대상자 편집을 선택하십시오.

GMFM 평가 정보를 입력하는 방법-1

아동의 GMFM 평가 정보를 입력하는 방법:

1. 주 창에서 Assessments 를 클릭하십시오. **평가목록 창**이 나타납니다.

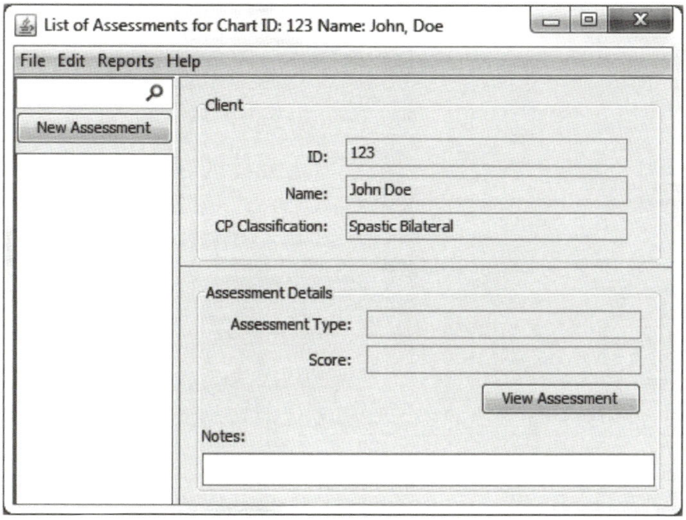

2. New Assessment 를 클릭하십시오.

3. 평가 유형 화면에서 평가 유형을 선택하십시오. 확인을 클릭하십시오. 필요한 평가 유형이 확실하지 않은 경우, 매뉴얼을 참조하십시오.

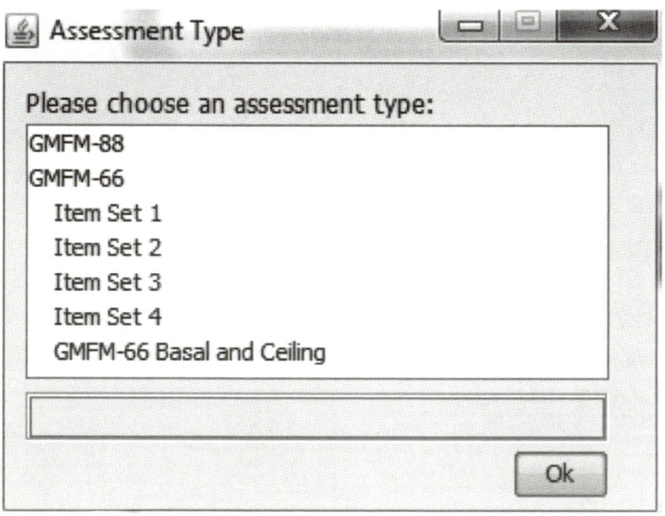

GMFM 평가 정보를 입력하는 방법-2

평가 유형을 선택하면 **평가** 창이 표시됩니다.

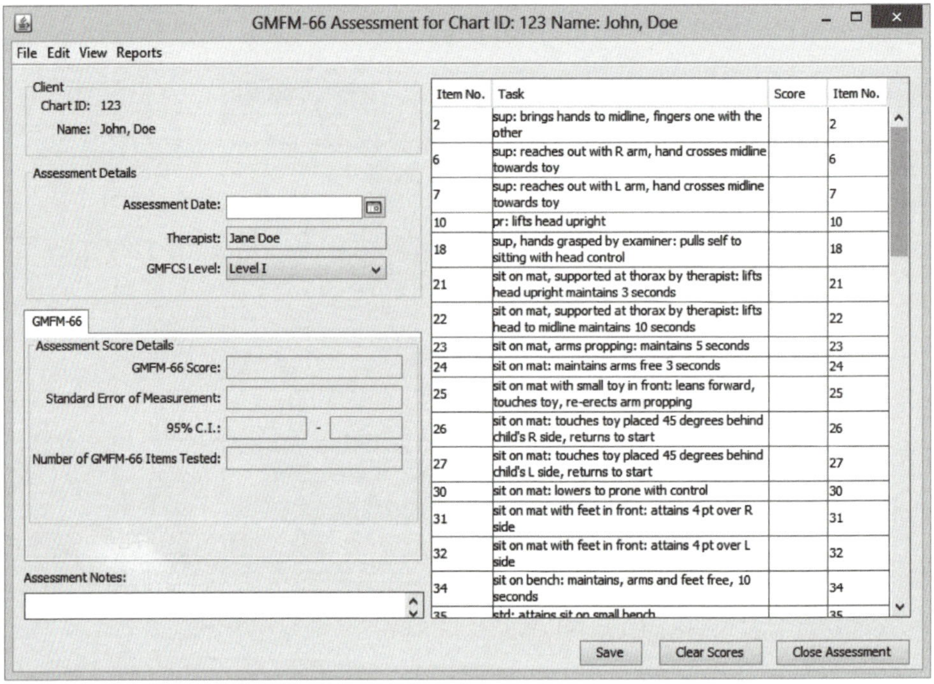

1. 왼쪽 패널에 평가 날짜를 추가하십시오.
2. 창의 오른쪽에 있는 GMFM 항목 점수를 기입하십시오. 항목에 대해 점수를 입력하면 커서가 자동으로 다음 항목으로 이동합니다. 이것은 매우 빠르게 데이터 입력을 가능하게 합니다. 그러나 익숙해지는 데 시간이 걸릴 수 있습니다.
3. 테스트되지 않은 항목은 비워 두거나 '9'로 점수를 매길 수 있습니다. 불완전한 항목을 '9'로 채점하는 것이 유용할 수 있으며 실제로 시험되지 않은 항목은 비워 둘 수 있습니다.
4. 화면 왼쪽 하단의 평가 노트 상자에 평가와 관련된 모든 노트를 기입할 수 있습니다.
5. 항목 점수 입력이 끝나면 저장을 클릭하십시오. GMFM 점수는 자동으로 계산됩니다.

아동의 GMFM 평가 정보를 편집하기:

항목 점수 또는 평가 노트 중 하나를 변경해야 하는 경우 변경하려는 상자를 클릭하고 변경한 다음 버튼을 다시 클릭하십시오. GMFM 점수는 자동으로 변경됩니다.

항목지도와 보고서: 개요

이 프로그램은 세 가지 종류의 보고서가 존재합니다. 항목지도(Item Maps), 사례요약보고서(Case Summary Report), 그리고 GMFM-66 백분위입니다(이는 GMAE-2 프로그램에 새로 추가되었음).

항목지도(Item Maps)는 일회성 측정에 특화되어 있어 이용자가 평가 화면에 고정되어 있어야 합니다(주의: GMFM-88 평가에는 항목지도 이용이 불가능합니다).

사례요약보고서(Case Summary Report)는 환자의 진행에 대한 자세한 정보를 제공합니다. 사례요약보고서는 **List of Assessments** 창에서 조회할 수 있습니다.

Assessment 창에서 **List of Assessments** 창을 조회하기 위해서는 [Close Assessment] 버튼을 누릅니다.

Main 창에서 List of Assessments 창을 조회하기 위해서는 환자를 선택한 후, [Assessments] 버튼을 누릅니다.

GMFM-66 백분위는 환자마다 개별적으로 존재하지만, 다중 측정을 표시할 수 있습니다. 이 보고서들은 환자가 주어진 GMFCS 단계에 대한 대동작기능 곡선의 어느 부분에 있는지를 표시합니다. GMFM-66 백분위는 **List of Assessments** 창이나 **Assessments** 창을 통해 접근할 수 있습니다.

항목지도와 보고서 사용법

항목지도를 보기 위해서는:

1. Assessments 창에 있는 것을 확인합니다. 만약 Main 창에 있다면, 먼저 환자를 선택한 후 원하는 항목지도가 있는 측정(Assessments)을 선택합니다. 만약 List of Assessments 창에 있다면 원하는 항목지도가 있는 측정을 선택합니다.
2. 화면 위쪽의 메뉴에 있는 Reports를 선택합니다.
3. 보기 원하는 항목지도를 선택(난이도 기준 정렬 또는 항목 순서 정렬)합니다. 항목지도가 나타날 것입니다.

항목지도를 출력하기 위해서는:

화면 위쪽의 메뉴의 File을 선택한 후, Print를 선택합니다.

항목지도를 닫기 위해서는:

화면 우측 상단에 있는 [X] 버튼을 클릭합니다.

항목지도를 파일로 저장하기 위해서는:

1. 화면 좌측 위의 File을 클릭합니다.
2. Save As를 선택합니다.
3. 전체 화면 이미지를 저장하기 위해서는 OK를 클릭; 또는 파일 크기 조정 후(예시로, 작은 사진을 원할 때) OK를 클릭합니다.
4. 파일 이름 상자에 파일명을 입력합니다.
5. 파일 종류 상자에 PNG를 선택합니다.
6. [Save]를 클릭합니다.

GMFM-66 백분위 또는 사례요약보고서를 보기 위해서는:

위의 '항목지도를 보기 위해서는'의 지시를 따릅니다. 백분위와 사례요약보고서는 List of Assessments 창과 Assessments 창에서도 조회가 가능합니다.

도움말

GMFM 평가지를 인쇄하기 위해서는:

Main 창의 상단에 있는 메뉴에서 Scoresheets 클릭합니다. 그 후 인쇄하고 싶은 평가지를 클릭합니다.

예전 GMAE 프로그램의 데이터를 불러오기 위해서는?

GMAE에서 데이터를 불러오기 위해서는 여기를 클릭합니다.

Help-에러 메시지가 발생:

에러 메시지가 뜰 경우, 데이터베이스가 전부 로딩되기 전 프로그램을 사용하려고 하였기 때문일 가능성이 큽니다. 프로그램을 닫은 후 다시 열고, Loading Database 메시지가 사라질 때까지 기다린 후 다시 시도합니다. 또 다른 가능성으로는 Java 버전이 오래되었기 때문입니다. Java 7 이상 사용하고 있는지 확인하십시오.

환자의 GMFM 측정에 대한 정보를 수정하기 위해서는:

어떤 항목 점수나 측정 기록에 대한 수정이 필요할 경우, 수정하고 싶은 칸을 클릭한 후, 수정하고(필요 시 Backspace나 Delete 키 사용) 저장 버튼을 클릭합니다. GMFM-66 점수에 대한 수정은 자동적으로 이루어집니다.

미리 입력된 데이터로 GMFM-66 점수를 계산하기 위해서는:

이 프로그램을 이용하여 SPSS 같은 패키지로부터 복수의 GMFM-66 점수를 계산할 수 있습니다. 불러오기와 내보내기 페이지의 다른 패키지로부터 데이터 불러오기 부분을 참조하십시오.

측정하지 않음(Not tested)과 협조하지 않음(Non-compliant)을 구분하기 위해서는:

한 항목이 측정되지 않았으면 그 항목을 빈칸으로 남겨두거나, '9'로 기록합니다. 실제로 측정되지 않은 항목과 환자가 협조하지 않은 항목을 구분하기 위해서는 측정되지 않은 항목을 빈칸으로 두고 협조하지 않은 항목을 '9'로 기록합니다.

예전 GMAE에서 데이터를 불러오기 위해서는:

데이터를 불러오는 것에 대한 정보를 위해서는 여기를 클릭합니다.

데이터를 내보내기 위해서는:

데이터를 내보내는 것에 대한 정보를 위해서는 여기를 클릭합니다.

치료사에 따른 환자들을 분류하기 위해서는:

여러 명의 치료사를 위한 정보를 위해서는 여기를 클릭합니다.

한번에 대량의 GMAE 점수를 계산할 때:

외부 데이터로부터 대량의 점수를 계산하기 위한 정보를 위해서는 여기를 클릭합니다.

데이터 불러오기

예전 원본의 GMAE 프로그램으로부터 데이터 불러오기:

GMAE-2는 GMAE 데이터를 불러올 수 있도록 설계되었습니다. 예전의 모든 데이터를 한번에 불러오고 그 후로부터는 GMAE-2를 사용해야 합니다. 데이터 불러오기를 여러 번 시도하지 마십시오.

데이터를 불러오기 위해서:

1. 데이터베이스를 열거나 새로 만들기를 합니다. 기존의 데이터베이스를 열면 모든 데이터는 열린 데이터베이스로 융합될 것입니다.
2. **Main** 창의 File 메뉴에서 Import를 선택합니다.
3. GAME-2에서 불러오고 싶은 데이터베이스 파일을 선택 후 OK 클릭합니다.
4. 불러온 데이터를 보기 위해서는 **Main** 창에서 Show All Clients를 선택합니다.

다른 패키지로부터 데이터 불러오기:

GMAE-2는 다른 데이터 관리 패키지에서 데이터를 불러오지 않습니다. 하지만 SPSS 같은 다른 프로그램에 입력된 데이터를 통해 GMFM-66 점수를 계산할 수 있습니다. 외부 데이터를 통해 GMAE 점수를 계산하는 법을 위해서는 **여기를 클릭**합니다.

데이터 내보내기

GMAE-2 프로그램은 데이터베이스 정보를 comma-separated values (CSV) 파일로 내보냅니다. 이는 이후 SPSS과 Excel 같은 다른 소프트웨어로 불러올 수 있습니다.

데이터를 *.csv 파일로 출력하기 위해서는

1. Main 창에서 File > Export 선택하시면 아래와 같은 화면이 보일 것입니다.

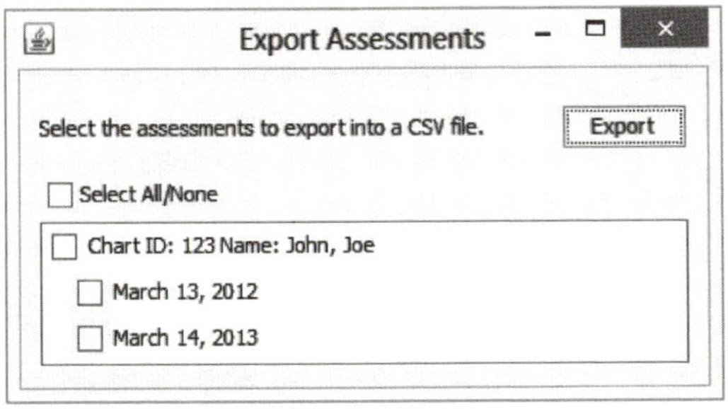

2. 내보내고 싶은 환자의 데이터와 측정을 선택합니다. 모든 데이터를 선택하기 위해서는 Select All/None을 클릭합니다.
3. Export를 선택합니다.
4. 아래와 같은 저장 대화 상자가 표시될 것입니다.

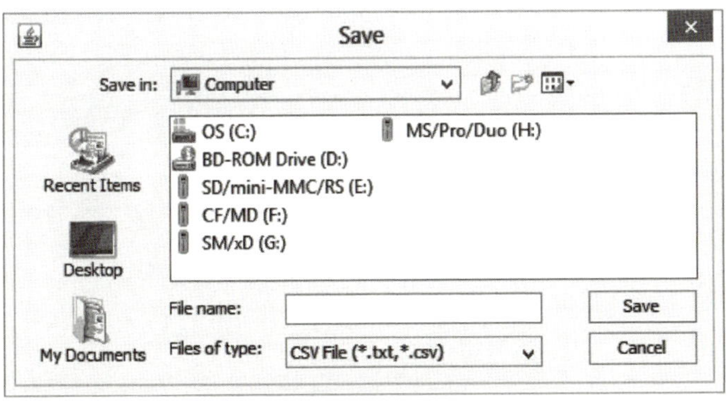

데이터를 저장하고 싶은 위치를 선택하고 파일명 입력합니다.

5. 저장을 클릭합니다. 데이터가 선택한 파일로 저장될 것입니다.

여러 명의 치료사 Multiple Therapist

프로그램을 설정해 모든 환자 데이터가 하나의 데이터베이스 안에 저장되면서 다른 치료사 아래 구분 지정되도록 설정할 수 있습니다.

치료사를 데이터베이스에 추가하기 위해서는 Therapist > Add Therapist를 Main 창의 좌측 상단 메뉴에서 선택합니다.

다른 치료사와 바꾸기 위해서는 현재 로그인 되어 있는 치료사를 로그아웃하고 새로운 치료사를 로그인 시켜야 합니다. Main 창에서 File > Logout을 클릭하고 File > Login를 클릭해 새 치료사를 선택합니다.

Main 창의 제목은 로그인 되어 있는 치료사에 따라 바뀔 것입니다. 아래의 예시에서, 창의 제목은 Main-Logged in as JaneDoe입니다.

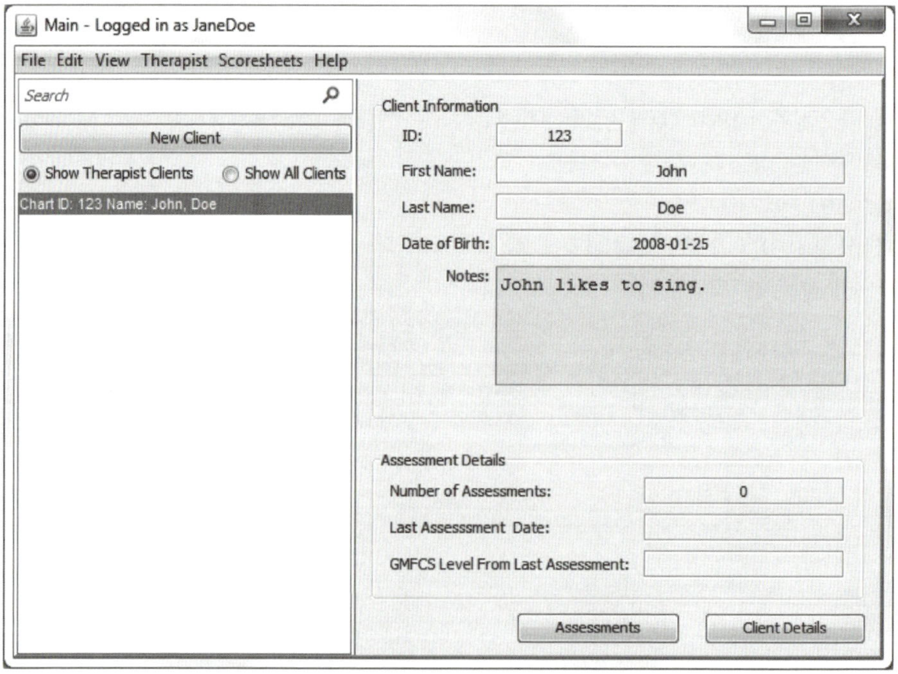

대량의 GMAE 점수 계산하기 Batch Processing GMAE Scores

SPSS 같은 외부 프로그램에 입력된 데이터를 통해 GMFM-66 점수를 계산할 수 있습니다. 데이터는 먼저 Fixed-width ASCII 텍스트 파일로 출력되어야 합니다. 파일은 오직 대상자 id 범주와 GMFM-66 문항반응이나 GMFM-88 문항반응만 들어있어야 합니다.

GMFM-66 점수를 계산하기 위해서는:

1. File > Process ASCII File을 Main 창에서 클릭합니다.
   다음과 같은 창이 표시될 것입니다.

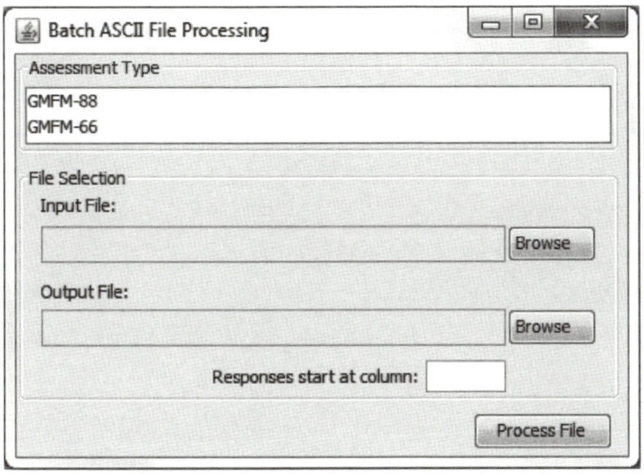

2. 측정 타입을 선택합니다. 각 대상자에 대해 정확히 66개(또는 88개)의 문항반응이 파일에 있어야 합니다.
3. Input File 옆의 **Browse**를 클릭해 데이터를 포함한 ASCII 파일을 선택합니다.
4. Output File 옆의 **Browse**를 클릭해 출력 파일의 위치 설정합니다.
5. GMFM 항목 점수가 시작하는 열을 입력합니다. 이는 ID 열의 길이보다 하나 더 길 것입니다.
6. **Process File**을 클릭합니다. GMFM-66 (또는 GMFM-88) 점수가 계산되어 선택한 출력 파일에 입력될 것입니다.

11번째 열에서 시작하는 ASCII File의 예시:

```
Jane Doe  3323333333333333333333333333333322333333333333320003122000100000333100000000000000000000
John Smith3333300333233333331133301000000000000000000000000000000000000000000000000000000000000000
ID #12345 3333223333323333333233333332300333030103303122000000010000000000033300000000000009000000
Billy     33222333339333333233333333333333132223333333132200031220001000003320000000000000000000000
```

이 파일에서 네 명의 대상자 id는 Jane Doe, John Smith, ID #12345와 Billy입니다. 각 대상자에 대해 GMFM-88 항목에 대응하는 정확한 88개의 문항반응이 항목 번호 순서대로 나열되어 있습니다.

최신 데이터베이스Recent Databases의 활성화와 비활성화

이 프로그램을 사용하는 대다수의 사용자들은 일반적으로 같은 데이터를 사용하고 싶을 것입니다. 이를 쉽게 하기 위해서는 Recent Databases 기능이 있으며, 이는 다른 프로그램들의 최근 사용한 파일 양상과 유사합니다. 초기 상태에서, 이 기능은 비활성화되어 있습니다.

Recent Databases 기능을 활성화하려면:

1. File 메뉴를 클릭합니다.
2. Recent Databases를 클릭합니다.
3. Enable Recent database list를 클릭합니다.

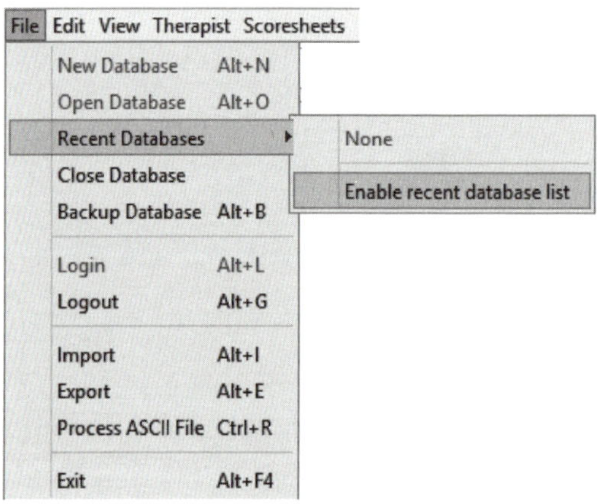

부록 4

GMFM-66 항목 난이도 모형에 부적합한 두 아동의 사례 시나리오

CASE SCENARIOS OF TWO CHILDREN WHO MISFIT THE GMFM-66 ITEM DIFFICULTY MODEL

GMFM-66 항목지도는 다양한 연령, 타입 그리고 운동장애를 갖는 많은 뇌성마비 아동의 GMFM 점수 및 양상을 살펴봄으로써 개발되었다. 항목지도에 고정된 항목 난이도 추정치는 대부분의 아동에게 적합한 최적의 추정치를 나타낸다. 어떤 아동은 항목 난이도 모형이 다른 아동만큼 적합하지 않을 가능성이 있다. 다음의 사례 시나리오는 예상된 패턴을 따르지 않는 점수 분포를 보여주는 아동의 예다. 점수를 해석하고 보다 다양한 응답을 확인하기 위해 각 아동의 항목지도를 주의 깊게 살펴볼 것을 권한다. 좋은 임상적 설명도 있을 수 있겠으나, 아동의 추정된 GMFM-66 점수는 능력에 대한 최적의 추정치임에 주목해야 한다.

임상 시나리오 1: 찰리 Clinical Scenario 1: Charlie

찰리는 뇌성마비 남아로 경직성 우측 편마비이다. GMFCS 1단계로 분류되었다. 3세 9개월 때 GMFM-66으로 평가를 받았고, 결과는 그림 A4.1과 그림 A4.2의 항목지도에 나와 있다. 이 항목지도에서 대동작수행을 보면, 찰리가 어떻게 뇌성마비 아동의 전형적인 양상에 "적합하지 않은" 예로 지정되었는지를 분명히 알 수 있다. GMFM-66 점수가 55인 이 남아는 다양한 행동을 수행할 수 있다. 하지만 자세히 보면, 아이가 달성한 '높은' 수준의 기술(예: 61번 항목 "무릎서기 자세: 팔을 사용하지 않고 왼쪽 반무릎서기 자세를 거쳐 일어선다" 또는 77번 항목 "선 자세: 4.5m 달리고 멈춘 다음, 되돌아온다.")과 달성할 수 없었던 '낮은' 수준의 항목[예: 23번 항목 "팔(양팔)로 지탱하고 매트에 앉은 자세: 5초 동안 유지한다." 또는 48번 항목 "매트 위에 앉은 자세: 양팔을 이용해 무릎서기 자세를 취한 후 양팔을 자유롭게 10초 동안 유지한다."] 간에 뚜렷한 모순이 있다.

뇌성마비 아동과 익숙한 사람이라면, 찰리의 대동작기능에서의 이런 '차이(gaps)'는 찰리의 오른쪽 팔과 다리의 손상된 기능에 의한 것임을 알 것이다. 찰리는 GMFM-66 점수가 55인 아동이 일반적으로 달성하는 일부 기능에서 어려움이 있었지만, 뛰기(75번 항목) 또는 난간 잡고 4계단 내려가기(85번 항목) 같은 과제는 충분히 달성할 수 있었다. 다시 말하면, GMFM-66의 총점 55점의 구성 내용은 이 항목지도 생성에 쓰인 다수의 뇌성마비 아동의 GMFM 자료와는 다른 양상의 기술과 난이도 군에 해당된다. 편마비증후군과 연관된 임상 시나리오는 이러한 관찰을 해석하고 '설명'하는데 유용하다.

난이도 순서에 따른 항목지도

Chart ID: 12020

Name: Charlie

Assessment Date: 21 November, 1997 **GMFM-66 Score: 55.2**

Date of Birth: 12 February, 1994 **Standard Error: 1.2**

Age: 3 Years 9 Months **95% Confidence Interval: 52.7 to 57.6**

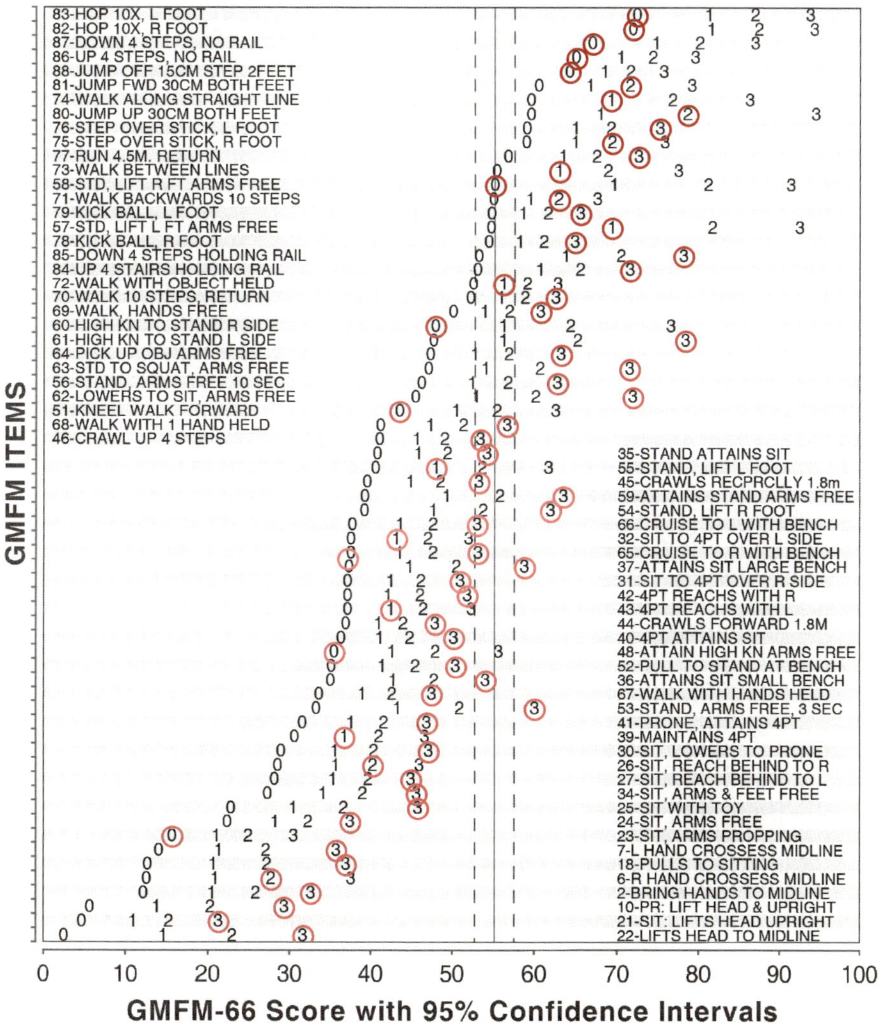

그림 A4.1 찰리의 난이도 순서에 의한 GMFM-66 항목지도

항목 순서에 따른 항목지도

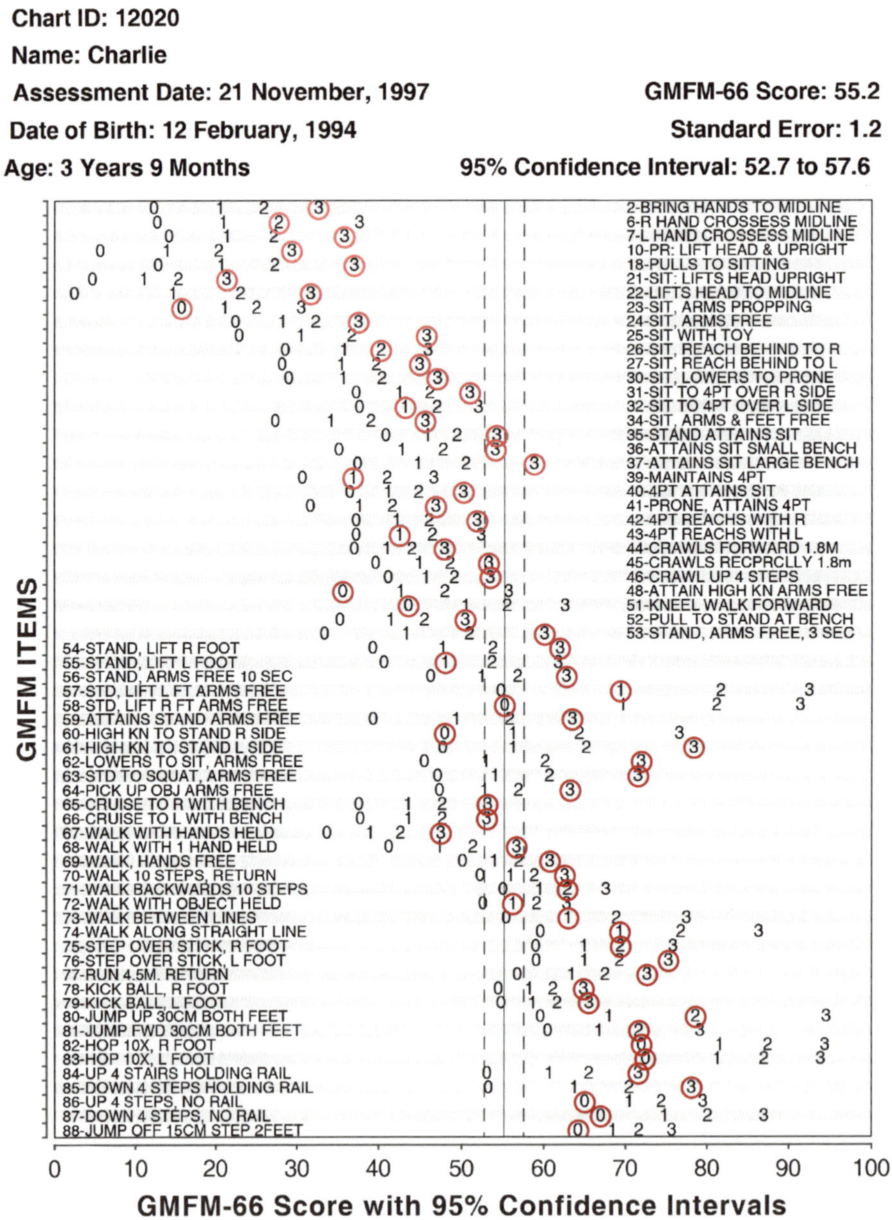

그림 A4.2 찰리의 항목 순서에 의한 GMFM-66 항목지도

임상 시나리오 2: 사라 Clinical Scenario 2: Sarah

사라는 양측성 경직형 뇌성마비이며, GMFCS 3단계이다. 사라는 6번째 생일에 평가를 받았고, 그녀의 기술과 한계를 반영하는 항목지도는 그림 A4.3과 그림 A4.4에 나타나 있다. GMFM-66 점수로 거의 47 아래의 활동에서 놀라운 성공과 분명한 실패의 양상이 보인다. 이것은 항목지도의 순서에서 분명하게 나타난다. 여기에서 사라는 서기와 관계된 많은 항목과 약간의 걷기 항목에서 3점을 얻었지만, 네발기기와 무릎서기에 관한 항목은 하나도 달성하지 못하였다. 발작성 장애(seizure disorder)와 전반적인 발달 지연에 더하여, 사라가 상당한 시각장애로 바닥에서의 기능 수행에 제한이 있다는 것을 고려하면, 이는 놀랄 만한 일이 아니다. 걸을 때 손을 이용할 수 있지만, 바닥에서 이동하는 것은 극히 어렵고 바닥에서는 움직이지 못한다. 이런 이유로 사라는 자료에 '부적합한' 아동으로 분류된다.

난이도 순서에 따른 항목지도

Chart ID: 13043

Name: Sarah

Assessment Date: 8 October, 1996 **GMFM-66 Score: 46.9**

Date of Birth: 7 October, 1990 **Standard Error: 1.0**

Age: 6 Years 0 Months **95% Confidence Interval: 44.9 to 49.0**

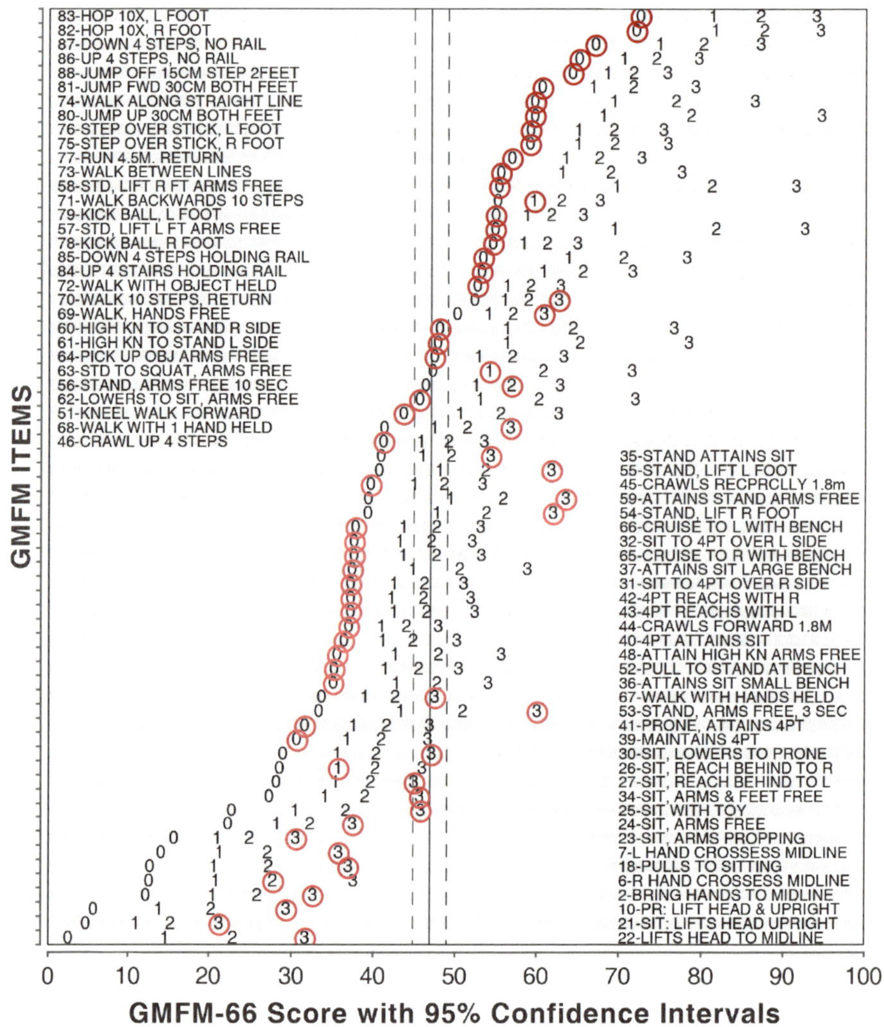

그림 A4.3 사라의 난이도 순서에 의한 GMFM-66 항목지도

항목 순서에 따른 항목지도

Chart ID: 13043

Name: Sarah

Assessment Date: 8 October, 1996 **GMFM-66 Score: 46.9**

Date of Birth: 7 October, 1990 **Standard Error: 1.0**

Age: 6 Years 0 Months **95% Confidence Interval: 44.9 to 49.0**

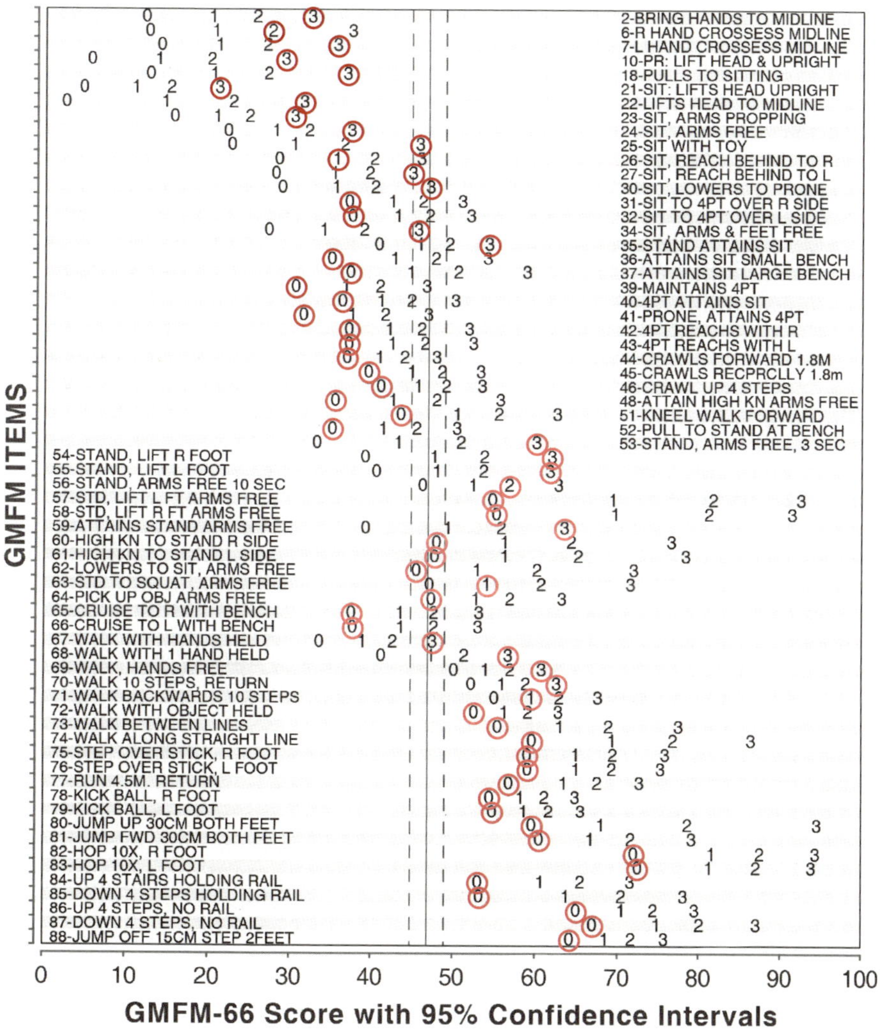

그림 A4.4 사라의 항목 순서에 의한 GMFM-66 항목지도

부록 5

GMFM-66 항목 세트 평가지

GMFM-66 ITEM SET SCORE SHEET

GMFM-66-IS (ITEM SET)[1] SCORE SHEETS FOR **ITEM SETS 1, 2, 3 & 4**

FOR THE K-GROSS MOTOR FUNCTION MEASURE-66 (K-GMFM-66)

아동의 성명: ____________________ ID#: ____________________

평가일: ____________________
년 / 월 / 일

GMFCS 레벨[2]

☐ I ☐ II ☐ III ☐ IV ☐ V

생년월일: ____________________
년 / 월 / 일

교정생활연령: ____________________
년 / 월 / 일

평가자 이름: ____________________

평가 환경(예: 장소, 옷차림, 시간, 참여한 사람):

____

GMFM은 표준화된 관찰도구로서, 뇌성마비 아동의 시간의 경과에 따른 대동작기능의 변화를 평가하기 위하여 고안 및 인증되었다. 점수 기준은 일반적인 가이드라인이다. 그러나 대부분의 항목은 각 점수에 대한 특정 기준이 있다. 각 항목의 점수 측정에는 반드시 가이드라인을 이용해야 한다.

점수 기준 0

0 = 동작을 시작하지 못한다.
1 = 동작을 시작한다.
2 = 동작을 부분적으로 완성한다.
3 = 동작을 완성한다.
9(또는 공란으로 남기는 경우) = 검사하지 않음(NT) [GMAE-2 점수 체계를 위해 이용됨*]

만약 GMFM-66 Ability Estimator (GMAE) 소프트웨어를 사용하려면
점수 0점과 검사하지 않음(NT)을 구별하는 것이 중요하다.

*GMAE-2 소프트웨어는 GMFM 매뉴얼을 구입한 경우 www.cancild.ca로부터 다운로드 가능하다. GMFM-66은 뇌성마비를 가진 어린이에서만 유효하다.

연구 그룹 연락처:
CanChild Centre for Childhood Disability Research,
Institute for Applied Health Sciences,
McMaster University, 1400 Main St.W., Room 408,
Mamilton, ON, Canada L8S 1C7
Email: canchild@mcmaster.ca Website: www.canchild.ca

대한민국 연락처:
대한소아재활발달의학회
전화번호: 010-7225-1375, 031-780-6218
E-메일: kgmfm@daum.net/ksprm@hanmail.net
웹사이트: www.ksprm.or.kr

[1]GMFCS 레벨은 운동기능의 심한 정도를 평가한다. GMFCS-E&R (extended & revised)의 정의는 Palisano et al. (2008). Developmental Medicine & Child Neurology. 50:744-750과 GMAE-2 소프트웨어에서 찾아볼 수 있다. (http://motorgrowth.canchild.ca/en/GMFCS/resources/GMFCS-ER.pdf).

항목 세트를 확인하는 알고리즘

*결정된 아이템은 진한색으로 표시

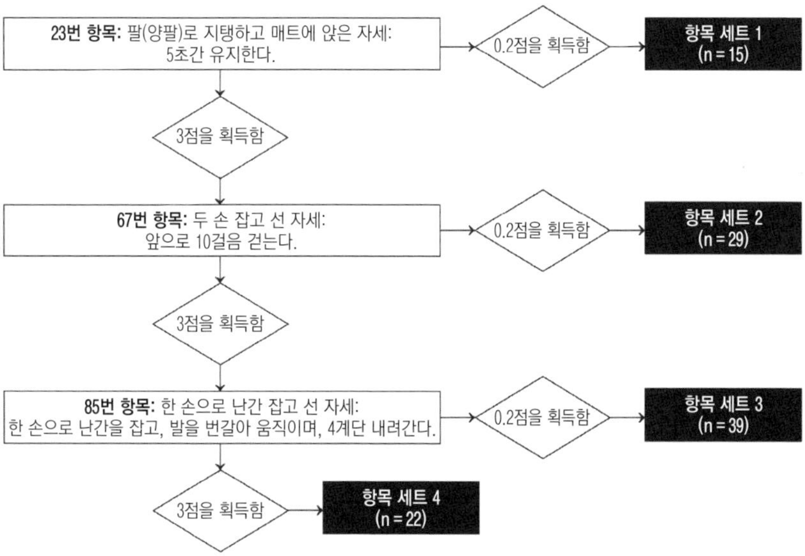

GMFM-66 점수[1]

GMFM-66 점수 =	________ to ________ 신뢰구간 95%
이전 GMFM-66 점수 =	________ to ________ 신뢰구간 95%
GMFM-66의 변화 =	

[1] GMAE-2 소프트웨어 참고

GMFM 항목 세트 1 (15개 항목)

해당 점수에 체크하시오: 만약 항목을 검사하지 않았을 때에는(NT), 제일 우측 줄의 항목 번호에 동그라미 하시오.

	항목	A: 눕기와 뒤집기(LYING & ROLLING)	점수				NT
*	2.	바로 누운 자세: 양손을 신체중심선으로 가져와서 양쪽 손가락을 서로 만지작거린다	0☐	1☐	2☐	3☐	2.
*	6.	바로 누운 자세: 오른팔을 뻗고, 오른손이 신체중심선을 넘어 장난감 쪽으로 간다	0☐	1☐	2☐	3☐	6.
*	7.	바로 누운 자세: 왼팔을 뻗고, 왼손이 신체중심선을 넘어 장난감 쪽으로 간다	0☐	1☐	2☐	3☐	7.
*	10.	엎드려 누운 자세: 머리를 바로 세워 든다	0☐	1☐	2☐	3☐	10.

	항목	B: 앉기(SITTING)	점수				NT
*	18.	바로 누운 자세에서 치료사가 아동의 양손을 잡은 상태: 머리를 가누며 스스로 몸을 당겨 앉는다	0☐	1☐	2☐	3☐	18.
*	21.	치료사가 흉곽을 지지하고 매트에 앉은 자세: 머리를 바로 세워 들고 3초 동안 유지한다	0☐	1☐	2☐	3☐	21.
*	22.	치료사가 흉곽을 지지하고 매트에 앉은 자세: 머리를 신체중심선에서 들고 10초 동안 유지한다	0☐	1☐	2☐	3☐	22.
*	23.	팔(양팔)로 지탱하고 매트에 앉은 자세: 5초 동안 유지한다	0☐	1☐	2☐	3☐	23.
*	24.	매트에 앉은 자세: 양팔을 자유롭게, 3초 동안 앉은 자세를 유지한다	0☐	1☐	2☐	3☐	24.
*	25.	작은 장난감을 앞에 두고 매트에 앉은 자세: 몸을 앞으로 기울여 장난감을 만지고, 팔로 지탱하지 않고 다시 몸통을 세워 앉는다	0☐	1☐	2☐	3☐	25.
*	26.	매트에 앉은 자세: 오른편 45° 뒤쪽에 있는 장난감을 만지고 다시 처음 자세로 앉는다	0☐	1☐	2☐	3☐	26.
*	27.	매트에 앉은 자세: 왼편 45° 뒤쪽에 있는 장난감을 만지고 다시 처음 자세로 앉는다	0☐	1☐	2☐	3☐	27.
*	30.	매트 위에 앉은 자세: 자세를 조절하며 엎드려 눕는다	0☐	1☐	2☐	3☐	30.
*	34.	벤치에 앉은 자세: 양팔과 발로 지탱하지 않고 10초 동안 유지한다	0☐	1☐	2☐	3☐	34.

	항목	C: 네발기기와 무릎서기(CRAWLING AND KNEELING)	점수				NT
*	39.	네발 자세: 양손과 양 무릎에 체중을 지지하고 10초 동안 유지한다	0☐	1☐	2☐	3☐	39.

GMFM 항목 세트 2 (29개 항목)

해당 점수에 체크하시오: 만약 항목을 검사하지 않았을 때에는(NT), 제일 우측 줄의 항목 번호에 동그라미 하시오.

항목	A: 눕기와 뒤집기(LYING & ROLLING)	점수				NT
* 6.	바로 누운 자세: 오른팔을 뻗고, 오른손이 신체중심선을 넘어 장난감 쪽으로 간다	0☐	1☐	2☐	3☐	6.
* 7.	바로 누운 자세: 왼팔을 뻗고, 왼손이 신체중심선을 넘어 장난감 쪽으로 간다	0☐	1☐	2☐	3☐	7.

항목	B: 앉기(SITTING)	점수				NT
* 18.	바로 누운 자세에서 치료사가 아동의 양손을 잡은 상태: 머리를 가누며 스스로 몸을 당겨 앉는다	0☐	1☐	2☐	3☐	18.
* 23.	팔(양팔)로 지탱하고 매트에 앉은 자세: 5초 동안 유지한다	0☐	1☐	2☐	3☐	23.
* 24.	매트에 앉은 자세: 양팔을 자유롭게, 3초 동안 앉은 자세를 유지한다	0☐	1☐	2☐	3☐	24.
* 25.	작은 장난감을 앞에 두고 매트에 앉은 자세: 몸을 앞으로 기울여 장난감을 만지고, 팔로 지탱하지 않고 다시 몸통을 세워 앉는다	0☐	1☐	2☐	3☐	25.
* 26.	매트에 앉은 자세: 오른편 45° 뒤쪽에 있는 장난감을 만지고 다시 처음 자세로 앉는다	0☐	1☐	2☐	3☐	26.
* 27.	매트에 앉은 자세: 왼편 45° 뒤쪽에 있는 장난감을 만지고 다시 처음 자세로 앉는다	0☐	1☐	2☐	3☐	27.
* 30.	매트 위에 앉은 자세: 자세를 조절하며 엎드려 눕는다	0☐	1☐	2☐	3☐	30.
* 31.	매트 위에 양발을 앞으로 펴고 앉은 자세: 오른쪽으로 네발 자세를 취한다	0☐	1☐	2☐	3☐	31.
* 32.	매트 위에 양발을 앞으로 펴고 앉은 자세: 왼쪽으로 네발 자세를 취한다	0☐	1☐	2☐	3☐	32.
* 34.	벤치에 앉은 자세: 양팔과 발로 지탱하지 않고 10초 동안 유지한다	0☐	1☐	2☐	3☐	34.
* 35.	선 자세: 작은 벤치에 앉는다	0☐	1☐	2☐	3☐	35.
* 36.	바닥에서: 작은 벤치에 앉는다	0☐	1☐	2☐	3☐	36.

항목	C: 네발기기와 무릎서기(CRAWLING AND KNEELING)	점수				NT
* 39.	네발 자세: 양손과 양 무릎에 체중을 지지하고 10초 동안 유지한다	0☐	1☐	2☐	3☐	39.
* 40.	네발 자세: 양팔이 자유로운 상태로 앉는다	0☐	1☐	2☐	3☐	40.
* 41.	엎드린 자세: 네발 자세를 취하고 양손과 양 무릎으로 체중을 지지한다	0☐	1☐	2☐	3☐	41.
* 42.	네발 자세: 오른팔을 앞으로 뻗고, 손을 어깨 높이 위로 든다	0☐	1☐	2☐	3☐	42.
* 43.	네발 자세: 왼팔을 앞으로 뻗고, 손을 어깨 높이 위로 든다	0☐	1☐	2☐	3☐	43.
* 44.	네발 자세: 네발 또는 모둠발로 기어서 앞으로 1.8m 간다	0☐	1☐	2☐	3☐	44.
* 45.	네발 자세: 앞으로 1.8m 교대로 네발기기 한다	0☐	1☐	2☐	3☐	45.
* 46.	네발 자세: 양손과 양 무릎/양발로 4계단 기어오른다	0☐	1☐	2☐	3☐	46.
* 48.	매트 위에 앉은 자세: 양팔을 이용해 무릎서기 자세를 취한 후, "양팔을 자유롭게" 자세를 10초 동안 유지한다	0☐	1☐	2☐	3☐	48.

항목	D: 서기(STANDING)	점수				NT
* 52.	바닥에서: 큰 벤치를 잡고 선다	0☐	1☐	2☐	3☐	52.

항목	E: 걷기, 달리기 그리고 점프(WALKING, RUNNING AND JUMPING)	점수				NT
* 65.	양손으로 큰 벤치 잡고 선 자세: 오른쪽 옆으로 5발짝 간다	0☐	1☐	2☐	3☐	65.
* 66.	양손으로 큰 벤치 잡고 선 자세: 왼쪽 옆으로 5발짝 간다	0☐	1☐	2☐	3☐	66.
* 67.	두 손을 잡고 선 자세: 앞으로 10걸음 걷는다	0☐	1☐	2☐	3☐	67.
* 68.	한 손을 잡고 선 자세: 앞으로 10걸음 걷는다	0☐	1☐	2☐	3☐	68.
* 69.	선 자세: 앞으로 10걸음 걷는다	0☐	1☐	2☐	3☐	69.

GMFM 항목 세트 3 (39개 항목)

해당 점수에 체크하시오: 만약 항목을 검사하지 않았을 때에는(NT), 제일 우측 줄의 항목 번호에 동그라미 하시오.

항목	B: 앉기(SITTING)	점수				NT
* 23.	팔(양팔)로 지탱하고 매트에 앉은 자세: 5초 동안 유지한다	0☐	1☐	2☐	3☐	23.
* 25.	작은 장난감을 앞에 두고 매트에 앉은 자세: 몸을 앞으로 기울여 장난감을 만지고, 팔로 지탱하지 않고 다시 몸통을 세워 앉는다	0☐	1☐	2☐	3☐	25.
* 30.	매트 위에 앉은 자세: 자세를 조절하며 엎드려 눕는다	0☐	1☐	2☐	3☐	30.
* 31.	매트 위에 양발을 앞으로 펴고 앉은 자세: 오른쪽으로 네발 자세를 취한다	0☐	1☐	2☐	3☐	31.
* 32.	매트 위에 양발을 앞으로 펴고 앉은 자세: 왼쪽으로 네발 자세를 취한다	0☐	1☐	2☐	3☐	32.
* 34.	벤치에 앉은 자세: 양팔과 발로 지탱하지 않고 10초 동안 유지한다	0☐	1☐	2☐	3☐	34.
* 35.	선 자세: 작은 벤치에 앉는다	0☐	1☐	2☐	3☐	35.
* 36.	바닥에서: 작은 벤치에 앉는다	0☐	1☐	2☐	3☐	36.
* 37.	바닥에서: 큰 벤치에 앉는다	0☐	1☐	2☐	3☐	37.
항목	**C: 네발기기와 무릎서기(CRAWLING AND KNEELING)**	**점수**				**NT**
* 39.	네발 자세: 양손과 양 무릎에 체중을 지지하고 10초 동안 유지한다	0☐	1☐	2☐	3☐	39.
* 40.	네발 자세: 양팔이 자유로운 상태로 앉는다	0☐	1☐	2☐	3☐	40.
* 42.	네발 자세: 오른팔을 앞으로 뻗고, 손을 어깨 높이 위로 든다	0☐	1☐	2☐	3☐	42.
* 43.	네발 자세: 왼팔을 앞으로 뻗고, 손을 어깨 높이 위로 든다	0☐	1☐	2☐	3☐	43.
* 45.	네발 자세: 앞으로 1.8m 교대로 네발기기 한다	0☐	1☐	2☐	3☐	45.
* 46.	네발 자세: 양손과 양 무릎/양발로 4계단 기어오른다	0☐	1☐	2☐	3☐	46.
* 48.	매트 위에 앉은 자세: 양팔을 이용해 무릎서기 자세를 취한 후, "양팔을 자유롭게" 자세를 10초 동안 유지한다	0☐	1☐	2☐	3☐	48.
* 51.	무릎서기 자세: 양팔을 자유롭게, 앞으로 10걸음 무릎걷기 한다	0☐	1☐	2☐	3☐	51.
항목	**D: 서기(STANDING)**	**점수**				**NT**
* 52.	바닥에서: 큰 벤치를 잡고 선다	0☐	1☐	2☐	3☐	52.
* 53.	선 자세: 양팔을 자유롭게, 3초 동안 서서 유지한다	0☐	1☐	2☐	3☐	53.
* 54.	선 자세: 한 손으로 큰 벤치를 잡고, 3초간 오른발을 든다	0☐	1☐	2☐	3☐	54.
* 55.	선 자세: 한 손으로 큰 벤치를 잡고, 3초간 왼발을 든다	0☐	1☐	2☐	3☐	55.
* 56.	선 자세: 양팔을 자유롭게, 20초 동안 서서 유지한다	0☐	1☐	2☐	3☐	56.
* 57.	선 자세: 양팔을 자유롭게, 왼발을 들고 10초 동안 선다	0☐	1☐	2☐	3☐	57.
* 58.	선 자세: 양팔을 자유롭게, 오른발을 들고 10초 동안 선다	0☐	1☐	2☐	3☐	58.
* 59.	작은 벤치에 앉은 자세: 팔을 사용하지 않고 일어선다	0☐	1☐	2☐	3☐	59.
* 64.	선 자세: 양팔을 자유롭게, 바닥에서 물건을 줍고 다시 일어선다	0☐	1☐	2☐	3☐	64.
항목	**E: 걷기, 달리기 그리고 점프(WALKING, RUNNING AND JUMPING)**	**점수**				**NT**
* 65.	양손으로 큰 벤치 잡고 선 자세: 오른쪽 옆으로 5발짝 간다	0☐	1☐	2☐	3☐	65.
* 66.	양손으로 큰 벤치 잡고 선 자세: 왼쪽 옆으로 5발짝 간다	0☐	1☐	2☐	3☐	66.
* 67.	두 손을 잡고 선 자세: 앞으로 10걸음 걷는다	0☐	1☐	2☐	3☐	67.
* 68.	한 손을 잡고 선 자세: 앞으로 10걸음 걷는다	0☐	1☐	2☐	3☐	68.
* 69.	선 자세: 앞으로 10걸음 걷는다	0☐	1☐	2☐	3☐	69.
* 70.	선 자세: 앞으로 10걸음 걷고 멈춘 다음, 180° 돌아서 되돌아온다	0☐	1☐	2☐	3☐	70.
* 71.	선 자세: 뒤로 10걸음 걷는다	0☐	1☐	2☐	3☐	71.
* 72.	선 자세: 양손으로 큰 물건을 들고, 앞으로 10걸음 걷는다	0☐	1☐	2☐	3☐	72.
* 77.	선 자세: 4.5m 달리고, 멈춘 다음 되돌아온다	0☐	1☐	2☐	3☐	77.
* 78.	선 자세: 오른발로 공을 찬다	0☐	1☐	2☐	3☐	78.
* 79.	선 자세: 왼발로 공을 찬다	0☐	1☐	2☐	3☐	79.
* 80.	선 자세: 30cm 높이로 양발 동시에 제자리에서 점프한다	0☐	1☐	2☐	3☐	80.
* 85.	한쪽으로 난간 잡고 선 자세: 한쪽으로 난간을 잡고, 발을 번갈아 움직이며 4계단 내려간다	0☐	1☐	2☐	3☐	85.

GMFM 항목 세트 4 (22개 항목)

해당 점수에 체크하시오: 만약 항목을 검사하지 않았을 때에는(NT), 제일 우측 줄의 항목 번호에 동그라미 하시오.

항목	B: 앉기(SITTING)	점수				NT
* 23.	팔(양팔)로 지탱하고 매트에 앉은 자세: 5초 동안 유지한다	0☐	1☐	2☐	3☐	23.

항목	D: 서기(STANDING)	점수				NT
* 57.	선 자세: 양팔을 자유롭게, 왼발을 들고 10초 동안 선다	0☐	1☐	2☐	3☐	57.
* 58.	선 자세: 양팔을 자유롭게, 오른발을 들고 10초 동안 선다	0☐	1☐	2☐	3☐	58.
* 60.	무릎서기 자세: 팔을 사용하지 않고 오른쪽 반무릎서기 자세를 거쳐 일어선다	0☐	1☐	2☐	3☐	60.
* 61.	무릎서기 자세: 팔을 사용하지 않고 왼쪽 반무릎서기 자세를 거쳐 일어선다	0☐	1☐	2☐	3☐	61.
* 62.	선 자세: 양팔이 자유로운 상태로 자세를 조절하며 마룻바닥으로 내려앉는다	0☐	1☐	2☐	3☐	62.
* 63.	선 자세: 양팔을 자유롭게, 쪼그려 앉는다	0☐	1☐	2☐	3☐	63.

항목	E: 걷기, 달리기 그리고 점프(WALKING, RUNNING AND JUMPING)	점수				NT
* 67.	두 손을 잡고 선 자세: 앞으로 10걸음 걷는다	0☐	1☐	2☐	3☐	67.
* 73.	선 자세: 20cm 폭의 평행선 사이에서 앞으로 10걸음을 연속하여 걷는다	0☐	1☐	2☐	3☐	73.
* 74.	선 자세: 2cm 폭의 일직선 위에서 앞으로 10걸음을 연속하여 걷는다	0☐	1☐	2☐	3☐	74.
* 75.	선 자세: 오른발로 무릎 높이의 막대를 넘는다	0☐	1☐	2☐	3☐	75.
* 76.	선 자세: 왼발로 무릎 높이의 막대를 넘는다	0☐	1☐	2☐	3☐	76.
* 77.	선 자세: 4.5m 달리고, 멈춘 다음 되돌아온다	0☐	1☐	2☐	3☐	77.
* 80.	선 자세: 30cm 높이로 양발 동시에 제자리에서 점프한다	0☐	1☐	2☐	3☐	80.
* 81.	선 자세: 30cm 앞으로 양발 동시에 점프한다	0☐	1☐	2☐	3☐	81.
* 82.	선 자세: 60cm 원 안에서 오른발로 10회 깡충 뛴다	0☐	1☐	2☐	3☐	82.
* 83.	선 자세: 60cm 원 안에서 왼발로 10회 깡충 뛴다	0☐	1☐	2☐	3☐	83.
* 84.	한쪽으로 난간 잡고 선 자세: 한쪽으로 난간을 잡고, 발을 번갈아 움직이며 4계단 올라간다	0☐	1☐	2☐	3☐	84.
* 85.	한쪽으로 난간 잡고 선 자세: 한쪽으로 난간을 잡고, 발을 번갈아 움직이며 4계단 내려간다	0☐	1☐	2☐	3☐	85.
* 86.	선 자세: 양발을 번갈아 움직이며 4계단 올라간다	0☐	1☐	2☐	3☐	86.
* 87.	선 자세: 양발을 번갈아 움직이며 4계단 내려간다	0☐	1☐	2☐	3☐	87.
* 88.	15cm 높이의 계단 위에 선 자세: 양발로 동시에 아래로 뛰어내린다	0☐	1☐	2☐	3☐	88.

부록 6

GMFM-66 기저 & 상한 평가지

GMFM-66 BASAL & CEILING SCORE SHEET

GMFM-66-B&C (BASAL & CEILING)[1] SCORE SHEETS

FOR THE K-GROSS MOTOR FUNCTION MEASURE (K-GMFM-66)

아동의 성명: ______________________ ID#: ______________________

평가일: ______________________
년 / 월 / 일

GMFCS 레벨[2]

☐ I ☐ II ☐ III ☐ IV ☐ V

생년월일: ______________________
년 / 월 / 일

교정생활연령: ______________________
년 / 월 / 일

평가자 이름: ______________________

평가 환경(예: 장소, 옷차림, 시간, 참여한 사람):

____

GMFM은 표준화된 관찰도구로서, 뇌성마비 아동의 시간의 경과에 따른 대동작기능의 변화를 평가하기 위하여 고안 및 인증되었다. 점수 기준은 일반적인 가이드라인이다. 그러나 대부분의 항목은 각 점수에 대한 특정 기준이 있다. 각 항목의 점수 측정에는 반드시 가이드라인을 이용해야 한다.

점수 기준 0

0 = 동작을 시작하지 못한다.
1 = 동작을 시작한다.
2 = 동작을 부분적으로 완성한다.
3 = 동작을 완성한다.
9(또는 공란으로 남기는 경우) = 검사하지 않음(NT) [GMAE-2 점수 체계를 위해 이용됨*]

만약 GMFM-66 Ability Estimator (GMAE) 소프트웨어를 사용하려면 점수 0점과 검사하지 않음(NT)을 구별하는 것이 중요하다.

*GMAE-2 소프트웨어는 GMFM 매뉴얼을 구입한 경우 www.cancild.ca로부터 다운로드 가능하다. GMFM-66은 뇌성마비를 가진 어린이에서만 유효하다.

연구 그룹 연락처:
CanChild Centre for Childhood Disability Research,
Institute for Applied Health Sciences,
McMaster University, 1400 Main St.W., Room 408,
Mamilton, ON, Canada L8S 1C7
Email: canchild@mcmaster.ca Website: www.canchild.ca

대한민국 연락처:
대한소아재활발달의학회
전화번호: 010-7225-1375, 031-780-6218
E-메일: kgmfm@daum.net/ksprm@hanmail.net
웹사이트: www.ksprm.or.kr

[1]GMFCS 레벨은 운동 기능의 심한 정도를 평가한다. GMFCS-E&R (extended & revised)의 정의는 Palisano et al. (2008). Developmental Medicine & Child Neurology. 50:744-750과 GMAE-2 소프트웨어에서 찾아볼 수 있다. (http://motorgrowth.canchild.ca/en/GMFCS/resources/GMFCS-ER.pdf).

A 눕기와 뒤집기
B 앉기
C 네발기기와 무릎서기
D 서기
E 걷기, 달리기 그리고 점프

A	B	C	D	E		0	1	2	3	NT	
	22.				치료사가 흉곽을 지지하고 매트에 앉은 자세: 머리를 신체중심선에서 들고 10초 동안 유지한다						← I @ 1 II @ 1 III @ 1 IV & V all ages
	21.				치료사가 흉곽을 지지하고 매트에 앉은 자세: 머리를 바로 세워 들고 3초 동안 유지한다						
10.					엎드려 누운 자세: 머리를 바로 세워 든다						
2.					바로 누운 자세: 양손을 신체중심선으로 가지고 와서 손가락을 서로 만지작거린다						
6.					바로 누운 자세: 오른팔을 뻗고, 오른손이 신체중심선을 넘어 장난감 쪽으로 간다						
	18.				바로 누운 자세에서 치료사가 아동의 양손을 잡은 상태: 머리를 가누며 스스로 몸을 당겨 앉는다						
7.					바로 누운 자세: 왼팔을 뻗고, 왼손이 신체중심선을 넘어 장난감 쪽으로 간다						
	23.				팔(양팔)로 지탱하고 매트에 앉은 자세: 5초 동안 유지한다						← III @ 2
	24.				매트에 앉은 자세: 양팔을 자유롭게, 3초 동안 앉은 자세를 유지한다						
	25.				작은 장난감을 앞에 두고 매트에 앉은 자세: 몸을 앞으로 기울여 장난감을 만지고, 팔로 지탱하지 않고 다시 몸통을 세워 앉는다						
	34.				벤치에 앉은 자세: 양팔과 발로 지탱하지 않고 10초 동안 유지한다						
	27.				매트에 앉은 자세: 왼편 45° 뒤쪽에 있는 장난감을 만지고 다시 처음 자세로 앉는다						
	26.				매트에 앉은 자세: 오른편 45° 뒤쪽에 있는 장난감을 만지고 다시 처음 자세로 앉는다						
	30.				매트 위에 앉은 자세: 자세를 조절하며 엎드려 눕는다						← III @ 3 II @ 2
		39.			네발 자세: 양손과 양 무릎으로 체중을 지지하고 10초 동안 유지한다						
		41.			엎드린 자세: 네발 자세를 취하고 양손과 양 무릎으로 체중을 지지한다						
			53.		선 자세: 양팔을 자유롭게, 3초 동안 서서 유지한다						
				67.	두 손을 잡고 선 자세: 앞으로 10걸음 걷는다						
		36.			바닥에서: 작은 벤치에 앉는다						
			52.		바닥에서: 큰 벤치를 잡고 선다						
		48.			매트 위에 앉은 자세: 양팔을 이용해 무릎서기 자세를 취한 후, "양팔을 자유롭게" 자세를 10초 동안 유지한다						
		40.			네발 자세: 양팔이 자유로운 상태로 앉는다						
		44.			네발 자세: 네발 또는 모둠발로 기어서 앞으로 1.8m 간다						
		43.			네발 자세: 왼팔을 앞으로 뻗고, 손을 어깨 높이 위로 든다						← III @ 4 II @ 3 I @ 2
		42.			네발 자세: 오른팔을 앞으로 뻗고, 손을 어깨 높이 위로 든다						
	31.				매트 위에 양발을 앞으로 펴고 앉은 자세: 오른쪽으로 네발 자세를 취한다						
	37.				바닥에서: 큰 벤치에 앉는다						
				65.	양손으로 큰 벤치 잡고 선 자세: 오른쪽 옆으로 5발짝 간다						← II @ 4 III @ 5 and older
	32.				매트 위에 양 발을 앞으로 펴고 앉은 자세: 왼쪽으로 네발 자세를 취한다						
				66.	양손으로 큰 벤치 잡고 선 자세: 왼쪽 옆으로 5발짝 간다						
			54.		선 자세: 한 손으로 큰 벤치를 잡고, 3초간 오른발을 든다						
			59.		작은 벤치에 앉은 자세: 팔을 사용하지 않고 일어선다						
		45.			네발 자세: 앞으로 1.8m 교대로 네발기기 한다						

A 눕기와 뒤집기
B 앉기
C 네발기기와 무릎서기
D 서기
E 걷기, 달리기 그리고 점프

A	B	C	D	E		0	1	2	3	NT	
			55.		선 자세: 한 손으로 큰 벤치를 잡고, 3초간 왼발을 든다						
	35.				선 자세: 작은 벤치에 앉는다						
		46.			네발 자세: 양손과 양 무릎/양발로 4계단 기어오른다						
				68.	한 손을 잡고 선 자세: 앞으로 10걸음 걷는다						I @ 3 II @ 5
		51.			무릎서기 자세: 양팔을 자유롭게, 앞으로 10걸음 무릎걷기 한다						
			62.		선 자세: 양팔이 자유로운 상태로 자세를 조절하며 마룻바닥으로 내려앉는다						
			56.		선 자세: 양팔을 자유롭게, 20초 동안 서서 유지한다						I @ 4
			63.		선 자세: 양팔을 자유롭게, 쪼그려 앉는다						
			64.		선 자세: 양팔을 자유롭게, 바닥에서 물건을 줍고 다시 일어선다						
			61.		무릎서기 자세: 팔을 사용하지 않고 왼쪽 반무릎서기 자세를 거쳐 일어선다						
			60.		무릎서기 자세: 팔을 사용하지 않고 오른쪽 반무릎서기 자세를 거쳐 일어선다						
				69.	선 자세: 앞으로 10걸음 걷는다						II @ 6 and older
				70.	선 자세: 앞으로 10걸음 걷고 멈춘 다음, 180° 돌아서 되돌아온다						
				72.	선 자세: 양손으로 큰 물건을 들고, 앞으로 10걸음 걷는다						
				84.	한쪽으로 난간 잡고 선 자세: 한쪽으로 난간을 잡고, 발을 번갈아 움직이며 4계단 올라간다						
				85.	한쪽으로 난간 잡고 선 자세: 한쪽으로 난간을 잡고, 발을 번갈아 움직이며 4계단 내려간다						
				78.	선 자세: 오른발로 공을 찬다						
			57.		선 자세: 양팔을 자유롭게, 왼발을 들고 10초 동안 선다						
				79.	선 자세: 왼발로 공을 찬다						
				71.	선 자세: 뒤로 10걸음 걷는다						
			58.		선 자세: 양팔을 자유롭게, 오른발을 들고 10초 동안 선다						
				73.	선 자세: 20cm 폭의 평행선 사이에서 앞으로 10걸음을 연속하여 걷는다						I @ 5 and older
				77.	선 자세: 4.5m 달리고, 멈춘 다음 되돌아온다						
				75.	선 자세: 오른발로 무릎 높이의 막대를 넘는다						
				76.	선 자세: 왼발로 무릎 높이의 막대를 넘는다						
				80.	선 자세: 30cm 높이로 양발 동시에 제자리에서 점프한다						
				74.	선 자세: 2cm 폭의 일직선 위에서 앞으로 10걸음을 연속하여 걷는다						
				81.	선 자세: 30cm 앞으로 양발 동시에 점프한다						
				88.	15cm 높이의 계단 위에 선 자세: 양발로 동시에 아래로 뛰어내린다						
				86.	선 자세: 양발을 번갈아 움직이며 4계단 올라간다						
				87.	선 자세: 양발을 번갈아 움직이며 4계단 내려간다						
				82.	선 자세: 60cm 원 안에서 오른발로 10회 깡충 뛴다						
				83.	선 자세: 60cm 원 안에서 왼발로 10회 깡충 뛴다						

부록 7

뇌성마비 대동작기능분류시스템-확장 개정판(GMFCS-E&R)

GROSS MOTOR FUNCTION CLASSIFICATION SYSTEM-EXPANDED & REVISED (GMFCS-E&R)

CanChild Centre for Childhood Disability Research
Institute for Applied Health Sciences, McMaster University,
1400 Main Street West, Room 408, Hamilton, ON, Canada L8S 1C7
Tel: 905-525-9140 ext. 27850 Fax: 905-522-6095
E-mail: canchild@mcmaster.ca Website: www.canchild.ca

GMFCS-E&R
뇌성마비 대동작기능분류시스템
확장 개정판

(Reference: Dev Med Child Neurol 1997;39:214-223)

사용자 설명

뇌성마비 대동작기능분류시스템(GMFCS)은 뇌성마비 아동이 자발적으로 시작하는 동작을 평가하는 시스템으로서 앉기, 이동 동작, 가동성에 중점을 둔다. 다섯 단계의 분류시스템을 정의할 때, 주된 기준은 각 단계가 일상생활에서 의미 있게 구분되어야 한다는 점이다. 기능적 제한과 손으로 잡는 보행 보조기구(워커, 목발, 지팡이)나 바퀴 달린 이동 장비가 필요한가에 근거하여 단계를 구분하며, 훨씬 덜 중요하긴 하나 동작의 질 또한 구분 기준이 된다. 1단계와 2단계 간 구분은 3, 4, 5단계만큼 명확하지는 않으며, 특히 2세 미만 유아인 경우 더욱 그러하다.

GMFCS 확장판(2007)은 12세부터 18세까지의 연령대를 포함하며 세계보건기구의 국제장애분류(ICF)의 개념을 강조한다. 우리는 아동과 청소년의 관찰 또는 보고되는 행동에는 환경적, 개인적 요인이 영향을 미칠 수 있음을 사용자들이 인지하기를 바란다. GMFCS는 대동작 기능상 아동이나 청소년의 현 시점에서의 능력과 제한점을 어느 단계가 가장 잘 대변하는지를 결정하는 데 초점을 둔다. 가정, 학교, 지역사회에서의 일상적인 수행 정도(즉, 실제로 하는 것)가 최고로 어디까지 갈 수 있는가(능력)보다 중요하다. 따라서 현 시점의 대동작기능 수행 정도를 분류하는 것이 중요하며, 동작의 질이나 호전 가능성을 판단하는 것은 아니라는 점이 중요하다. 각 단계의 제목은 6세 이후에 가장 특징적으로 보일 이동 방법으로 정하였다.

각 연령대별 기능적 능력과 제한점에 대한 설명은 광범위하며, 각 아동/청소년이 보이는 기능의 모든 측면을 설명하지는 않았다. 예를 들어, 배를 바닥에서 떼고 손과 무릎으로 기지 못하는 편마비 유아가 있다고 하자. 이 아이가 기는 것만 빼고, 다른 모든 동작은 1단계에 준해 할 수 있다면(즉 잡고 서고 걸을 수 있다면), 이 아이는 1단계로 분류되어야 한다. 이 분류 기준은 순위별 소개 및 사용자 설명 분류이므로, 단계 간 격차가 동일하지는 않으며 뇌성마비 아동이나 청소년이 다섯 단계에 고루 분포하지도 않는다. 인접한 두 단계 간 구분에 대한 설명을 통하여, 현재 아동/청소년이 보이는 대동작기능과 가장 가까운 단계를 결정하는 데 도움을 주고자 하였다.

우리는 대동작기능이 연령에 따라 다른 양상을 보이며, 영아기 또는 초기 아동기에 특히 그렇다는 사실을 인정한다. 각 단계별로, 몇몇 연령대에 대하여 별도로 설명을 해 놓았다. 2세 미만의 아동이 조산아라면 교정 연령으로 따져야 한다. 6~12세와 12~18세에 대한 설명에는 환경적 요인(예: 학교와 지역 사회 내 이동 거리)과 개인적 요인(예: 에너지 요구량과 사회적 선호)이 이동 방법에 미칠 영향을 반영하였다.

이 시스템은 한계보다는 능력에 중점을 두어 판단하도록 하였다. 따라서 일반적인 원칙으로서, 특정 단계의 기능을 수행할 수 있는 아동이나 청소년은 해당 기능 단계 또는 그 이상으로 분류될 것이며, 반대로 특정 단계의 동작을 수행하지 못하는 아동은 해당 기능 단계보다 낮은 단계로 분류될 것이다.

운영상의 정의

체간 지지 워커(Body support walker) – 골반과 몸통을 받쳐 주는 보행 보조기구. 타인이 뇌성마비 아동/청소년을 워커 내에 세워 주게 된다.

손으로 잡는 보행 보조기구(Hand-held mobility device) – 보행 중 몸통을 받쳐 주지 않는 지팡이, 목발, 전/후방 워커.

신체적 보조(Physical assistance) – 아동/청소년이 이동 시에 타인이 손으로 잡아 도와 준다.

전동 이동 장비(Powered mobility) – 아동/청소년이 조이스틱이나 전자 스위치를 적극적으로 작동시켜 독립적으로 이동할 수 있다. 이동 장비는 휠체어, 스쿠터, 기타 전동 장치를 기본으로 한다.

스스로 미는 수동 휠체어(Self-propels manual wheelchair) – 아동/청소년이 자신의 팔과 손 또는 발을 적극적으로 사용하여 바퀴를 밀어 움직인다.

옮겨진다(Transported) – 타인이 이동 장비(예: 휠체어, 스트롤러, 유모차)를 밀어 아동/청소년을 한 장소에서 다른 장소로 옮겨 준다.

걷는다(Walks) – 타인의 신체적 보조를 받거나 손으로 잡는 보행 보조기구를 사용하지 않는 것을 의미한다. 보조기(즉, 브레이스나 부목)를 착용할 수도 있다.

바퀴 달린 이동 장비(Wheeled mobility) – 이동을 가능하게 하는 바퀴가 있는 모든 종류의 장비를 일컫는다(예: 스트롤러, 수동 휠체어, 전동 휠체어).

각 단계별 개괄적 제목

1단계 · 제한 없이 걷는다.

2단계 · 걷지만 제한적이다.

3단계 · 손으로 잡는 보행 보조기구를 사용하여 걷는다.

4단계 · 자가 이동 가능하나 제한적임; 전동 이동 장비를 사용할 수 있다.

5단계 · 수동 휠체어로 다른 사람이 옮겨줘야 한다.

각 단계 간 구분

단계 1과 2의 구분

1단계의 아동/청소년에 비해, 2단계의 아동/청소년은 장거리를 걷거나 균형을 잡는 데 제한적이다. 처음 걸음마를 배울 때 손으로 잡는 보행 보조기구가 필요할 수도 있다. 실외나 지역 사회에서 장거리를 갈 때 바퀴 달린 이동 장비를 쓰는 수도 있다. 계단을 오르내릴 때 난간을 잡아야 한다. 달리기나 점프를 하지 못할 수도 있다.

단계 2와 3의 구분

2단계의 아동 · 청소년은 4세 이후에는 손으로 잡는 보행 보조 기구 없이도 걸을 수 있다(물론 가끔씩은 쓸 수 있다). 3단계의 아동/청소년은 실내에서 걸으려면 손으로 잡는 보행 보조기구가 필요하고 실외나 지역 사회에서 바퀴 달린 이동 장비를 사용한다.

단계 3과 4의 구분

3단계의 아동/청소년은 혼자서 앉거나 약간 잡아주거나 받쳐 주면 앉을 수 있고, 4단계에 비해 더 독립적으로 일어설 수 있으며, 손으로 잡는 보행 보조기구가 있으면 걷는다. 4단계의 아동/청소년은 앉을 수는 있지만(대개 잡아줘야 한다) 독립적인 이동은 제한적이다. 4단계의 아동/청소년은 수동 휠체어에 태워 다른 사람이 옮겨줘야 하거나 전동 이동 장비를 사용할 가능성이 더 높다.

단계 4와 5의 구분

5단계의 아동/청소년은 목과 몸통을 가누는 것이 매우 제한적이며 상당한 정도의 보조 기술과 신체적 보조가 필요하다. 아동/청소년이 전동 휠체어 작동법을 배워야만 스스로 이동할 수 있다.

생후 2년 미만

1단계: 영아는 앉거나 앉은 상태에서 다른 자세로 바꿀 수 있으며 바닥에 앉아서 양손으로 사물을 자유롭게 다룬다. 배를 바닥에서 떼고 손과 무릎으로 기고, 붙잡고 일어서서 가구를 붙잡고 몇 발자국 걷는다. 생후 18~24개월 사이에 보행 보조기구 없이 걷는다.

2단계: 영아는 바닥에서 앉은 자세를 유지하지만 손을 짚어서 균형을 잡아야 한다. 영아는 배를 바닥에 깔고 기거나 바닥에서 떼고 손과 무릎으로 긴다. 붙잡고 일어서서 가구를 붙잡고 몇 발자국 걸을 수도 있다.

3단계: 영아는 허리를 받쳐주면 바닥에 앉아 있는다. 뒤집거나 배를 바닥에 깔고 앞으로 긴다.

4단계: 영아는 목을 가누지만 몸통을 잡아 주어야 바닥에 앉는다. 누웠다 엎드렸다 뒤집기를 할 수 있다.

5단계: 신체 장애로 인해 동작을 자발적으로 조절하지 못한다. 영아는 엎드린 자세와 앉은 자세에서 중력에 대해 목과 몸통을 가누지 못한다. 어른이 도와주어야 뒤집는다.

생후 2년 이상 4년 미만

1단계: 아동은 바닥에 앉아서 양손으로 사물을 자유롭게 다룬다. 바닥에 앉거나 바닥에 앉았다가 다른 자세로 바꿀 수 있고 어른이 도와주지 않아도 스스로 선다. 아동은 이동 수단으로 걷는 것을 선호하며, 보행보조기는 전혀 필요하지 않다.

2단계: 아동은 바닥에 앉지만, 양손으로 사물을 자유롭게 다루려고 하면 균형을 잘 잡지 못한다. 어른이 도와주지 않아도 앉거나 앉은 상태에서 다른 자세로 바꾼다. 견고한 가구를 붙잡고 선다. 바닥에서 배를 떼고 양손과 양 무릎을 교대로 내어 기고, 가구를 짚고 다니며 보행 보조기구를 이용해 걷는 것을 이동 수단으로 선호한다.

3단계: 아동은 바닥에 앉는데 종종 'W'자 형태로(양 고관절 및 슬관절이 굴곡, 내회전된 상태로) 앉고 어른이 앉혀 줘야 하는 경우도 있다. 혼자서 이동할 때는 주로 기어 다니며 배를 바닥에 깔고 기거나 바닥에서 떼고 양손과 양 무릎으로 긴다(보통 양다리를 교대로 내지 못한다). 견고한 바닥에서 물건을 붙잡고 서고 짧은 거리는 다닐 수도 있다. 방향을 잡거나 바꿀 때 손으로 잡는 보행 보조기구(워커)를 쓰거나 어른이 잡아주면, 실내에서 짧은 거리는 걸을 수도 있다.

4단계: 아동은 앉혀 주면 바닥에도 앉지만, 손을 짚지 않으면 자세와 균형을 유지하지 못한다. 보통 앉거나 서기 위하여 보조 장비가 필요하다. 혼자 짧은 거리(방 안)를 가기 위해서는 뒤집거나, 배를 깔고 기며, 배를 바닥에서 떼고 기더라도 양다리를 교대로 내지 못한다.

5단계: 신체 장애로 인하여 동작을 자발적으로 조절하지 못하고 중력에 대해 목과 몸통을 가누지 못한다. 운동 기능의 모든 영역에서 제한을 보인다. 개조된 장비나 보조 기술을 사용하여도 앉거나 설 때 여전히 기능적 제한이 있다. 5단계의 아동은 어떤 경우에도 혼자서는 이동할 수 없고, 다른 사람이 옮겨줘야 한다. 상당히 개조된 전동 휠체어를 쓰면 혼자서 이동할 수 있는 경우도 있다.

생후 4년 이상 6년 미만

1단계: 아동은 손을 짚지 않고서 의자에 앉거나 의자에서 일어나며 의자에 앉아 있는다. 바닥이나 의자에 앉은 상태에서 주위의 물건에 의지하지 않고서 일어난다. 아동은 실내 및 실외에서 걷고 계단도 오른다. 달리거나 뛸 수 있게 된다.

2단계: 아동은 의자에 앉아 양손으로 사물을 자유롭게 다룬다. 아동은 바닥이나 의자에 앉은 상태에서 일어날 수 있지만, 팔로 견고한 바닥을 밀거나 잡아 당겨야 할 때가 많다. 실내에서는 손으로 잡는 보행 보조기구 없이 걸을 수 있고 바닥이 평평하면 실외에서도 짧은 거리는 걷는다. 아동은 난간을 잡고 계단을 오르지만 달리거나 뛰지는 못한다.

3단계: 아동은 일반 의자에 앉지만 골반이나 몸통을 잡아줘야 손의 기능을 최대화할 수 있다. 아동은 팔로 견고한 물체를 밀거나 잡아 당겨 의자에 앉거나 의자에서 일어난다. 평평한 바닥에서 손으로 잡는 보행 보조기구를 가지고 걷고 어른이 도와주면 계단을 오른다. 장거리를 가거나 실외의 평평하지 않은 길을 갈 때는 흔히 다른 사람이 옮겨줘야 한다.

4단계: 아동은 의자에 앉지만 몸통을 가누거나 손의 기능을 최대화하기 위해서는 개조된 의자가 필요하다. 어른이 도와주거나 팔로 밀거나 잡아 당길 수 있는 견고한 물체가 있으면 의자에 앉거나 의자에서 일어날 수 있다. 워커를 사용하거나 어른이 지켜보는 경우 짧은 거리는 걸을 수도 있으나, 방향을 바꾸거나 평평하지 않은 바닥에서 균형을 잡는 것은 잘 하지 못한다. 지역사회에서는 다른 사람이 옮겨줘야 한다. 전동 휠체어를 쓰면 혼자서 이동할 수 있는 경우도 있다.

5단계: 신체 장애로 인하여 동작을 자발적으로 조절하지 못하고 중력에 대해 목과 몸통을 가누지 못한다. 운동 기능의 모든 영역에서 제한을 보인다. 개조된 장비나 보조 기술을 사용하여도 앉거나 설 때 여전히 기능적 제한이 있다. 5단계의 아동은 어떤 경우에도 혼자서는 이동할 수 없고 옮겨줘야 한다. 상당히 개조된 전동 휠체어를 쓰면 혼자서 이동할 수 있는 경우도 있다.

생후 6년 이상 12년 미만

1단계: 아동은 집, 학교, 실외, 지역사회에서 걷는다. 신체적 보조 없이 도로 경계석을 오르거나 내려갈 수 있고 난간을 잡지 않고도 계단을 오르내릴 수 있다. 아동은 달리기나 뛰기의 대동작 기술은 수행하지만 속도, 균형, 조절이 완벽하지는 않다. 아동은 체육 활동과 스포츠에 참여할 수 있는데, 이는 개인적인 선택과 환경적 요인에 좌우된다.

2단계: 아동은 대부분의 경우에 걷는다. 장거리를 걸을 때 어려움을 겪을 수 있고, 평평하지 않거나 경사진 곳, 사람이 많거나 좁은 공간, 물건을 들었을 때 균형을 잘 잡지 못한다. 난간을 잡거나 난간이 없는 경우에는 신체적 보조를 받으면 계단을 오르내린다. 실외와 지역사회에서, 신체적 보조를 받거나 손으로 잡는 보행 보조기구를 써서 걷거나, 장거리를 갈 때 바퀴 달린 이동 장비를 사용할 수도 있다. 아동은 잘 해야 달리기나 뛰기 같은 대동작 기술을 최소한도로 수행하는 정도이다. 대동작을 수행함에 제한이 있어 체육 활동과 스포츠에 참여를 가능하게 하기 위해서는 개조 장치가 필요할 수 있다.

3단계: 아동은 실내에서는 대부분 손으로 잡는 보행 보조기구를 써서 걷는다. 앉을 때는 골반 정렬과 균형을 위해 좌석 벨트가 필요한 경우도 있다. 앉은 자세에서 일어나거나 바닥에서 일어설 때 다른 사람의 신체적 보조나 지지면이 있어야 한다. 장거리를 갈 때는 바퀴 달린 이동 장비를 사용한다. 다른 사람이 봐 주거나 잡아주면 난간을 잡고 계단을 오르내릴 수도 있다. 보행에 제한이 있어 체육 활동과 스포츠에 참여를 가능하게 하기 위해서는 스스로 미는 수동 휠체어나 전동 이동 장비를 포함한 개조 장치가 필요할 수 있다.

4단계: 아동은 대부분 신체적 보조를 요하는 이동 장비나 전동 이동 장비가 필요하다. 아동은 몸통과 골반의 자세 조절을 위하여 개조된 의자가 필요하며 이동 시 대부분 신체적 보조가 필요하다. 집에서는 바닥에서 뒤집거나 기어서 다니고, 신체적 보조를 받으면 짧은 거리는 걷거나, 전동 이동 장비를 사용한다. 자세를 잡아주면(positioned) 집에서나 학교에서 체간 지지 워커를 사용할 수 있다. 학교, 실외, 지역사회에서 아동은 다른 사람이 수동 휠체어로 옮겨주거나 전동 이동 장비를 생후 6년 이상 12년 미만 사용한다. 이동이 제한적이므로 체육 활동과 스포츠에 참여가 가능하게 하기 위해서는 신체적 보조와 전동 이동 장비를 포함한 개조 장치가 필요하다.

5단계: 항상 수동 휠체어로 다른 사람이 옮겨줘야 한다. 중력에 대해 목과 몸통을 가누지 못하고 팔 · 다리 동작을 잘 조절하지 못한다. 목 가누기, 앉기, 서기, 어떤 경우에는 이동 동작을 향상하기 위해 보조 기술을 사용하지만 이런 장비로도 충분히 보완되지는 않는다. 이동 시에는 전적으로 어른의 신체적 보조를 받아야 한다. 집에서는 바닥에서 짧은 거리 정도만 이동할 수 있거나 어른이 옮겨줘야 한다. 좌석과 조종간을 상당히 개조한 전동 이동 장비를 사용하면 혼자서 이동할 수도 있다. 이동이 제한적이므로 체육 활동과 스포츠에 참여가 가능하게 하려면 신체적 보조와 전동 이동 장비를 포함한 개조 장치가 필요하다.

생후 12년 이상 18년 미만

1단계: 청소년은 집, 학교, 실외, 지역사회에서 걷는다. 신체적 보조 없이 도로 경계석을 오르거나 내려갈 수 있고 난간을 잡지 않고도 계단을 오르내릴 수 있다. 청소년은 달리기나 뛰기의 대동작 기술은 수행하지만 속도, 균형, 조절이 완벽하지는 않다. 청소년은 본인의 선택과 환경적 요인에 따라 체육 활동과 스포츠에 참여할 수 있다.

2단계: 청소년은 대부분의 경우에 걷는다. 환경적 요인(평평하지 않거나 경사진 곳, 장거리, 시간 소요 정도, 날씨, 친구들의 용인)과 개인적 선호가 이동 장비를 선택하는 데 영향을 미친다. 학교나 직장에서 청소년은 손으로 잡는 보행 보조기구를 안전 목적으로 사용하기도 한다. 실외나 지역 사회에서 청소년은 장거리를 갈 때 바퀴 달린 이동 장비를 사용하기도 한다. 난간을 잡거나 난간이 없는 경우에는 신체적 보조를 받으면 계단을 오르내린다. 대동작 기술을 수행하는 데 제한적이므로 체육 활동과 스포츠에 참여를 가능하게 하기 위해서는 개조 장치가 필요할 수 있다.

3단계: 청소년은 손으로 잡는 보행 보조기구를 써서 걸을 수 있다. 다른 단계와 달리, 3단계의 청소년은 신체적 능력, 환경적 요인, 개인적 요인에 따라 이동 방법이 더 다양해진다. 앉을 때는 골반 정렬과 균형을 위해 좌석 벨트가 필요한 경우도 있다. 앉은 자세에서 일어나거나 바닥에서 일어설 때 다른 사람의 신체적 보조나 지지면이 있어야 한다. 학교에서는 스스로 미는 수동 휠체어나 전동 이동 장비를 사용할 수도 있다. 실외와 지역사회에서는 다른 사람이 수동 휠체어를 밀어주거나 전동 이동 장비를 사용한다. 다른 사람이 봐 주거나 잡아주면 난간을 잡고 계단을 오르내릴 수도 있다. 보행이 제한적이므로 체육 활동과 스포츠에 참여를 가능하게 하기 위해서는 스스로 미는 수동 휠체어나 전동 이동 장비를 포함한 개조 장치가 필요할 수 있다.

4단계: 청소년은 대부분 바퀴 달린 이동 장비를 사용한다. 청소년은 골반과 몸통의 자세 조절을 위하여 개조된 의자가 필요하다. 이동 시 한두 명의 신체적 보조가 필요하다. 청소년은 서서 하는 이동동작을 돕기 위해 자신의 다리로 체중을 지지하기도 한다. 실내에서 짧은 거리는 신체적 보조를 받거나, 바퀴 달린 이동 장비를 사용하거나, 자세를 잡아 주면(positioned) 체간 지지 워커를 사용하기도 한다. 청소년은 전동 휠체어를 조작할 수 있는 신체적 능력이 있다. 전동 휠체어가 적당하지 않거나 없는 경우에는, 다른 사람이 수동 휠체어로 옮겨줘야 한다. 이동이 제한적이므로 체육 활동과 스포츠에 참여가 가능하게 하기 위해서는 신체적 보조와 전동 이동 장비를 포함한 개조 장치가 필요하다.

5단계: 항상 수동 휠체어로 다른 사람이 옮겨줘야 한다. 중력에 대해 목과 몸통을 가누지 못하고 팔 · 다리 동작을 잘 조절하지 못한다. 목 가누기, 앉기, 서기, 이동 동작을 향상하기 위해 보조 기술을 사용하지만 이런 장비로도 충분히 보완되지는 않는다. 이동 시에는 한두 명의 신체적 보조나 자동 리프트가 필요하다. 좌석과 조종간을 상당히 개조한 전동 이동 장비를 사용하면 혼자서 이동할 수 있는 경우도 있다. 이동이 제한적이므로 체육 활동이나 운동 경기를 하려면 신체적 보조와 전동 이동 장비가 필요하다.

부록 8

GMFM-88과 GMFM-66 평가지

GMFM-88 AND GMFM-66 SCORE SHEET

한국판 대동작기능평가지
(K-GMFM-88 AND K-GMFM-66 SCORING)

아동의 성명: ____________________ ID#: ____________________

평가일: ____________________ GMFCS 레벨[1]
년 / 월 / 일

☐ I ☐ II ☐ III ☐ IV ☐ V

생년월일: ____________________
년 / 월 / 일

교정생활연령: ____________________ 평가자 이름: ____________________
년 / 월 / 일

평가 환경(예: 장소, 옷차림, 시간, 참여한 사람):

____

GMFM은 표준화된 관찰도구로서, 뇌성마비 아동의 시간의 경과에 따른 대동작기능의 변화를 평가하기 위하여 고안 및 인증되었다. 점수 기준은 일반적인 가이드라인이다. 그러나 대부분의 항목은 각 점수에 대한 특정 기준이 있다. 각 항목의 점수 측정에는 반드시 가이드라인을 이용해야 한다.

점수 기준 0

0 = 동작을 시작하지 못한다.
1 = 동작을 시작한다.
2 = 동작을 부분적으로 완성한다.
3 = 동작을 완성한다.
9(또는 공란으로 남기는 경우) = 검사하지 않음(NT) [GMAE-2 점수 체계를 위해 이용됨*]

만약 GMFM-66 Ability Estimator (GMAE) 소프트웨어를 사용하려면
점수 0점과 검사하지 않음(NT)을 구별하는 것이 중요하다.

*GMAE-2 소프트웨어는 GMFM 매뉴얼을 구입한 경우 www.cancild.ca로부터 다운로드 가능하다. GMFM-66은 뇌성마비를 가진 어린이에서만 유효하다.

연구 그룹 연락처:
CanChild Centre for Childhood Disability Research,
Institute for Applied Health Sciences,
McMaster University, 1400 Main St.W., Room 408,
Mamilton, ON, Canada L8S 1C7
Email: canchild@mcmaster.ca Website: www.canchild.ca

대한민국 연락처:
대한소아재활발달의학회
전화번호: 010-7225-1375, 031-780-6218
E-메일: kgmfm@daum.net/ksprm@hanmail.net
웹사이트: www.ksprm.or.kr

[1]GMFCS 레벨은 운동기능의 심한 정도를 평가한다. GMFCS-E&R (extended & revised)의 정의는 Palisano et al. (2008). Developmental Medicine & Child Neurology. 50:744-750과 GMAE-2 소프트웨어에서 찾아볼 수 있다. (http://motorgrowth.canchild.ca/en/GMFCS/resources/GMFCS-ER.pdf).

해당 점수에 체크하시오: 만약 항목을 검사하지 않았을 때에는(NT), 제일 우측 줄의 항목 번호에 동그라미 하시오.

	항목	A: 눕기와 뒤집기(LYING & ROLLING)	점수				NT
	1.	바로 누운 자세: 머리를 중심선에: 팔 · 다리를 대칭으로 유지하며 머리를 돌린다	0☐	1☐	2☐	3☐	1.
*	2.	바로 누운 자세: 양손을 신체중심선으로 가져와서 양쪽 손가락을 서로 만지작거린다	0☐	1☐	2☐	3☐	2.
	3.	바로 누운 자세: 머리를 45° 들어올린다	0☐	1☐	2☐	3☐	3.
	4.	바로 누운 자세: 오른쪽 고관절과 무릎을 완전한 범위까지 굴곡한다	0☐	1☐	2☐	3☐	4.
	5.	바로 누운 자세: 왼쪽 고관절과 무릎을 완전한 범위까지 굴곡한다	0☐	1☐	2☐	3☐	5.
*	6.	바로 누운 자세: 오른팔을 뻗고, 오른손이 신체중심선을 넘어 장난감 쪽으로 간다	0☐	1☐	2☐	3☐	6.
*	7.	바로 누운 자세: 왼팔을 뻗고, 왼손이 신체중심선을 넘어 장난감 쪽으로 간다	0☐	1☐	2☐	3☐	7.
	8.	바로 누운 자세: 오른쪽으로 뒤집는다	0☐	1☐	2☐	3☐	8.
	9.	바로 누운 자세: 왼쪽으로 뒤집는다	0☐	1☐	2☐	3☐	9.
*	10.	엎드려 누운 자세: 머리를 바로 세워 든다	0☐	1☐	2☐	3☐	10.
	11.	전완으로 지지하고 엎드려 누운 자세: 머리를 바로 세워 들고, 팔꿈치는 펴고, 가슴을 들어 올린다	0☐	1☐	2☐	3☐	11.
	12.	전완으로 지지하고 엎드려 누운 자세: 오른쪽 전완으로 체중을 지지하고 왼팔을 앞으로 완전히 뻗는다	0☐	1☐	2☐	3☐	12.
	13.	전완으로 지지하고 엎드려 누운 자세: 왼쪽 전완으로 체중을 지지하고 오른팔을 앞으로 완전히 뻗는다	0☐	1☐	2☐	3☐	13.
	14.	엎드려 누운 자세: 오른쪽 방향으로 바로 누운 자세까지 되뒤집는다	0☐	1☐	2☐	3☐	14.
	15.	엎드려 누운 자세: 왼쪽 방향으로 바로 누운 자세까지 되뒤집는다	0☐	1☐	2☐	3☐	15.
	16.	엎드려 누운 자세: 팔 · 다리를 움직여 오른쪽으로 90°까지 몸의 방향을 돌린다(pivoting)	0☐	1☐	2☐	3☐	16.
	17.	엎드려 누운 자세: 팔 · 다리를 움직여 왼쪽으로 90°까지 몸의 방향을 돌린다(pivoting)	0☐	1☐	2☐	3☐	17.

A 영역 합계 ☐

	항목	B: 앉기(SITTING)	점수				NT
*	18.	바로 누운 자세에서 치료사가 아동의 양손을 잡은 상태: 머리를 가누며 스스로 몸을 당겨 앉는다	0☐	1☐	2☐	3☐	18.
	19.	바로 누운 자세: 오른쪽으로 돌면서 일어나 앉는다	0☐	1☐	2☐	3☐	19.
	20.	바로 누운 자세: 왼쪽으로 돌면서 일어나 앉는다	0☐	1☐	2☐	3☐	20.
*	21.	치료사가 흉곽을 지지하고 매트에 앉은 자세: 머리를 바로 세워 들고 3초 동안 유지한다	0☐	1☐	2☐	3☐	21.
*	22.	치료사가 흉곽을 지지하고 매트에 앉은 자세: 머리를 신체중심선에서 들고 10초 동안 유지한다	0☐	1☐	2☐	3☐	22.
*	23.	팔(양팔)로 지탱하고 매트에 앉은 자세: 5초 동안 유지한다	0☐	1☐	2☐	3☐	23.
*	24.	매트에 앉은 자세: 양팔을 자유롭게, 3초 동안 앉은 자세를 유지한다	0☐	1☐	2☐	3☐	24.
*	25.	작은 장난감을 앞에 두고 매트에 앉은 자세: 몸을 앞으로 기울여 장난감을 만지고, 팔로 지탱하지 않고 다시 몸통을 세워 앉는다	0☐	1☐	2☐	3☐	25.
*	26.	매트에 앉은 자세: 오른편 45° 뒤쪽에 있는 장난감을 만지고 다시 처음 자세로 앉는다	0☐	1☐	2☐	3☐	26.
*	27.	매트에 앉은 자세: 왼편 45° 뒤쪽에 있는 장난감을 만지고 다시 처음 자세로 앉는다	0☐	1☐	2☐	3☐	27.
	28.	오른쪽 옆으로 앉은 자세: 양팔을 자유롭게, 5초 동안 유지한다	0☐	1☐	2☐	3☐	28.
	29.	왼쪽 옆으로 앉은 자세: 양팔을 자유롭게, 5초 동안 유지한다	0☐	1☐	2☐	3☐	29.
*	30.	매트 위에 앉은 자세: 자세를 조절하며 엎드려 눕는다	0☐	1☐	2☐	3☐	30.
*	31.	매트 위에 양발을 앞으로 펴고 앉은 자세: 오른쪽으로 네발 자세를 취한다	0☐	1☐	2☐	3☐	31.
*	32.	매트 위에 양발을 앞으로 펴고 앉은 자세: 왼쪽으로 네발 자세를 취한다	0☐	1☐	2☐	3☐	32.
	33.	매트 위에 앉은 자세: 팔로 짚지 않고 90°까지 방향을 돌린다(pivoting)	0☐	1☐	2☐	3☐	33.
*	34.	벤치에 앉은 자세: 양팔과 발로 지탱하지 않고 10초 동안 유지한다	0☐	1☐	2☐	3☐	34.
*	35.	선 자세: 작은 벤치에 앉는다	0☐	1☐	2☐	3☐	35.
*	36.	바닥에서: 작은 벤치에 앉는다	0☐	1☐	2☐	3☐	36.
*	37.	바닥에서: 큰 벤치에 앉는다	0☐	1☐	2☐	3☐	37.

B 영역 합계 ☐

항목	C: 네발기기와 무릎서기(CRAWLING AND KNEELING)	점수				NT
38.	엎드린 자세: 앞으로 1.8m 배밀이한다	0☐	1☐	2☐	3☐	38.
* 39.	네발 자세: 양손과 양 무릎에 체중을 지지하고 10초 동안 유지한다	0☐	1☐	2☐	3☐	39.
* 40.	네발 자세: 양팔이 자유로운 상태로 앉는다	0☐	1☐	2☐	3☐	40.
* 41.	엎드린 자세: 네발 자세를 취하고 양손과 양 무릎으로 체중을 지지한다	0☐	1☐	2☐	3☐	41.
* 42.	네발 자세: 오른팔을 앞으로 뻗고, 손을 어깨 높이 위로 든다	0☐	1☐	2☐	3☐	42.
* 43.	네발 자세: 왼팔을 앞으로 뻗고, 손을 어깨 높이 위로 든다	0☐	1☐	2☐	3☐	43.
* 44.	네발 자세: 네발 또는 모둠발로 기어서 앞으로 1.8m 간다	0☐	1☐	2☐	3☐	44.
* 45.	네발 자세: 앞으로 1.8m 교대로 네발기기 한다	0☐	1☐	2☐	3☐	45.
* 46.	네발 자세: 양손과 양 무릎/양발로 4계단 기어오른다	0☐	1☐	2☐	3☐	46.
47.	네발 자세: 양손과 양 무릎/양발로 4계단 뒤로 기어서 내려간다	0☐	1☐	2☐	3☐	47.
* 48.	매트 위에 앉은 자세: 양팔을 이용해 무릎서기 자세를 취한 후, "양팔을 자유롭게" 자세를 10초 동안 유지한다	0☐	1☐	2☐	3☐	48.
49.	무릎서기 자세: 양팔을 이용해 오른쪽 반무릎서기 자세를 취한 후, "양팔을 자유롭게" 자세를 10초 동안 유지한다	0☐	1☐	2☐	3☐	49.
50.	무릎서기 자세: 양팔을 이용해 왼쪽 반무릎서기 자세를 취한 후, "양팔을 자유롭게" 자세를 10초 동안 유지한다	0☐	1☐	2☐	3☐	50.
* 51.	무릎서기 자세: 양팔을 자유롭게, 앞으로 10걸음 무릎걷기 한다	0☐	1☐	2☐	3☐	51.

C 영역 합계 ☐

항목	D: 서기(STANDING)	점수				NT
* 52.	바닥에서: 큰 벤치를 잡고 선다	0☐	1☐	2☐	3☐	52.
* 53.	선 자세: 양팔을 자유롭게, 3초 동안 서서 유지한다	0☐	1☐	2☐	3☐	53.
* 54.	선 자세: 한 손으로 큰 벤치를 잡고, 3초간 오른발을 든다	0☐	1☐	2☐	3☐	54.
* 55.	선 자세: 한 손으로 큰 벤치를 잡고, 3초간 왼발을 든다	0☐	1☐	2☐	3☐	55.
* 56.	선 자세: 양팔을 자유롭게, 20초 동안 서서 유지한다	0☐	1☐	2☐	3☐	56.
* 57.	선 자세: 양팔을 자유롭게, 왼발을 들고 10초 동안 선다	0☐	1☐	2☐	3☐	57.
* 58.	선 자세: 양팔을 자유롭게, 오른발을 들고 10초 동안 선다	0☐	1☐	2☐	3☐	58.
* 59.	작은 벤치에 앉은 자세: 팔을 사용하지 않고 일어선다	0☐	1☐	2☐	3☐	59.
* 60.	무릎서기 자세: 팔을 사용하지 않고 오른쪽 반무릎서기 자세를 거쳐 일어선다	0☐	1☐	2☐	3☐	60.
* 61.	무릎서기 자세: 팔을 사용하지 않고 왼쪽 반무릎서기 자세를 거쳐 일어선다	0☐	1☐	2☐	3☐	61.
* 62.	선 자세: 양팔이 자유로운 상태로 자세를 조절하며 마룻바닥으로 내려 앉는다	0☐	1☐	2☐	3☐	62.
* 63.	선 자세: 양팔을 자유롭게, 쪼그려 앉는다	0☐	1☐	2☐	3☐	63.
* 64.	선 자세: 양팔을 자유롭게, 바닥에서 물건을 줍고 다시 일어선다	0☐	1☐	2☐	3☐	64.

D 영역 합계 ☐

항목	E: 걷기, 달리기 그리고 점프(WALKING, RUNNING AND JUMPING)	점수				NT
* 65.	양손으로 큰 벤치 잡고 선 자세: 오른쪽 옆으로 5발짝 간다	0☐	1☐	2☐	3☐	65.
* 66.	양손으로 큰 벤치 잡고 선 자세: 왼쪽 옆으로 5발짝 간다	0☐	1☐	2☐	3☐	66.
* 67.	두 손을 잡고 선 자세: 앞으로 10걸음 걷는다	0☐	1☐	2☐	3☐	67.
* 68.	한 손을 잡고 선 자세: 앞으로 10걸음 걷는다	0☐	1☐	2☐	3☐	68.
* 69.	선 자세: 앞으로 10걸음 걷는다	0☐	1☐	2☐	3☐	69.
* 70.	선 자세: 앞으로 10걸음 걷고 멈춘 다음, 180° 돌아서 되돌아온다	0☐	1☐	2☐	3☐	70.
* 71.	선 자세: 뒤로 10걸음 걷는다	0☐	1☐	2☐	3☐	71.
* 72.	선 자세: 양손으로 큰 물건을 들고, 앞으로 10걸음을 걷는다	0☐	1☐	2☐	3☐	72.
* 73.	선 자세: 20cm 폭의 평행선 사이에서 앞으로 10걸음을 연속하여 걷는다	0☐	1☐	2☐	3☐	73.
* 74.	선 자세: 2cm 폭의 일직선 위에서 앞으로 10걸음을 연속하여 걷는다	0☐	1☐	2☐	3☐	74.
* 75.	선 자세: 오른발로 무릎높이의 막대를 넘는다	0☐	1☐	2☐	3☐	75.
* 76.	선 자세: 왼발로 무릎높이의 막대를 넘는다	0☐	1☐	2☐	3☐	76.
* 77.	선 자세: 4.5m 달리고, 멈춘 다음 되돌아온다	0☐	1☐	2☐	3☐	77.
* 78.	선 자세: 오른발로 공을 찬다	0☐	1☐	2☐	3☐	78.
* 79.	선 자세: 왼발로 공을 찬다	0☐	1☐	2☐	3☐	79.
* 80.	선 자세: 30cm 높이로 양발 동시에 제자리에서 점프한다	0☐	1☐	2☐	3☐	80.
* 81.	선 자세: 30cm 앞으로 양발 동시에 점프한다	0☐	1☐	2☐	3☐	81.
* 82.	선 자세: 60cm 원 안에서 오른발로 10회 깡충 뛴다	0☐	1☐	2☐	3☐	82.
* 83.	선 자세: 60cm 원 안에서 왼발로 10회 깡충 뛴다	0☐	1☐	2☐	3☐	83.
* 84.	한쪽으로 난간 잡고 선 자세: 한쪽으로 난간을 잡고, 발을 번갈아 움직이며 4계단 올라간다	0☐	1☐	2☐	3☐	84.
* 85.	한쪽으로 난간 잡고 선 자세: 한쪽으로 난간을 잡고, 발을 번갈아 움직이며 4계단 내려간다	0☐	1☐	2☐	3☐	85.
* 86.	선 자세: 양발을 번갈아 움직이며 4계단 올라간다	0☐	1☐	2☐	3☐	86.
* 87.	선 자세: 양발을 번갈아 움직이며 4계단 내려간다	0☐	1☐	2☐	3☐	87.
* 88.	15cm 높이의 계단 위에 선 자세: 양발로 동시에 아래로 뛰어내린다	0☐	1☐	2☐	3☐	88.

E 영역 합계 ☐

평가 시의 수행능력이 아이의 평소 수행능력과 같았나요? 예 ☐ 아니요 ☐

비고:

GMFM-88 요약 점수

영역	영역의 %점수 계산				목표 영역 (√로 표시)
A. 눕기와 뒤집기	A영역의 총점 / 51	= ____ / 51	×100	____ %	A. ☐
B. 앉기	B영역의 총점 / 60	= ____ / 60	×100	____ %	B. ☐
C. 네발기기와 무릎서기	C영역의 총점 / 42	= ____ / 42	×100	____ %	C. ☐
D. 서기	D영역의 총점 / 39	= ____ / 39	×100	____ %	D. ☐
E. 걷기, 달리기 그리고 점프	E영역의 총점 / 72	= ____ / 72	×100	____ %	E. ☐

총점 = (%A + %B + %C + %D + %E) / 영역의 수

= ________ / 5 = ________ = ________ %

목표 총점 = 각 목표 영역의 % 점수의 합 / 목표 영역의 수

= ________ ________ %

GMFM-66 대동작 능력 예상 점수[1]

GMFM-66 점수 = ________ ________ to ________ 신뢰구간 95%

이전 GMFM-66 점수 = ________ ________ to ________ 신뢰구간 95%

GMFM-66의 변화 = ________

1 GMAE-2 소프트웨어 참고

보조도구/보조기를 신고 GMFM-88의 평가

보조도구/보조기가 사용된 곳과 그것이 처음으로 적용된 범위에 체크(√)하시오(한 개 이상을 체크할 수 있다).

보조도구	영역	
Rollator/pusher(보행보조기)	☐	______
Walker(보조기)	☐	______
H Frame crutches(H자 목발)	☐	______
Crutches(목발)	☐	______
Quad Cane(네발지팡이)	☐	______
Cane(지팡이)	☐	______
None(없음)	☐	______
Other(기타)	☐	______

____
(상술하시오)

보조기	영역	
Hip Control(고관절 조절)	☐	______
Knee Control(슬관절 조절)	☐	______
Ankle-foot Control(발목-발 조절)	☐	______
Foot Control(발목 조절)	☐	______
Shoes(신발)	☐	______
None(없음)	☐	______
Other(기타)	☐	______

____
(상술하시오)

보조도구/보조기 착용 시 GMFM-88의 총점

영역	영역의 %점수 계산	목표 영역 (√로 표시)
F. 눕기와 뒤집기	$\frac{\text{A영역의 총점}}{51} = \frac{\_\_\_\_}{51} \times 100$ ______ %	A. ☐
G. 앉기	$\frac{\text{B영역의 총점}}{60} = \frac{\_\_\_\_}{60} \times 100$ ______ %	B. ☐
H. 네발기기와 무릎서기	$\frac{\text{C영역의 총점}}{42} = \frac{\_\_\_\_}{42} \times 100$ ______ %	C. ☐
I. 서기	$\frac{\text{D영역의 총점}}{39} = \frac{\_\_\_\_}{39} \times 100$ ______ %	D. ☐
J. 걷기, 달리기 그리고 점프	$\frac{\text{E영역의 총점}}{72} = \frac{\_\_\_\_}{72} \times 100$ ______ %	E. ☐

$$\text{총점} = \frac{\%A + \%B + \%C + \%D + \%E}{\text{영역의 수}}$$

$$= \frac{\_\_\_\_\_\_\_\_}{5} = \_\_\_\_\_\_ = \_\_\_\_\_\_\%$$

$$\text{목표 총점} = \frac{\text{각 목표 영역의 \% 점수의 합}}{\text{목표 영역의 수}}$$

$$= \_\_\_\_\_\_\_\_ \quad \_\_\_\_\_\_\%$$

부록 9

단면적 GMFM-66과 GMFM-88 그리고 점수 변화

GMFM-66 AND GMFM-88 CROSS-SECTIONAL AND CHANGE SCORES

표 A9.1

GMFCS 단계[a]와 나이에 따라 분류한 뇌성마비가 있는 아동의 GMFM-66 점수의 평균값과 중앙값

Age (years)	*GMFCS level*					*Total*
	I	*II*	*III*	*IV*	*V*	
<2	55.6	43.8	39.3	27.8	21.9	41.0
	(6.5)	–	(7.3)	(5.3)	(2.4)	(14.3)
	57.4	43.8	42.9	27.6	20.5	43.4
	8	1	5	4	3	21
2–<4	65.6	51.3	47.5	34.8	20.0	44.8
	(9.9)	(6.8)	(4.2)	(6.9)	(7.5)	(17.4)
	66.3	52.0	47.7	35.7	20.5	46.9
	25	26	19	19	22	111
4–<6	73.5	60.8	51.4	41.6	24.3	51.7
	(9.5)	(7.6)	(7.7)	(6.3)	(7.2)	(20.1)
	73.6	61.2	51.6	43.1	23.4	50.2
	48	10	23	34	29	144
>6	84.1	68.0	51.8	39.3	22.0	54.0
	(9.0)	(7.8)	(6.3)	(7.1)	(9.7)	(24.2)
	84.1	67.2	52.5	39.2	22.3	52.0
	103	44	76	79	74	376
Total	77.6	61.5	50.5	38.9	22.2	51.5
	(12.3)	(10.7)	(6.8)	(7.3)	(8.8)	(22.3)
	79.1	62.4	50.9	39.2	22.0	49.9
	184	81	123	136	128	652

[a]한 숫자 블록에서는 위에서부터 평균값, 표준편차, 중앙값, 평가받은 아동의 수를 보여준다.

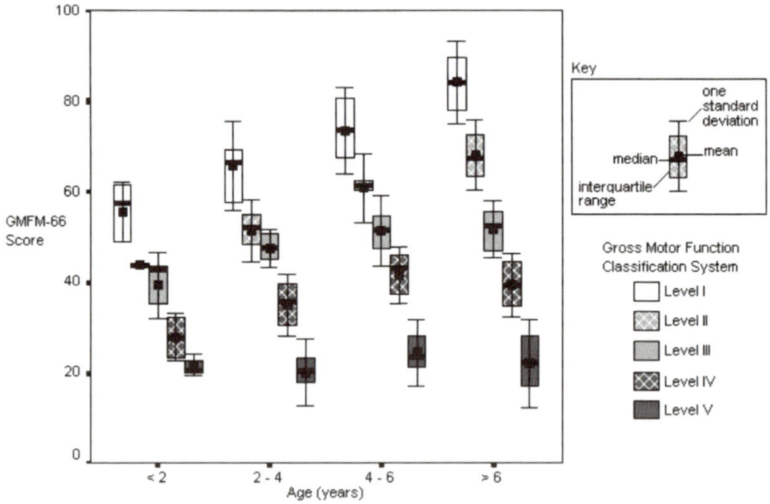

그림 A9.1 나이와 GMFCS 단계에 따라 분류된 뇌성마비로 진단된 아동들의 GMFM-66 점수의 평균과 중앙값에 대한 상자형 도식

표 A9.2

GMFCS 단계[a]와 나이에 따라 분류한 뇌성마비 아동의 GMFM-88 점수의 평균값과 중앙값

Age (years)	*GMFCS level*					*Total*
	I	*II*	*III*	*IV*	*V*	
<2	69.9	50.3	37.7	21.1	8.9	43.3
	(11.6)	–	(14.2)	(5.2)	(0.4)	(25.7)
	72.8	50.3	42.6	22.4	8.7	45.3
	8	1	5	4	3	21
2–<4	81.2	61.2	54.3	28.4	9.9	48.8
	(13.5)	(14.9)	(10.5)	(9.2)	(5.8)	(28.0)
	86.0	64.7	55.8	27.9	9.4	54.1
	25	26	19	19	22	111
4–<6	90.8	75.8	62.0	40.4	15.3	58.0
	(8.6)	(16.3)	(15.3)	(12.9)	(7.7)	(30.9)
	93.1	80.1	64.6	43.1	13.3	61.1
	48	10	23	34	29	144
>6	96.8	85.9	62.3	36.0	13.3	59.4
	(3.3)	(9.5)	(13.2)	(14.0)	(9.4)	(33.3)
	97.8	87.5	65.1	32.9	12.7	63.7
	103	44	76	79	74	376
Total	92.0	76.3	60.0	35.6	13.1	56.7
	(10.2)	(16.8)	(14.2)	(13.6)	(8.5)	(32.0)
	96.2	81.7	61.6	32.4	11.5	59.2
	184	81	123	136	128	652

[a]한 숫자 블록에서는 위에서부터 평균값, 표준편차, 중앙값, 평가받은 아동의 수를 보여준다.

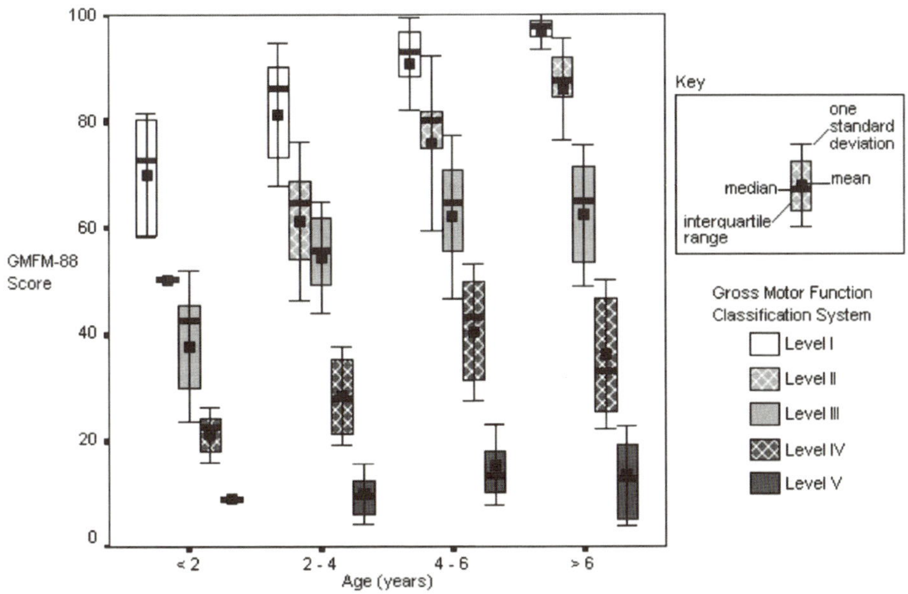

그림 A9.2 나이와 GMFCS 단계에 따라 분류된 뇌성마비로 진단된 아동들의 GMFM-88 점수의 평균과 중앙값에 대한 상자형 도식

표 A9.3

GMFCS 단계[a]와 나이에 따라 분류된 GMFM-66과 GMFM-88의 6개월 간의 점수 변화의 평균값과 중앙값

Age (years)	*GMFCS level*					*Total*
	I	*II*	*III*	*IV*	*V*	
A. GMFM-66 scores change						
<2	5.50	4.12	6.00	−1.06	2.24	4.34
	(2.73)	–	(3.36)	–	(4.83)	(3.57)
	5.68	4.12	7.36	−1.06	0.71	4.36
	6	1	3	1	3	14
2–<4	3.22	3.03	2.43	2.63	2.92	2.86
	(2.95)	(3.39)	(2.75)	(3.07)	(4.22)	(3.23)
	2.50	2.00	2.01	2.65	2.06	2.24
	16	16	14	15	14	75
4–<6	2.77	0.96	0.02	0.71	1.50	1.42
	(5.01)	(2.90)	(2.99)	(2.49)	(2.28)	(3.66)
	1.82	1.00	0.00	0.94	1.53	1.12
	35	10	17	30	18	110
>6	–	–	0.53	–	3.53	2.03
	–	–	–	–	–	(2.12)
	–	–	0.53	–	3.53	2.03
	–	–	1	–	1	2
Total	3.18	2.30	1.51	1.31	2.17	2.17
	(4.35)	(3.27)	(3.32)	(2.81)	(3.32)	(3.58)
	2.47	1.36	1.01	1.24	1.86	1.68
	57	27	35	46	36	201
B. GMFM-88 change scores						
<2	7.50	7.19	11.03	−5.12	5.03	6.80
	(4.24)	–	(8.52)	–	(5.93)	(6.29)
	6.50	7.19	11.51	−5.12	3.92	6.32
	6	1	3	1	3	14
2–<4	2.51	5.31	4.93	5.69	2.08	4.12
	(3.49)	(6.06)	(5.96)	(6.09)	(3.37)	(5.24)
	2.82	4.58	4.10	4.01	0.82	3.24
	16	16	14	15	14	75
4–<6	1.24	1.87	0.45	1.29	11.86	2.96
	(3.55)	(2.37)	(4.54)	(3.55)	(42.14)	(17.58)
	1.11	1.36	1.68	1.64	2.19	1.39
	35	10	17	30	18	110
>6	–	–	−0.56	–	3.29	1.37
	–	–	–	–	–	(2.73)
	–	–	−0.56	–	3.29	1.37
	–	–	1	–	1	2
Total	2.27	4.11	3.12	2.62	7.25	3.65
	(4.02)	(5.13)	(6.19)	(5.06)	(29.86)	(13.45)
	1.39	1.85	2.69	2.03	1.69	1.81
	57	27	35	46	36	201

[a]한 숫자 블록에서는 위에서부터 평균값, 표준편차, 중앙값, 평가받은 아동의 수를 보여준다.

표 A9.4

GMFCS 단계[a]와 나이에 따라 분류된 GMFM-66과 GMFM-88의 12개월 간의 점수 변화의 평균값과 중앙값

Age (years)	*GMFCS level*					*Total*
	I	*II*	*III*	*IV*	*V*	
A. GMFM-66 change scores						
<2	11.57	7.06	8.12	–	–	9.94
	(3.16)	–	(3.49)	–	–	(3.36)
	12.78	7.06	8.12	–	–	10.59
	4	1	2	–	–	7
2–<4	4.54	5.46	1.86	4.00	0.97	3.33
	(3.61)	(5.11)	(3.05)	(3.86)	(5.49)	(4.44)
	4.65	4.51	2.17	3.44	1.41	3.06
	13	12	15	10	11	61
4–<6	4.58	2.23	2.50	1.48	0.74	2.70
	(5.93)	(6.48)	(2.47)	(2.46)	(5.39)	(5.03)
	4.06	1.88	1.50	0.59	0.00	1.88
	26	9	10	17	11	73
>6	2.49	2.04	0.90	0.43	0.85	1.29
	(4.30)	(5.08)	(3.20)	(2.64)	(3.91)	(3.86)
	1.06	2.00	0.79	0.24	0.71	0.82
	53	33	50	55	49	240
Total	3.71	2.91	1.48	1.08	0.85	2.05
	(5.01)	(5.40)	(3.28)	(2.98)	(4.36)	(4.39)
	3.27	2.06	1.17	0.74	0.71	1.30
	96	55	77	82	71	381
B. GMFM-88 change scores						
<2	14.47	14.97	12.57	–	–	14.00
	(8.40)	–	(6.00)	–	–	(6.50)
	13.29	14.97	12.57	–	–	14.97
	4	1	2	–	–	7
2–<4	5.49	8.74	3.67	8.06	2.22	5.52
	(4.61)	(8.03)	(8.48)	(5.44)	(5.45)	(6.94)
	4.94	4.90	3.71	8.10	1.57	4.76
	13	12	15	10	11	61
4–<6	3.09	4.62	4.47	2.66	16.48	5.38
	(4.93)	(5.69)	(5.24)	(4.39)	(54.49)	(21.33)
	1.43	4.75	3.32	1.39	1.66	1.66
	26	9	10	17	11	73
>6	0.49	1.55	1.89	1.40	0.19	1.07
	(1.30)	(7.06)	(4.85)	(5.55)	(2.86)	(4.57)
	0.28	1.40	2.02	1.20	0.32	0.69
	53	33	50	55	49	240
Total	2.45	3.87	2.85	2.47	3.03	2.85
	(4.67)	(7.64)	(5.98)	(5.68)	(21.64)	(10.69)
	0.78	3.25	2.23	1.34	0.55	1.30
	96	55	77	82	71	381

[a]한 숫자 블록에서는 위에서부터 평균값, 표준편차, 중앙값, 평가받은 아동의 수를 보여준다.

부록 10

측정의 표준오차

STANDARD ERROR OF MEASUREMENT

문항반응이론 틀 안에서 제공되는 표준오차는 점수의 표준오차로 측정오차의 작은 한 부분일 뿐이다. GMFM-66 점수의 총 오차는 다음과 같이 기술할 수 있다.

총 오차 = 측정오차 + 오차추정치 + 오차보정
(Total Error = Error assessment + Error estimation + Error calibration)

측정오차(error assessment)	아동의 평가 동안 발생하는 오차다. 이 오차는 치료사가 아동의 움직임을 감지하지 못한 경우, 평가지에 점수를 잘못 기록하거나 컴퓨터에 잘못 입력한 경우, 그리고 치료사들 간에 측정 점수의 편차가 있는 경우에 발생할 수 있다.
오차추정치(error estimation)	평가된 항목의 응답에서 나온 GMFM-66 점수를 추정하는 데서 발생하는 오차다. 이 오차는 정량화되지 않았다.
오차보정(error calibration)	추정 과정에서 생기는 점근적 오차다. 이는 대상자가 점수 주변에 얼마나 고르게 분포하고 있는지에 관한 측정이다. 최초의 라쉬 분석이 완벽하다면, 이 오차는 고정되어, 아동이나 아동의 응답 패턴이 아니라 아동의 점수에만 특정하게 발생한다.

GMAE는 총 오차 중 오차보정 부분만 제공하고, 이것은 프로그램 전체에서 표준오차로 명시된다.

부록 11

트레버의 사례 시나리오

CASE SCENARIO OF TREVOR

트레버는 유치원에 들어가기 전 1997년 3월에 지역의 아동치료센터에서 평가를 받았을 때 4.5세였다. 그는 운동실조형 뇌성마비였지만, 상당한 이동성을 가지고 있었으므로 GMFCS에서 1단계로 분류되었다. 치료사는 트레버를 한 번도 본 적이 없었으므로, 트레버의 대동작기능의 전반적인 모습을 알아보기 위하여 88개 항목의 GMFM을 수행하기로 하였다.

트레버는 처음 세 개의 영역(눕기와 뒤집기, 앉기, 네발기기와 무릎서기)에서 100%의 점수를 얻었고, 한쪽 발로 3초 동안 서기와 팔을 사용하지 않고 왼쪽 반무릎서기 자세를 취하며 일어서기 항목을 제외하고 서기 영역의 모든 항목을 수행하였다. 트레버는 난간을 잡고 항상 한쪽 발 먼저 시작해서 계단을 올라가고 내려갈 수 있지만, 난간을 붙잡지 않으면 할 수 없었다. 달리기와 깡충 뛰기에 어려움이 따랐다. GMFM-88 총점은 91%였다.

9월에 트레버는 GMFM-88로 재평가를 받았다. 첫 평가 때와 마찬가지로 처음 세 영역의 점수는 100%였다. 서기 영역의 점수는 3%, 걷기, 달리기 그리고 깡충 뛰기 영역은 15%로 총점은 4% 향상되었다. 트레버는 몇 초 동안 한 발로 서고, 난간을 붙잡지 않고 계단을 오르고, 15m 높이의 계단에서 넘어지지 않고 뛰기 시작하였다.

GMFM의 자료를 GMAE 프로그램에 입력하였고, 결과는 그림 A11.1~A11.5까지로 요약되었다. 그림 A11.5는 사례요약보고서이다. 첫 평가에서 트레버의 GMFM-66 점수는 70.0점이였고, 추적 평가에서는 77.5점이었으므로 점수 변화는 7.5점이였다. 3월 평가(67.0~73.0)의 95% 신뢰구간은 9월 평가(73.4~81.5)의 95% 신뢰구간과 겹치지 않았으므로, 즉 트레버의 GMFM-66 점수의 변화가 측정변이로 인한 점수 변화보다 높아 대동작기술의 참 변화를 반영하는 것으로 확신할 수 있다.

그림 A11.1은 트레버의 초기 평가에 대한 난이도 순서에 따른 항목지도다. GMFM-66 점수 70은 수직 실선으로 표시되고, 95% 신뢰구간은 실선 양쪽에 점선으로 표시되었다. 트레버의 항목 점수는 항목 난이도 도해에 빨간 동그라미로 표시되었다. GMFM-66에서 쉬운 항목(하단 왼쪽 코너에 그려진 항목)을 살펴보고, 난이도 도해를 추적하면, 트레버가 2점을 받은 61번 항목까지 일관되게 3점을 얻었다는 것을 알 수 있다. 도해의 위로 올라가면, 항목이 어려워질수록 세로 선의 근처 항목 점수에 조금 변동이 있지만, 1점을 얻었다. 총점에 기초해서 2점이나 3점을 얻을 것이라고 기대할 수 있는 84번 항목(한쪽으로 난간 잡고 선 자세: 한쪽으로 난간을 잡고, 발을 번갈아 움직이며 4계단 올라간다)을 제외하고 예상 밖의 점수는 없다. 트레버가 네 개의 가장 어려운 항목(왼발/오른발 한 발로 깡충 뛰기, 난간 잡지 않고 계단 오르기/내려가기)에서 0점을 얻었고, 앞으로 나타날 기술로 생각되는 깡충 뛰기와 관련된 항목들에서 1점과 2점을 받은 것을 알 수 있다.

그림 A11.2는 항목 순서에 의한 항목지도다. 트레버가 GMFM-66의 눕기와 뒤집기, 앉기와 네발기기와 무릎서기 영역의 모든 항목을 달성할 수 있음은 분명하다. 쉬운 항목이 모두 3점에 동그라미 표시가 되어 있는 것을 보면 알 수 있다. 트레버가 GMFM-66 항목의 일부가 아닌 GMFM-88 항목[예: 16번 항목 "엎드려 누운 자세: 팔 다리를 움직여 오른쪽으로 90°까지 방향을 돌린다(pivoting)"]에 어려움이 있다면, 이것은 GMFM-66 점수에 반영되지 않을 것이다. 서기, 걷기, 달리기 그리고 점프 영역을 살펴보면 점수가 다양하고, 다음에 어떤 운동기술이 출현할지 알 수 있고 이것이 우리가 초점을 맞추어야 할 트레버의 목표 영역임을 알 수 있다.

그림 A11.3과 그림 A11.4는 트레버의 추적 평가의 항목지도다. 양쪽 그림에 GMFM-66 점수 77.5점이 실선으로 표시되고, 95% 신뢰구간이 양쪽에 점선으로 표시되어 있다. 점수를 자세히 살펴보면, 트레버가 어떤 기술을 달성했는지, 어디에서 점수의 변동이 있는지, 그리고 트레버가 다음으로 발달시킬 대동작기술이 무엇인지 분명히 알 수 있다. 예상 밖의 점수는 없었다.

트레버의 GMFM 점수와 6개월에 걸친 점수 변화는 GMFM-66의 높은 수준의 항목으로만 평가해도, 트레버의 대동작기능 발달의 진도에 대한 정확한 추정치를 쉽게 얻을 수 있다는 것을 보여준다. 트레버의 사례에서 GMFM-66 점수의 변화(7.5)는 GMFM-88 점수의 변화(4%)보다 더 컸다.

난이도 순서에 따른 항목지도

Chart ID: 2036

Name: Trevor

Assessment Date: 7 March, 1997 **GMFM-66 Score: 70.0**

Date of Birth: 8 August, 1992 **Standard Error: 1.5**

Age: 4 Years 6 Months **95% Confidence Interval: 67.0 to 73.0**

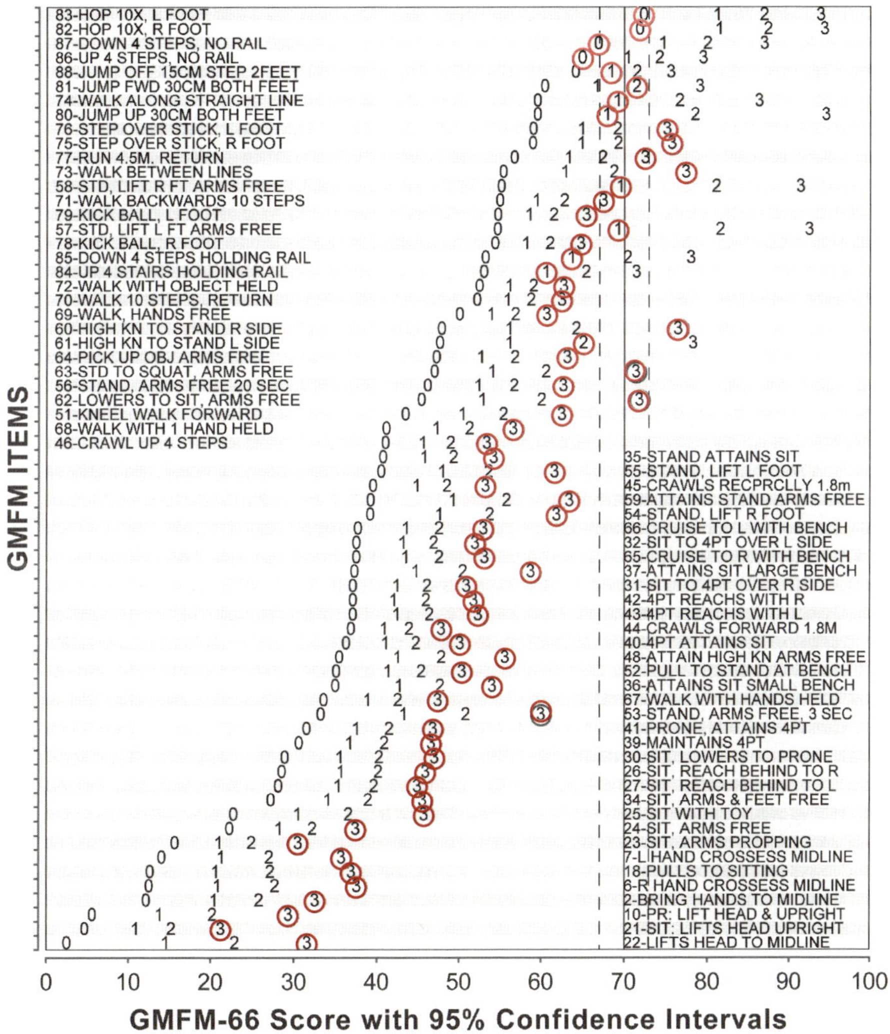

그림 A11.1 난이도 순서에 의한 GMFM-66 초기 평가의 항목지도

항목 순서에 따른 항목지도

Chart ID: 2036

Name: Trevor

Assessment Date: 9 September, 1997 — **GMFM-66 Score: 77.5**

Date of Birth: 8 August, 1992 — **Standard Error: 2.1**

Age: 5 Years 1 Months — **95% Confidence Interval: 73.4 to 81.5**

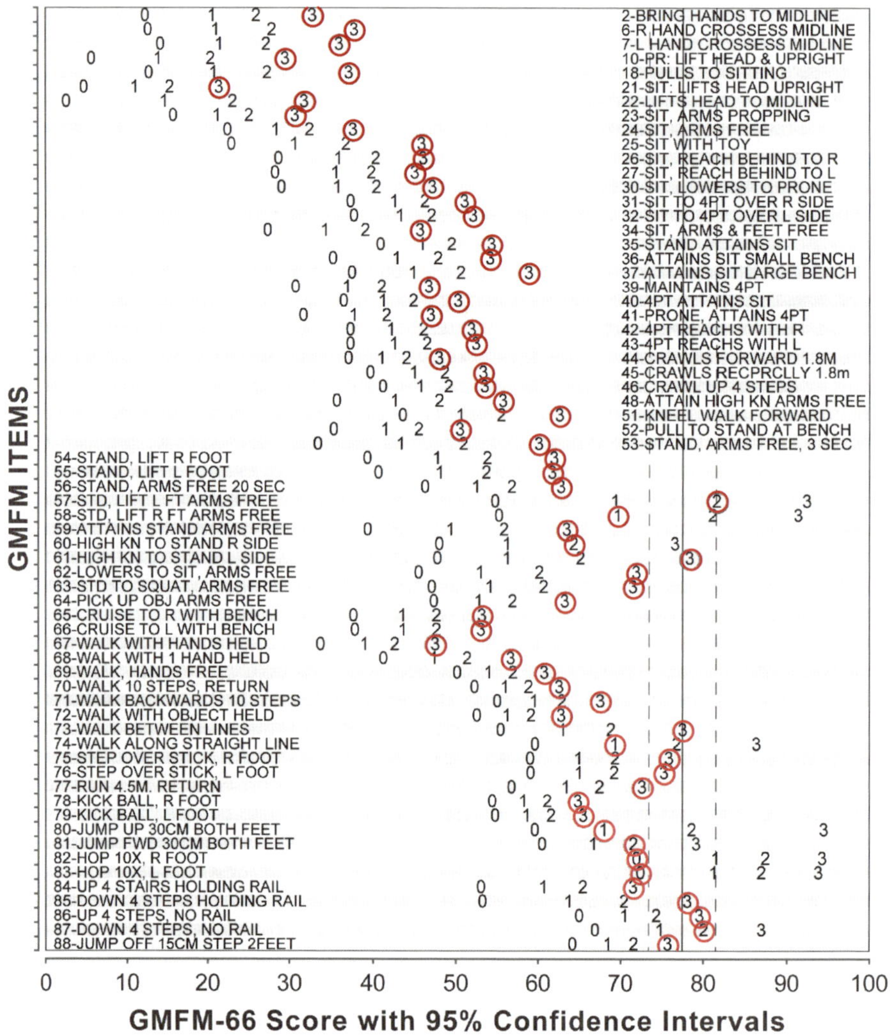

그림 A11.2 항목 순서에 의한 GMFM-66 초기 평가의 항목지도

난이도 순서에 따른 항목지도

Chart ID: 2036

Name: Trevor

Assessment Date: 9 September, 1997 **GMFM-66 Score: 77.5**

Date of Birth: 8 August, 1992 **Standard Error: 2.1**

Age: 5 Years 1 Months **95% Confidence Interval: 73.4 to 81.5**

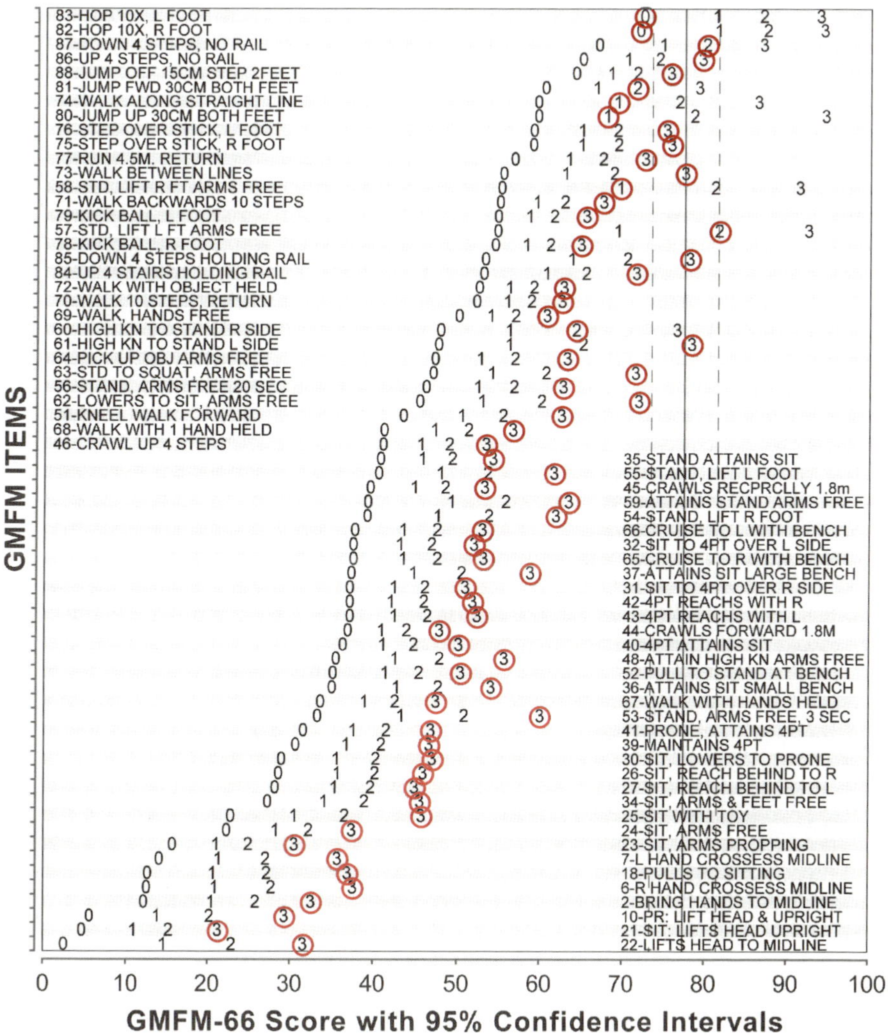

그림 A11.3 난이도 순서에 의한 GMFM-66 추적평가의 항목지도

항목 순서에 따른 항목지도

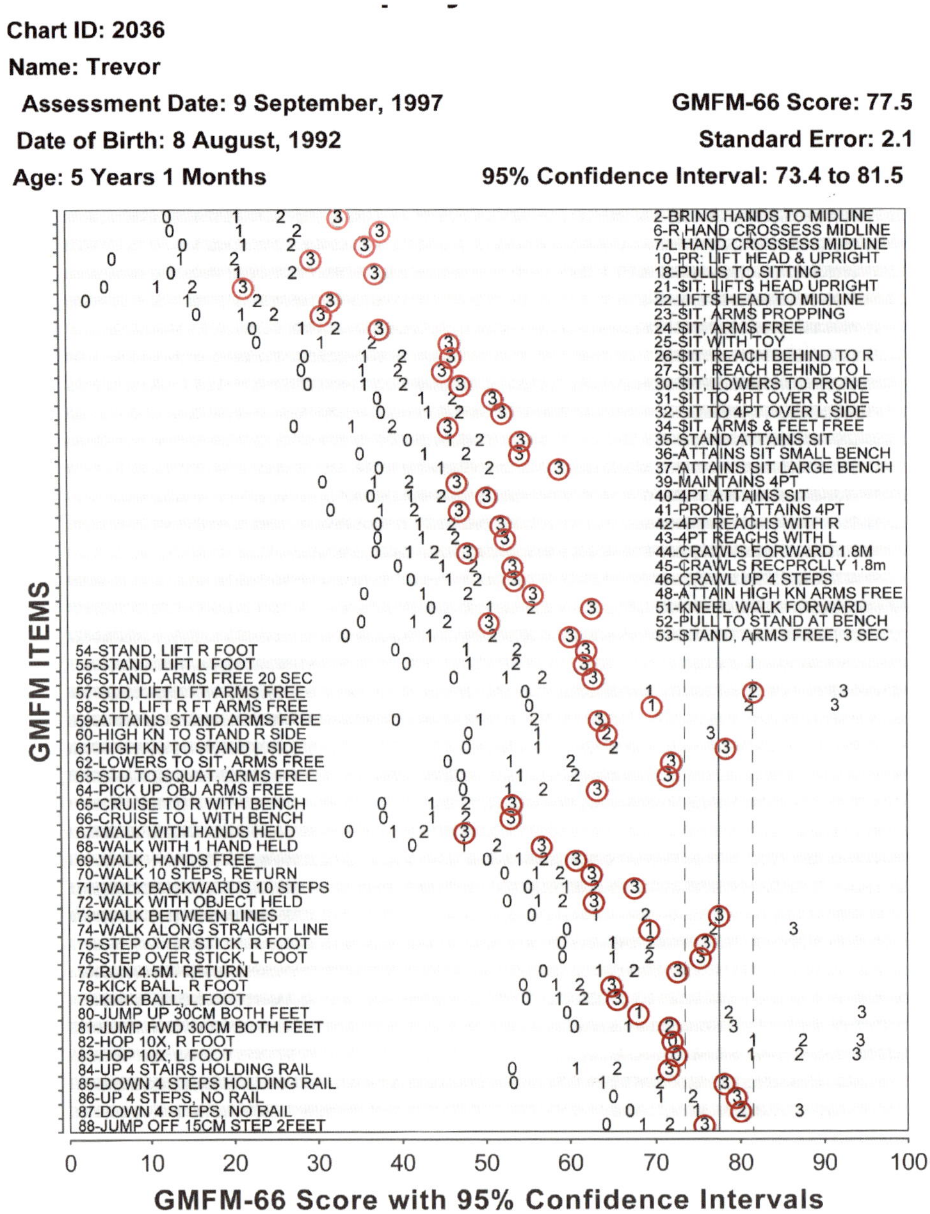

그림 A11.4 항목 순서에 따른 GMFM-66 추적평가의 항목지도

사례요약

Chart ID: 2036
Name: Trevor
Date of Birth: August 8, 1992
Gender: Male
Diagnosis: Spastic Bilateral

Gross Motor Function Measure
GMFM-66

Item Number	Assessment Date	Age	GMFM-66 Score	Assessment Type	Standard Error	Lower	Upper
1	7 March, 1997	4y 6m	70.0	GMFM-66	1.5	67.0	73.0
2	9 September, 1997	5y 1m	77.5	GMFM-66	2.1	73.4	81.5

Items Tested	GMFCS Level	Therapist	Change Score
66	Level I	ak21	N/A
66	Level I	ak21	7.4

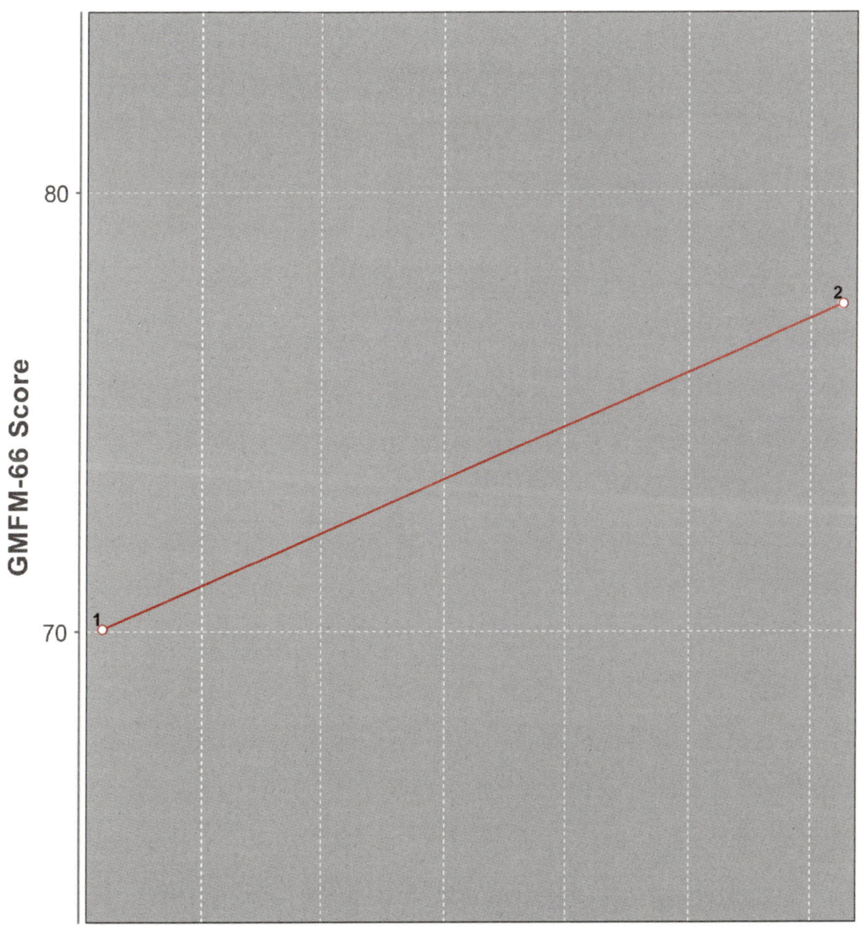

그림 A11.5 사례요약보고서

부록 12

물리치료 현장에서 활용된 뇌성마비 운동기능 평가의 추가 예시

ADDITIONAL EXAMPLES OF THE USE OF THE MOTOR MEASURES WITH CHILDREN WITH CEREBRAL PALSY IN PHYSICAL THERAPY PRACTICE

뇌성마비 아동에서 대동작기능의 예후는 환자마다 상이하다. Guide to Physical Therapist Practice (American Physical Therapy Association, 2001)에 설명된 바와 같이 이러한 예후의 다양성은 현장에서 아동들을 평가하고, 예측하고, 치료계획을 수립하고 치료 결과를 평가해야 하는 물리치료사들에게 가장 어려운 난관이다. 여기에 제시된 다양한 증례 시나리오를 참고하여 활용해 볼 수 있겠다.

증례 시나리오

증례에 참여한 세 아동들은 Ontario Motor Growth Curve Study (Rosenbaum et al., 2002)에 참여한 아동들이다. 이 증례들은 GMFM-66의 세 버전(GMFM-66, GMFM-66 항목 세트, GMFM-66 기저&상한 접근법) 각각의 점수를 도출한 이전 연구 결과(Hanna et al., 2008)에서 가져온 것이다. 아동들에서 실제로 평가할 때 간단한 버전을 적용한 것은 아니며, GMFM-66 전체 버전을 GMAE 소프트웨어에 기입하였다. 표 A12.1에 아동들에 대한 정보가 기록되어 있다.

평가에의 적용

제3장과 제4장에 설명된 바와 같이 GMFM은 원래 88개의 항목으로 구성되어 있었고, 라쉬 분석 기법을 사용한 개정판에서 그 항목을 66개로 줄였다. 두 버전 모두 대동작기능을 평가하며 파악할 수 있다. 추가로, 점수는 제5장과 제7장에 설명된 바와 같이 간단한 버전의 GMFM-66-IS 항목 세트 접근법(Russell et al., 2010)과 기저&상한 접근법(Brunton and Bartlett, 2011)으로도 계산될 수 있다. GMFM-66의 경우, GMAE-2가 GMFM-66-IS와 GMFM-66-B&C를 계산하는데 사용된다.

표 A12.1
증례에 사용된 양측성 뇌성마비 아동들의 임상 정보

특성	*David*	*Jennifer*	*Hardeep*
GMFCS level	I	III	IV
나이	3세 2개월	4세 9개월	5세 2개월
GMFM-66 점수	57.6	51.6	43.3
GMFM-66-IS 점수	56.4	50.9	42.6
GMFM-66-B & C 점수	56.6	51.3	44.2

GMFM-66-IS, Gross Motor Function Measure (item set approach, Russell et al., 2010); GMFM-66-B & C, Gross Motor Function Measure (basal and ceiling approach, Brunton and Barlett 2011). 모든 점수는 GMAE-2 (Gross Motor Ability Estimator)를 사용하여 계산하였다.

GMAE-2를 사용하였을 때, GMFCS 1단계(Palisano et al., 1997)인 3세 2개월 남아(David)는 GMFM-66에서 57.6점을 얻었고, GMFCS 3단계인 4세 9개월 여아(Jennifer)는 51.6점을 얻었으며, GMFCS 4단계인 5세 2개월 남아(Hardeep)는 43.3점을 얻었다. 이 점수들은 꼭 연령에 비례한 것은 아니며, 현재 단계에서 아동들의 운동 기능을 설명하는데 적합하다.

- David(그림 A12.1)는 독립적으로 걸을 수 있으나, 오른쪽이나 왼쪽 반무릎서기에서 독립적으로 일어서지 못하며, 서 있는 자세에서 손을 짚지 않은 채 의자에 앉지 못하고, 바닥에 있는 물체를 손을 짚지 않은 채 줍지 못하고, 난간을 잡은 채 양발을 교대로 계단 오르기를 하지 못한다.
- Jennifer(그림 A12.2)는 손으로 잡고서 오른쪽이나 왼쪽으로 걸을 수 있으나, 손을 짚지 않은 채 독립적으로 서는 것은 불가능하다.
- Hardeep(그림 A12.3)은 네발기기 자세를 만들어 유지할 수는 있으나, 바닥에서부터 일어서거나 바닥에서부터 의자에 앉는 자세로의 전환은 어렵다.

기능 예측에의 적용

초기 GMFCS 분류로부터 아동마다 도달할 수 있는 기능 범위의 예측이 가능하다. 이러한 접근 방법은 분류체계의 상대적 안정성을 입증한 연구(Wood and Rosenbaum, 2000; Palisano et al., 2006)와 각각의 GMFCS 단계별로 GMFM-66 점수가 유의미한 분포의 차이를 보인 연구(Rosenbaum et al., 2002)들에 근거한다. David, Jennifer, Hardeep

표 A12.2
6~12세 연령 분포에서 GMFCS 단계별 주요 기능 설명

GMFCS 단계	*설명*
I	제한 없이 보행 가능; 난이도가 있는 대동작기능은 제한 있음
II	보조도구 없이 보행 가능; 야외 보행에는 제한 있음
III	손으로 지지하는 보조도구 사용 하에 보행 가능; 야외 보행에는 제한 있음
IV	독립적인 이동에 제한 있음; 야외에서는 운송 수단이나 전동 보조도구 사용
V	전동 보조도구의 사용으로도 독립적인 이동에는 제한이 있음

Palisano 등(1997)에서 발췌

은 각각 GMFCS 1, 3, 4단계였다. 표 A12.2는 6세에서 12세 사이의 연령 분포에서 각각 다섯 개의 GMFCS 단계별로 아동들의 대동작기능에 대한 설명이 되어 있다. 증례에서는 원 분류체계(Palisano et al., 1997)가 사용되었다. 아동들이 6~12세 연령 분포에 해당하였다면, 운동기능 예측에 있어서는 GMFCS 확장 개정판(Palisano et al., 2008)에 포함된 12~18세 연령 분포를 참고하는 것이 유용하다.

- David는 지속적인 발달을 통해 5세 경에는 속도나 균형, 협응저하의 작은 문제들을 제외하고는 정상 발달 수준에서 가능한 모든 활동이 가능할 것으로 예측된다.
- Jennifer는 평평한 지면에서는 워커나 지팡이를 사용한 보행이 가능하며, 기능적인 이동을 위해서는 수동 휠체어 사용이 필요할 것으로 예측된다.
- Hardeep은 이동 동작을 위해 성인의 도움이 필요할 것이며, 이동을 위해서 수동 휠체어나 전동 휠체어 사용이 필요할 것으로 예측된다.

이러한 정보들은 치료를 할 때 현실적인 목표를 설정하는 데 도움이 되며, 가족구성원들과 함께 장기적인 계획을 수립할 때 집의 구조 변경이나 아동의 학교 환경을 고려하는 데에도 도움이 된다. 예를 들어, David의 부모는 아이가 유치원에 들어갔을 때는 모든 신체 활동에 참여할 수 있지만, 초등학교에 들어가면서부터는 체육 활동 시 약간의 어려움을 경험할 수 있음이 예측 가능하다. 아동기 동안 Jennifer의 부모는 Jennifer가 복층인 그들의 집에서 계단 이동을 할 수 있을 것으로 예측할 수 있겠지만, Hardeep의 부모 같은 경우 실내에서도 휠체어 이동을 위해 복층에서 단층 구조의 집으로 이사 계획이 필요할 것이다.

치료계획 수립에의 적용

치료계획 수립은 GMAE에서 제공하는 항목지도로부터 보다 더 현실적으로 접근 가능하다. 여기에서는 David의 증례를 활용하여 설명하기로 한다(그림 A12.1).

이 지도에서, 모든 항목들은 아래에서 위로 갈수록 난이도가 점점 어려워지는 순서로 나열되어 있다. David의 지도를 살펴보면, 68번 항목(한 손을 잡고 선 자세: 앞으로 10걸음 걷는다)까지는 점수를 얻은 것을 볼 수 있다. 그는 무릎서기 자세에서 앞으로 이동은 못하지만, 이 항목이 아동이나 가족의 목표가 아닌 경우, 치료계획 수립 시에는 제외할 수도 있다.

David는 팔을 사용하여 마룻바닥으로 내려앉기(62번 항목)가 가능하며, 양팔을 자유롭게, 바닥에서 물건을 줍기 시작하는(64번 항목) 것이 가능하다. 또한 10초간 독립적으로 서 있는 것(56번 항목)과 선 자세에서 양팔을 자유롭게, 쪼그려 앉는(63번 항목) 동작을 완성해가는 중이다.

동작 난이도별로 보여지는 항목지도는 다음 단계에서 가장 현실적으로 수립 가능한 치료 목표를 설정하는데 도움이 되는데, David의 경우 선 자세에서 양팔을 자유롭게, 자세를 조절하며 마룻바닥으로 내려앉는(62번 항목) 것이나, 손을 짚지 않고 10초간 서 있는(56번 항목) 것이 현실적인 다음 치료 목표가 될 수 있겠다.

각각의 항목별로 0, 1, 2, 3점이 분포해 있는 정도를 보아 항목 내 다음 점수에 도달하는 데 걸리는 시간을 예측해 볼 수도 있겠다. 예를 들어, 양팔을 자유롭게, 서 있기(56번 항목)이나 선 자세에서 양팔을 자유롭게, 바닥에서 물건을 줍기 시작하는(64번 항목) 동작의 점수가 상대적으로 촘촘하게 분포하는 것을 보았을 때, 이 항목들이 양팔을 자유롭게, 자세를 조절하며 마룻바닥으로 내려앉는(62번 항목) 동작이나 선 자세에서 양팔을 자유롭게, 쪼그려 앉는(63번 항목) 것에 비해 더 빨리 다음 점수로 향상할 수 있음이 예상된다.

특히 항목지도는 치료 학생이나 뇌성마비 아동을 처음 접하는 신규 치료사들에게 치료계획을 수립하는 데 도움이 될 수 있다.

치료 결과 평가에의 적용

Ontario Motor Growth Curve (Rosenbaum et al., 2002)는 다섯 GMFCS 단계별로 자연경과와 발달 속도, 한계가 얼마나 다른지와 기능별로 운동 발달의 정도가 얼마나 다른지를 가장 잘 이해할 수 있는 지표이다. 그러나 이 도식이 뇌성마비 아동 개개인별로 치료 결과를 평가하는 데에는 유용하지 않을 수 있다.

이러한 목적에서, Hanna 등(2008)은 운동 성장 곡선 연구에서의 자료를 바탕으로 GMFCS 단계별 GMFM-66 점수의 백분위 기준표를 만들었다. 각각의 GMFCS 단계마다 3, 5, 10, 25, 50, 75, 90, 95, 97%에 해당하는 점수 곡선을 그린 도표를 CanChild 웹사이트(www.motorgrowth.canchild.ca/en/GMFM/gmae.asp)에서 볼 수 있다(부록 13 참조).

David, Jennifer, Hardeep의 눈으로 짐작한 백분위는 각각 18%, 55%, 62%이다. David가 셋 중 GMFM-66의 점수가 가장 높음에도 불구하고, 그의 GMFCS 단계 내에서는 Jennifer나 Hardeep에 비해 백분위가 낮음을 볼 수 있다. 이처럼 백분위 기준표는 각 아동에서 해당 시점에 GMFCS 단계별 상대적인 운동기능을 직시할 수 있도록 해준다. 그러나 독자가 시간이 지남에 따른 백분위 순위의 변화에 관심이 있다면, 이것은 종적인 변수에 대한 고려가 필요하며, 다음에 설명될 예정이다.

아동들에서 시간이 지남에 따라서도 백분위수가 일정하게 유지된다면, 해당 측정치들을 보통 '추적치(track)'라고 표현한다. 추적치가 낮을 경우, 임상적으로 그 변화 정도가 유의미한지 판단하기 위해서 변화량이 중요시된다.

GMFM-66 점수 곡선의 변화 정도를 보기 위해서, Hanna 등(2008)은 원래의 운동 성장 곡선 자료의 종적인 특성을 활용하였다. 백분위수 기준치를 만드는데 사용된 자료들을 사용하여, 각 아동 당 두 번의 GMFM-66 측정치가 포함되도록 하였고, 총 570명의 아동에서 한 쌍씩의 GMFM-66 측정치를 얻었다. GMFCS 단계별로 각 쌍의 GMFM-66 측정치에 대해 평균과 표준편차를 구하였고, 백분위수의 표준편차를 이용하여 6개월 간격과 1년 간격 사이 두 백분위수 측정치의 예상 정도(80% 확률)를 구한 값이 표 A12.3에 나타나 있다. 따라서 예를 들면, GMFCS 3단계인 아동에서 두 번째로 측정한 백분위수 값은

표 A12.3

80% 확률에서의 백분위수 예상 변화 정도

확률	*I*	*II*	*III*	*IV*	*V*
	예상 백분위수 변화 정도				
80%	± 20.0	± 19.9	± 15.9	± 15.1	± 16.9

From Hanna 등 (2008).

첫 번째로 측정한 백분위수 값에서 ± 15.9가 될 확률이 80%라고 해석해 볼 수 있다. 표 A12.3을 참고하여 보면, 특히 GMFCS 1과 2단계 같은 경우에는 백분위수의 예상 변화 차이가 상당함을 알 수 있다. 표 A12.4에서는 세 명의 아동에서 약 1년 간격으로 측정한 자료를 보여주고 있다.

표 A12.4에서 보면, GMFCS 1단계인 David의 경우 GMFM-66 점수가 57.6점에서 66.0점으로 8.4점 변화한 것을 알 수 있다. 물론, 도표를 보고서도 아동이 향상을 보인 항목들을 설명할 수 있겠지만, 아동의 가족과 상담을 할 때 이 변화의 임상적 의의를 이해하는 것이 중요하다. David가 같은 또래나 같은 GMFCS 단계의 아동들과 비교하여 어느 정도 변화하였는지를 보기 위해서는 점수를 백분위수로 변경해보면 된다. GMFM-66의 점수를 백분위수로 변환하면 초기 평가에서는 18, 나중에 시행한 평가에서는 22로 총 4의 차이를 보였다. 표 A12.3을 참고해보면, David의 백분위수가 GMFCS 1단계에서 80% 확률의 변화 정도에 해당하는 ± 20.0 이내에 있으므로, 예측대로 발달을 하고 있다고 이해할 수 있을 것이다.

반대로 GMFCS 3단계인 Jennifer의 경우, GMFM-66 점수가 51.6점에서 49.9점으로 감소하였는데, 물론 실제 변화가 1.7점 감소한 것일 수도 있지만, 해당 기간의 95% 신뢰구간이 겹치므로 측정 오류일 가능성도 있다. GMFM-66 점수를 백분위수로 환산하면 55에서 40으로 15만큼 감소한 것으로 볼 수 있다. 표 A12.3을 보면 GMFCS 3단계 아동들의 경우 백분위수 변화 정도가 80% 확률로 ± 15.9인데, 차이가 15.9보다 클 경우 백분위수 상의 순위 변동이 생겼음을 시사한다. 이는 Jennifer가 해당 기간 동안 예상되는 정도보다 발달을 제대로 하지 못했다고 이해할 수도 있지만, 측정 오류 때문으로 설명을 할 수도 있다. 하지만 일정 기간 내에 다시 추적 관찰이 필요하다는 사실에는 변함이 없을 것이다. 이 정보는 다음 번에 다시 추정치 못한 변화가 나타나지 않도록 하기 위해 목표나 실제 치료적 접근을 수정하는데 참고가 될 수 있다.

GMFCS 4단계인 Hardeep의 경우 GMFM-66 점수가 43.3에서 47.1로, 3.8점 증가하였다. 이는 백분위수 변화로 환산하면 62에서 78로 16점 증가한 것으로 해석된다. 표 A12.3에 따르면, GMFCS 4단계 아동들의 경우 백분위수 변화 정도가 80% 확률로 ± 15.1로, Hardeep의 경우 해당 기간 동안 예상한 것보다 훨씬 더 대동작발달에 향상이 있었음으로 결론지을 수 있다.

표 A12.4
증례에 사용된 GMFM-66 점수의 변화 양상 비교

	기간 1	*기간 2*
David (GMFCS Level I)		
연령	3세 2개월	4세 3개월
GMFM-66 (95% 신뢰구간)	57.6 (55.3~59.9)	66.0 (63.2~68.7)
환산된 백분위수 (GMFM-66)	18	22
GMFM-66-IS (95% 신뢰구간)	56.4 (54.1~58.7)	61.8 (59.8~64.3)
환산된 백분위수(GMFM-66-IS)	15	13
GMFM-66-B & C (95% 신뢰구간)	56.6 (54.3~58.9)	66.0 (63.2~68.7)
환산된 백분위수 (GMFM-66-B & C)	15	22
Jennifer (GMFCS Level III)		
연령	4세 9개월	5세 3개월
GMFM-66 (95% 신뢰구간)	51.6 (49.1~54.0)	49.9 (47.6~52.2)
환산된 백분위수 (GMFM-66)	55	40
GMFM-66-IS (95% 신뢰구간)	50.9 (48.4~53.3)	48.1 (45.9~50.3)
환산된 백분위수 (GMFM-66-IS)	50	28
GMFM-66-B & C (95% 신뢰구간)	51.3 (48.9~53.7)	51.1 (48.7~53.5)
환산된 백분위수 (GMFM-66-B & C)	55	48
Hardeep (GMFCS Level IV)		
연령	5세 2개월	6세
GMFM-66 (95% 신뢰구간)	43.3 (41.2~45.3)	47.1 (45.0~49.1)
환산된 백분위수 (GMFM-66)	62	78
GMFM-66-IS (95% 신뢰구간)	42.6 (40.6~44.7)	45.7 (43.7~47.8)
환산된 백분위수 (GMFM-66-IS)	58	70
GMFM-66-B & C (95% 신뢰구간)	44.2 (42.1~46.3)	46.5 (44.4~48.6)
환산된 백분위수 (GMFM-66-B & C)	68	75

GMFM-66 점수를 기반으로 추적 정보를 이용하여 해석함.
주의: 해석은 GMFM의 버전에 따라 약간의 차이가 있을 수 있음.

이들 증례에서 볼 수 있듯이, 기준치 곡선과 표 A12.3에 제시된 자료들은 다 함께 아동에서의 변화를 예상만큼, 예상보다 저하된 또는 예상보다 향상된 정도로 나누어 해석할 수 있다. 이는 임상에서 GMFM-66과 GMFCS 그리고 운동 발달 곡선까지를 아울러 활용할 수 있게 한다.

각각의 증례는 GMFM-66을 사용하여 평가하였다. GMFM-66에 기초하여 다른 버전의 GMFM-66 점수를 계산하는 과정에서 약간의 오차가 생길 수 있음은 인지하고 있어야 한다(제5장 참조). 결론적으로 한 아동을 순차적으로 여러 차례 평가해야 할 경우에는 항상 같은 버전의 GMFM-66을 사용하여 평가하는 것이 권고된다.

난이도 순서에 따른 항목지도

Chart ID: 1

Name: David

Assessment Date: 2 June, 2011 **GMFM-66 Score: 57.6**

Date of Birth: 15 April, 2008 **Standard Error: 1.2**

Age: 3 Years 1 Months **95% Confidence Interval: 55.3 to 59.9**

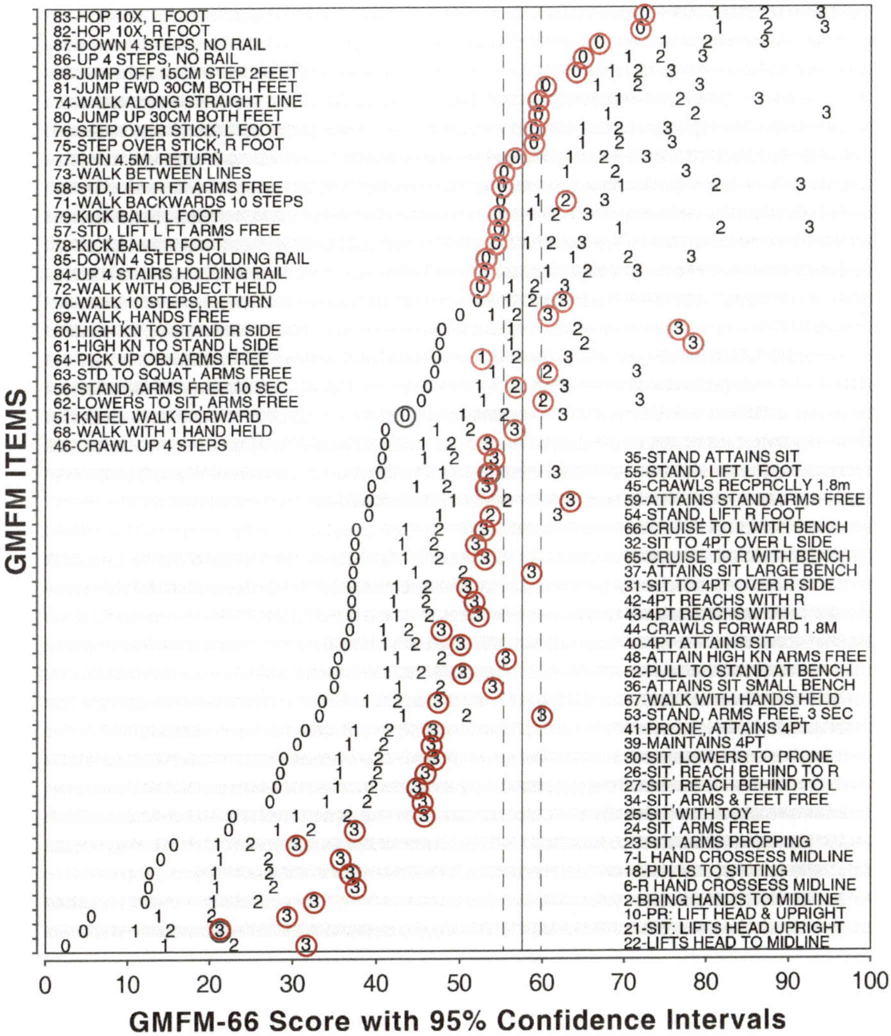

그림 A12.1 David의 난이도 순서에 의한 GMFM-66 항목지도

난이도 순서에 따른 항목지도

Chart ID: 2

Name: Jennifer

Assessment Date: 2 June, 2011 — **GMFM-66 Score: 51.6**

Date of Birth: 18 September, 2004 — **Standard Error: 1.2**

Age: 6 Years 8 Months — **95% Confidence Interval: 49.1 to 54.0**

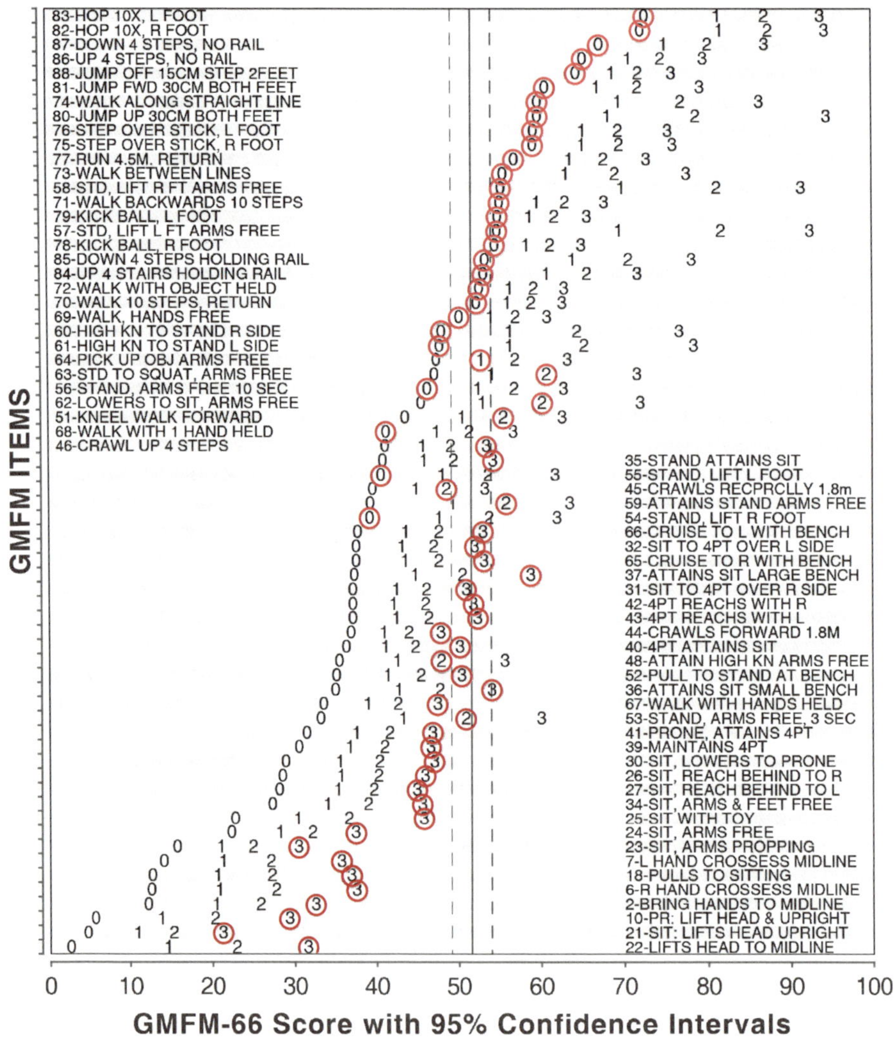

그림 A12.2 Jennifer의 난이도 순서에 의한 GMFM-66 항목지도

난이도 순서에 따른 항목지도

Chart ID: 3

Name: Hardeep

Assessment Date: 2 June, 2011 **GMFM-66 Score: 43.3**

Date of Birth: 21 April, 2006 **Standard Error: 1.0**

Age: 5 Years 1 Months **95% Confidence Interval: 41.2 to 45.3**

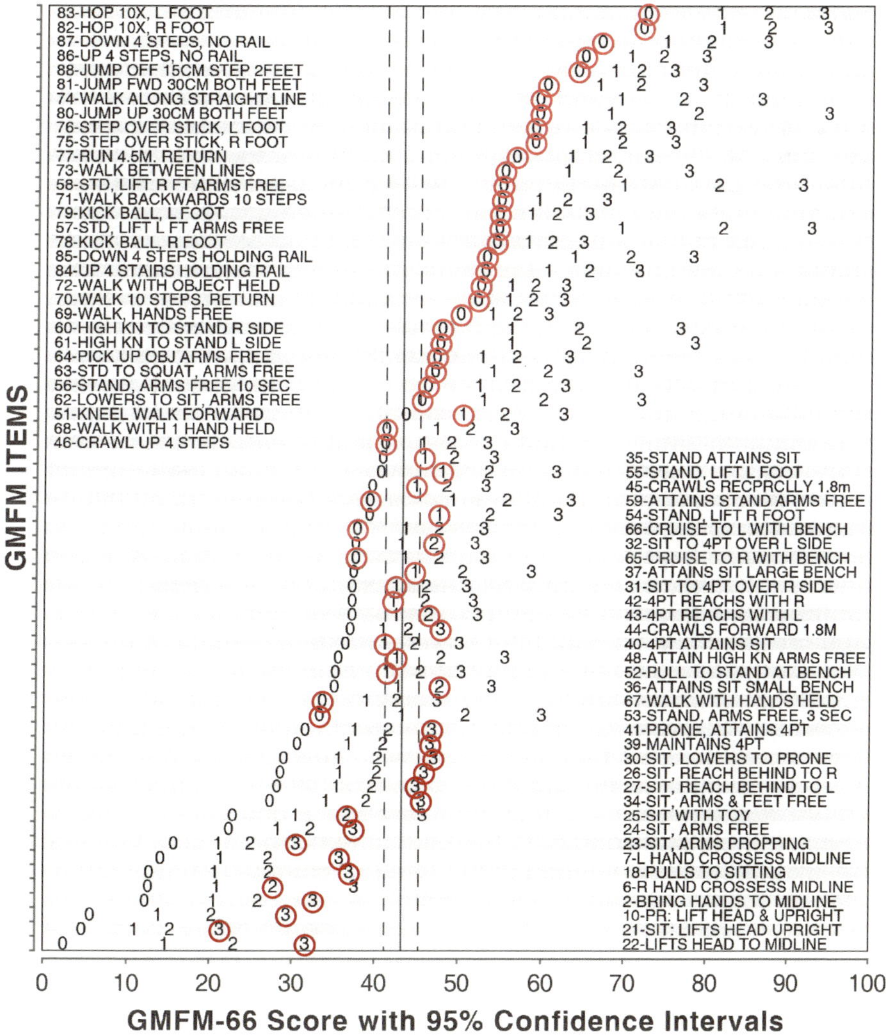

그림 A12.3 Hardeep의 난이도 순서에 의한 GMFM-66 항목지도

부록 13

Ontario 운동성장곡선

ONTARIO MOTOR GROWTH CURVE

Ontario 운동성장연구

운동성장곡선은 뇌성마비 아동들에서 다섯 단계의 GMFCS (Gross Motor Function Classification System, Palisano et al., 1997)에 따른 대동작발달의 패턴을 도식화한 것이다. 이 연구에 참여한 아동들에게 수년간 평가를 반복하며 추적 · 관찰하였다. 이 결과는 Rosenbaum이 JAMA 2002; 288; 1357−63에 'Prognosis for Gross Motor Development in Cerebral Palsy. Creation of Motor Growth Curves.'라는 제목으로 투고하였다.

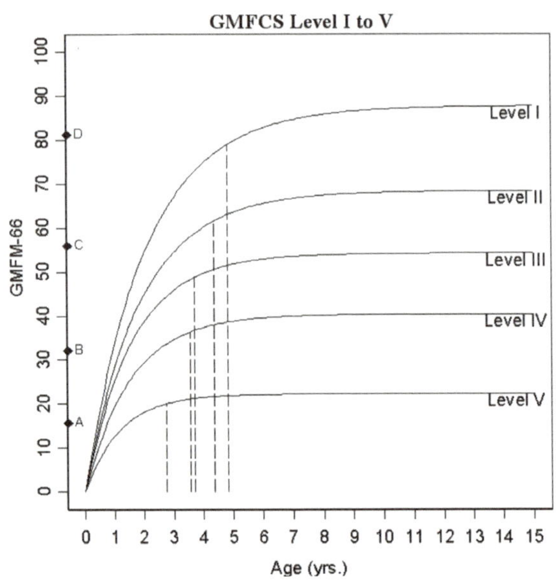

This graph shows the observed and predicted GMFM-66 scores for children in GMFCS Levels I through V. The curved solid lines indicate average performance. The horizontal dotted lines on the right of the figures indicate the band expected to encompass 50% of children's limits of development. The solid vertical lines indicate the average age-90 (the age in years by which children are expected to reach 90% of their motor development potential). The dotted vertical lines indicate the bands expected to encompass 50% of age-90 values around the average. The absence of 50% bands in level IV and level V indicates low variation in age-90 values. JAMA 2002; 288; 1357-63. Copyrighted 2002, American Medical Association.

나이에 따른 GMFM-66 백분위

GMFCS 1단계

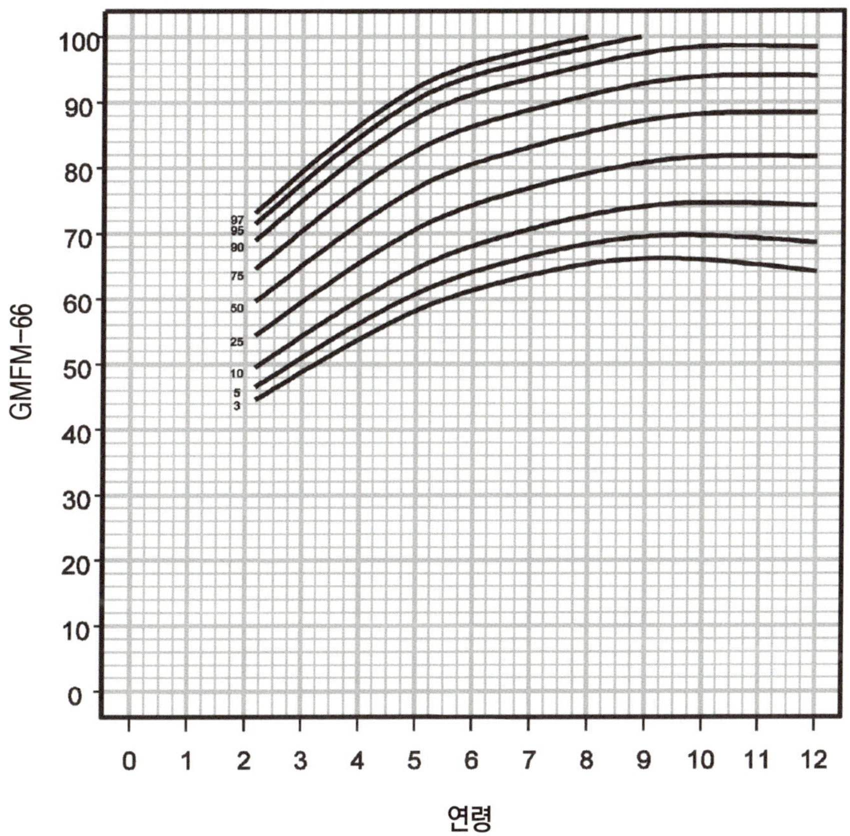

나이에 따른 GMFM-66 백분위

GMFCS 2단계

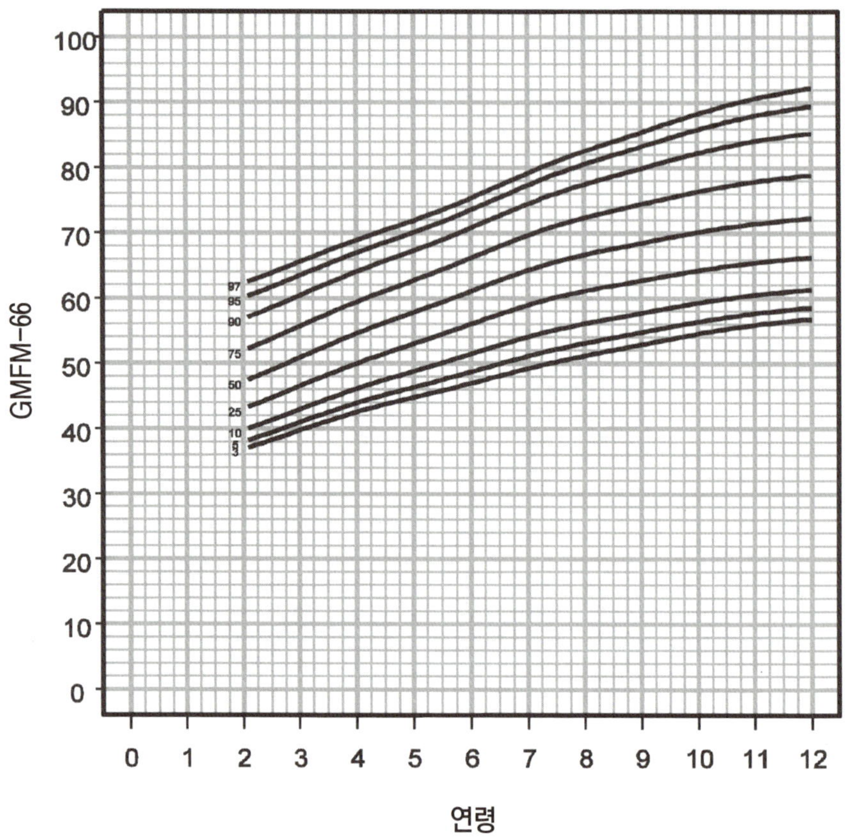

나이에 따른 GMFM-66 백분위

GMFCS 3단계

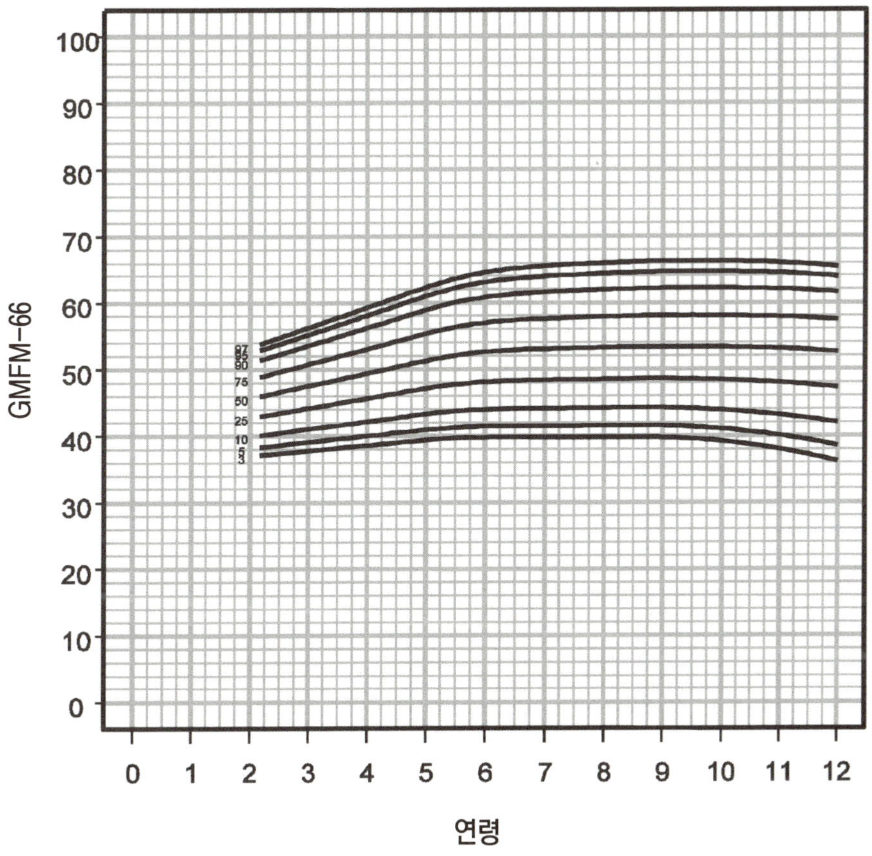

나이에 따른 GMFM-66 백분위

GMFCS 4단계

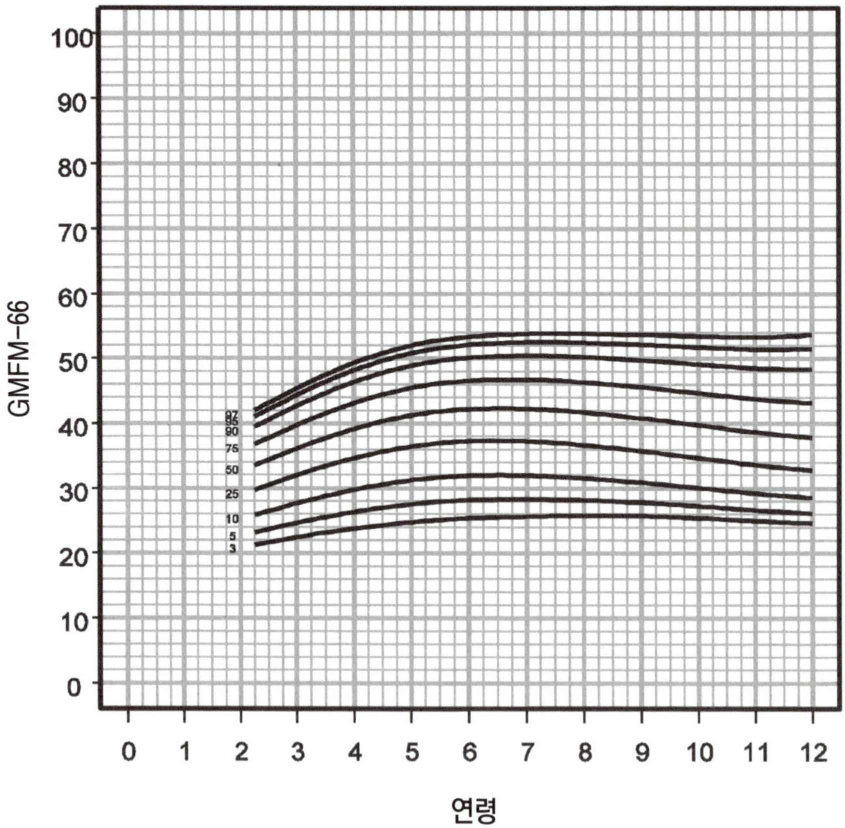

나이에 따른 GMFM-66 백분위

GMFCS 5단계

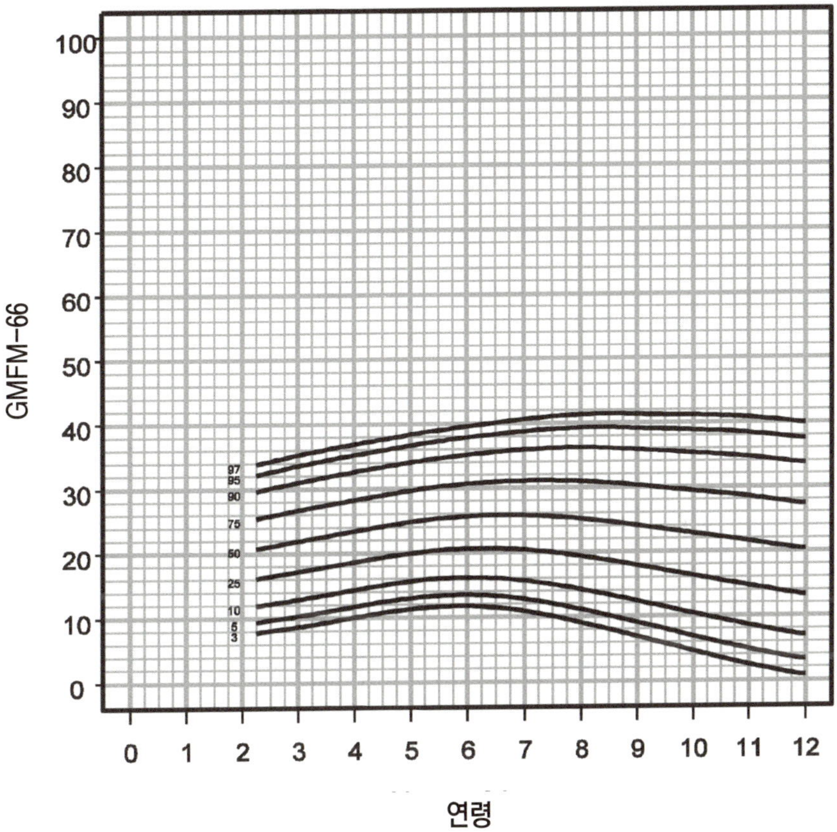

INDEX